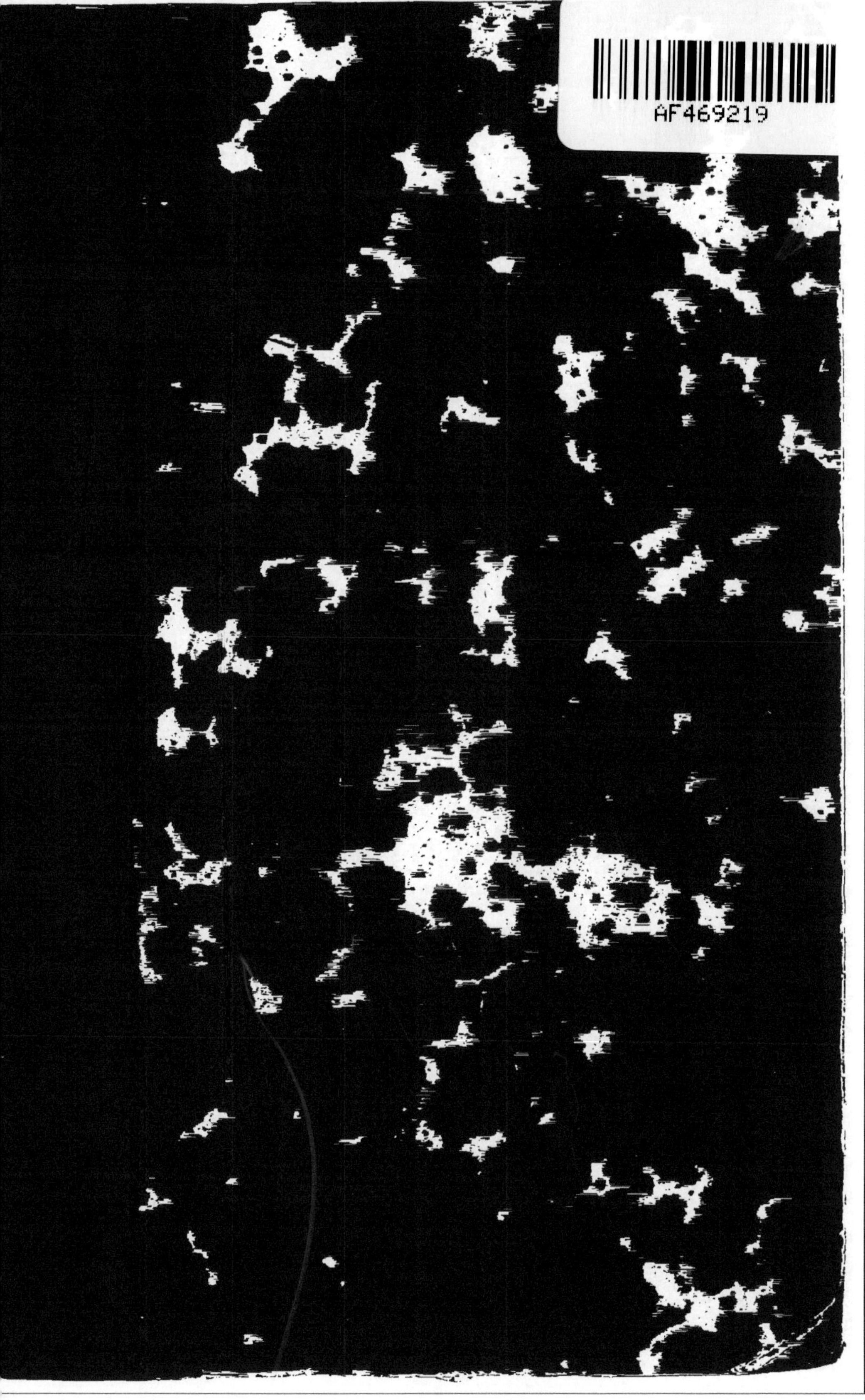

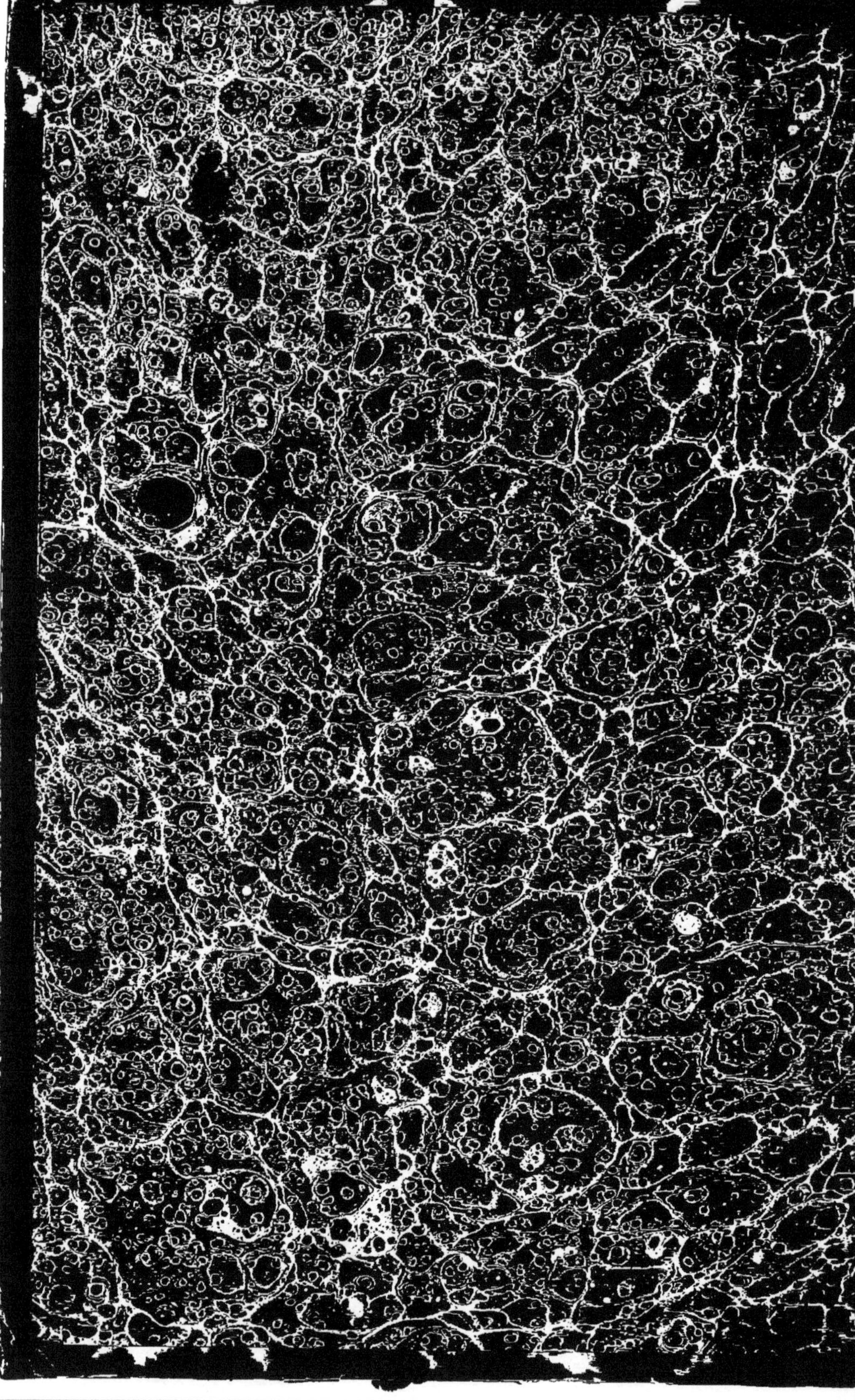

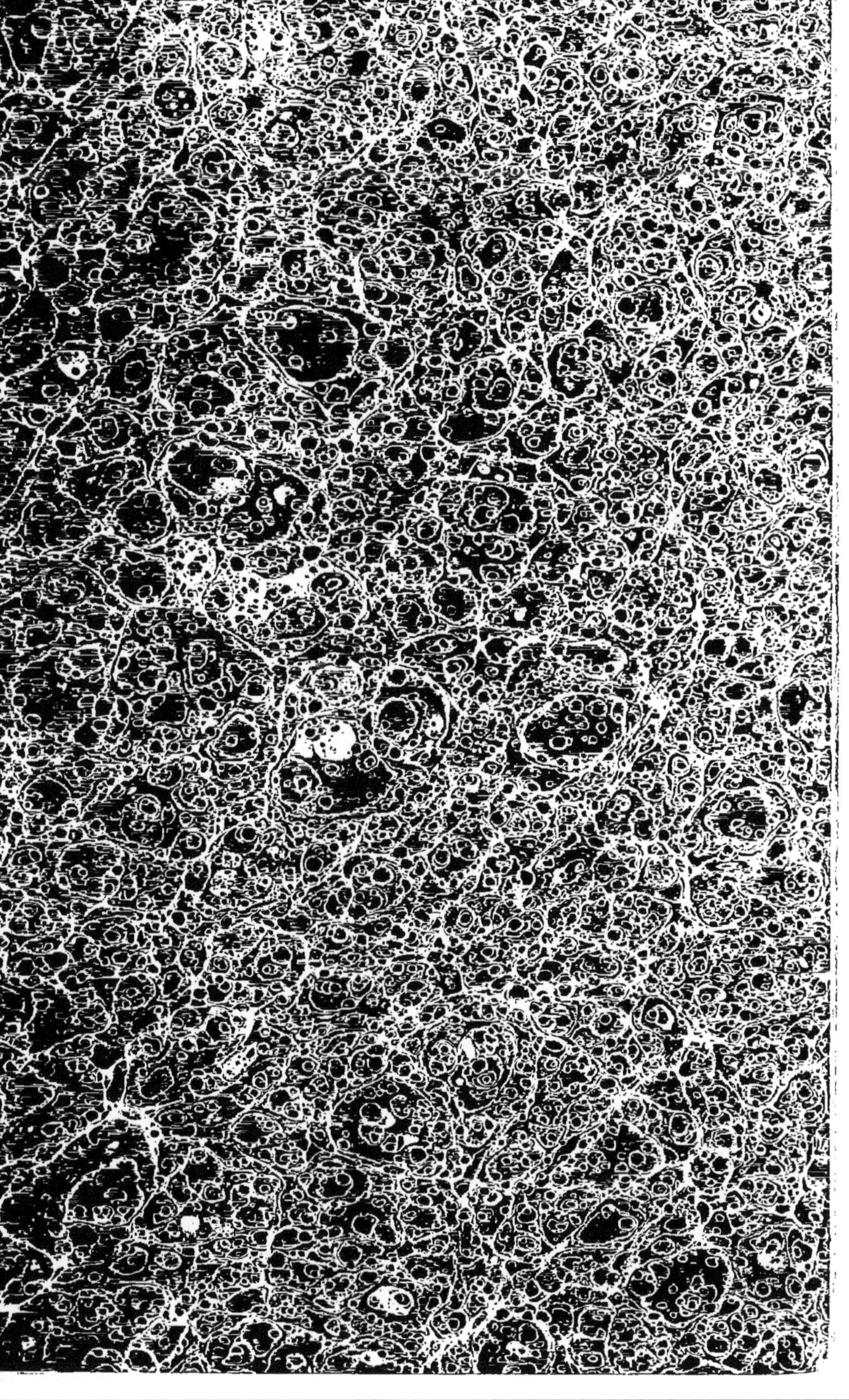

COURS ÉLÉMENTAIRE
D'HYGIÈNE.

IMPRIMERIE DE SELLIGUE
BREVETÉ POUR LES PRESSES MÉCANIQUES ET A VAPEUR,
Rue des Jeûneurs, n° 14.

COURS ÉLÉMENTAIRE
D'HYGIÈNE,

PAR L. ROSTAN,

MÉDECIN DE L'HOSPICE DE LA VIEILLESSE (FEMMES), PROFESSEUR
DE MÉDECINE CLINIQUE, ETC.

2me Édition,

revue, corrigée et augmentée.

TOME PREMIER.

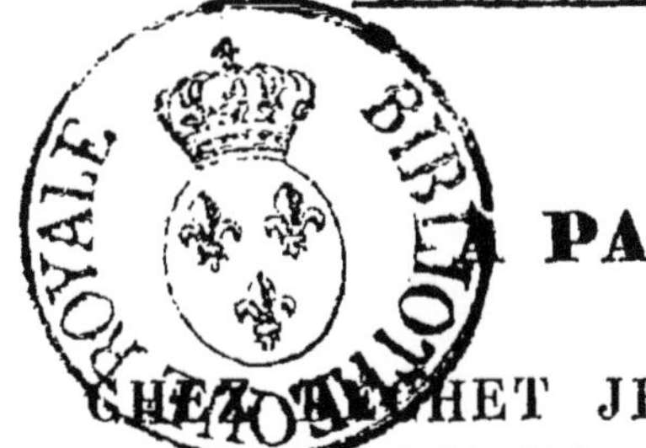

A PARIS,

CHEZ BÉCHET JEUNE, EX-LIBRAIRE
de l'Académie royale de Médecine,
PLACE DE L'ÉCOLE DE MÉDECINE, N° 4;

ET A BRUXELLES,
AU DÉPOT DE LA LIBRAIRIE MÉDICALE FRANÇAISE.

1828.

COURS

ÉLÉMENTAIRE

D'HYGIÈNE.

INTRODUCTION.

DÉFINITION, BUT, MOYENS, HISTOIRE DE L'HYGIÈNE.

Définition et différence. — La médecine comprend l'art de conserver la santé, de la rétablir et de soulager les maux incurables.

L'art de conserver la santé constitue l'hygiène; celui de la rétablir et de soulager les maux, la thérapeutique.

L'hygiène considère l'homme dans l'état sain, la thérapeutique dans l'état de maladie.

L'hygiène nécessite la connaissance de la structure de l'homme en santé, des fonctions qu'exécutent ses organes; elle apprend à connaître quelle influence exercent sur les organes sains, et conséquemment sur leurs fonctions, les divers agens que la nature a destinés à remplir nos besoins. Mais tandis que la physiologie se borne à peu près à l'étude des mouvemens, des actions organiques, l'hygiène étudie plus particulièrement l'influence des agens extérieurs destinés à entretenir la vie, et celle des actes encéphaliques.

Ces notions doivent aussi précéder l'étude de la pathologie, car, celle-ci étant la connaissance des organes malades, comment apprécier le dérangement et les altérations de ces organes si on ne les connaît pas dans l'état sain? Cette dernière traite en outre de l'influence de certaines substances sur nos organes dans l'état de maladie. Il s'en faut cependant que cette ligne de démarcation soit toujours bien tranchée. L'hygiène fait des incursions fréquentes sur le domaine de la pathologie. Tantôt elle fait voir de quelle manière l'usage vicieux ou excessif de tel agent naturel occasionne telle ou telle maladie, tantôt elle enseigne comment l'usage bien ordonné de ces mêmes agens rétablit la santé. Elle forme la partie la plus considérable de l'étiologie; et dans l'antiquité elle fournissait presque toutes les ressources de la thérapeutique. C'est surtout par les règles diététiques, concernant l'usage des alimens et des boissons, concernant l'exercice, les bains, etc., que les anciens traitaient leurs malades. Aujourd'hui encore, quoique nos richesses thérapeutiques soient considérablement augmentées, les maladies réclament un traitement hygiénique. Il est en effet bien naturel de penser que si l'usage convenable ou inconvenant des agens hygiéniques prévient ou occasionne les maladies, leur emploi bien ou mal entendu devra singulièrement contribuer à les guérir ou à les aggraver. Ainsi, bien que le but de l'hygiène soit la conservation de la santé, on ne peut disconvenir qu'elle ne doive aussi contribuer à la guérison des maladies. Mais on abandonne ordinairement à la pathologie la partie de l'hygiène qui dévoile les causes des maladies et celle qui concourt à leur guérison.

Le sujet de cette branche des sciences médicales est donc l'homme, mais surtout l'homme en santé. L'anatomie et la physiologie font connaître l'organisation dans cet état, et nous supposons ces connaissances acquises : car, comment espérer de pouvoir apprécier les modifications imprimées à l'organisme par les divers moyens de l'hygiène, si l'on ne connaît pas son type normal ? Néanmoins les puissances de l'hygiène exercent une influence différente selon une foule de circonstances individuelles que l'anatomie et la physiologie ne font pas connaître d'une manière assez spéciale, et que nous exposerons : telles sont les constitutions, les âges, les sexes, les idiosyncrasies, etc.

Objet de l'hygiène. — Quoique l'intelligence et l'instinct ne paraissent être que deux modes de la même faculté, celle de sentir, c'est une vérité généralement reconnue, que l'homme, si supérieur en intelligence au reste des animaux, leur est bien inférieur en instinct. Ce n'est pas ici le lieu d'examiner si l'état social a développé chez lui la première de ces facultés au détriment de la seconde, ou s'il doit à son organisation primitive cette supériorité incontestée. Il est plus que probable que ces deux causes ont agi de concert, quoiqu'à des degrés différens, pour produire ce résultat. La *sociabilité* paraît être elle-même la conséquence de l'organisme, et dès-lors le degré d'intelligence que développe l'éducation sociale n'est plus que l'effet d'une cause secondaire. Ce n'est pas non plus ici le lieu d'examiner si l'homme a beaucoup gagné au change, et s'il vaut mieux, pour le but qu'il est appelé à remplir durant son existence, qu'il ait plus d'intelligence que d'instinct, ou plus d'instinct que d'intelligence. Je crois que, malgré l'imposante opinion de Rousseau, et celle de Montaigne qui paraît lui avoir servi de modèle, la question ne saurait être incertaine, et l'état des sauvages et des brutes n'est, que je sache, envié par personne. Cependant on ne saurait disconvenir que les animaux ne recherchent ce qui leur est utile, et n'évitent ce qui leur est nuisible, avec plus de discernement que l'homme. Or, s'il est vrai que celui-ci n'existe que pour la conservation de l'individu et la propagation de l'espèce, il est donc plus mal partagé que les animaux pour remplir cette double destination. Entouré d'objets qui conspirent incessamment contre son existence, il n'en est averti que par une suite d'expériences périlleuses. Il ne connaît le danger que lorsqu'il l'a couru; aucune faculté *instinctive* n'a pu le lui faire prévoir. Mais la leçon se grave dans sa mémoire, et la trace ineffaçable qu'elle y empreint doit à l'avenir lui faire éviter ce danger, comme le signal placé sur un écueil sert d'avertissement préservateur au nautonier. Bien plus, nos facultés intellectuelles nous permettent de transmettre à nos semblables le résultat de notre expérience, et la connaissance de nos erreurs devient pour les autres une instruction inappréciable. C'est de la même manière que nous pouvons transmettre aux autres hommes la connaissance des choses dont l'expérience nous a démontré l'utilité. *Apprendre à éviter les choses nuisibles, et à faire un bon usage des choses utiles*, tel est donc le but de l'hygiène.

Moyens de l'hygiène. — Elle n'était dans le principe qu'un supplément de l'instinct; mais les conquêtes que l'homme a faites sur la nature ont rendu cette branche des sciences humaines l'une des plus vastes et des plus importantes. Ce n'est point une exagération que de dire que toutes les connaissances vraiment utiles se rattachent à l'hygiène, en font une partie essentielle. Conserver la santé, n'est-ce pas là le but de tous les efforts humains? La connaissance des agens physiques, de quelle utilité serait-elle, si elle ne conduisait à apprécier l'influence de ces agens sur l'économie animale? Les sciences n'auraient plus pour fin qu'une stérile curiosité, si elles n'avaient sur la santé de l'homme les plus fécondes applications. Les travaux des chimistes auraient-ils un bien noble résultat, s'ils se bornaient à nous faire connaître l'art du teinturier? Le chimiste, le physicien, le botaniste, celui qui s'occupe d'anatomie, de physiologie, et généralement tous ceux qui cultivent les sciences naturelles, ne peuvent donc avoir pour but, dans leurs louables efforts, que la connaissance de l'homme et des objets qui peuvent lui être utiles. Si des sciences nous passons à l'examen des arts mécaniques, nous voyons que la plupart se proposent pour objet la conservation de la santé; les autres sont des arts de luxe qui rendent la vie plus commode ou plus agréable, et dont on pourrait fort bien se passer. L'architecte nous garantit de l'intempérie des saisons; les divers artistes qu'il met à contribution doivent être considérés comme concourant au même but. Les ouvriers sans nombre qui nous habillent, qui nous chaussent, nous préservent aussi des effets multipliés des vicissitudes de l'air. Ceux qui sont chargés de pourvoir à notre nourriture, les négocians qui mettent à contribution les productions de toutes les parties du monde, enfin la classe entière des citoyens utiles, ne travaillent en dernière analyse que pour l'entretien de la santé. Les poètes, les peintres, les musiciens, les historiens, peuvent réclamer à juste titre la plus belle part de ce concours à l'utilité publique; ce n'est pas pour le seul plaisir que nous causent leurs ouvrages; mais l'influence qu'ils exercent sur la plus noble partie de l'homme, sur les sens et sur l'intelligence, ne doit-elle pas les placer au premier rang des bienfaiteurs de l'humanité? L'hygiène n'est-elle pas une branche de la morale dont ils sont chargés de nous retracer les principes? L'hygiène est une vertu, a dit Rousseau; n'aurait-il pas mieux fait de dire, l'hygiène est la réunion de la plupart des vertus? La tempérance, la continence, la modération dans les passions, le calme de l'âme, ne sont-ils pas les bases de ses préceptes? Ainsi l'hygiène étend son vaste domaine sur la nature entière. Tout ce qui peut entretenir la santé ou l'altérer est du ressort de cette importante branche de l'art de guérir. Toutefois la connaissance des maladies et surtout leur traitement par les médicamens, lui sont entièrement étrangers, C'est, comme nous l'avons dit, surtout l'homme dans l'état de santé qu'elle considère. Elle lui enseigne à conserver ce bien inappréciable en faisant un usage convenable des moyens que la nature lui a prodigués pour satisfaire ses besoins; elle lui enseigne à régler les actes de sa vie de manière à les faire tourner au profit de sa conservation. Enfin elle rend l'homme plus sain et meilleur.

Classification de l'hygiène. — On conçoit que rien n'est plus difficile que d'embrasser dans une méthode lumineuse les nombreux matériaux dont l'hygiène se compose. Les classifications établies jusqu'à ce jour nous paraissent ce qu'on peut voir de plus vicieux en ce genre, ou, pour mieux dire, il n'en existe pas. Nous avons pensé que la manière la plus avantageuse de classer tous les objets qui peuvent avoir sur le corps humain quelque influence, c'était l'ordre *anatomique* des fonctions. Quel ordre, en effet, plus positif et plus simple pourrait-on établir, que celui qui est dicté par l'organisation elle-même? Cette méthode était loin d'être sans difficultés. Nous espérons que nos efforts n'auront pas été tout-à-fait infructueux. Cet ordre est tellement naturel, que les objets semblent s'enchaîner, s'appeler à la suite les uns des autres par les connexions, par les analogies les plus irrésistibles.

Toutefois, cette classification a été en butte à une multitude de critiques; la plupart des auteurs qui nous ont suivi dans cette carrière ont à l'envi tenté de la déprécier. Après avoir mûrement réfléchi sur leurs critiques plus ou moins judicieuses, plus ou moins amères et malveillantes, nous n'en sommes pas moins demeuré convaincu que, malgré quelques imperfections inséparables du sujet, c'était encore celle que nous devions préférer. Les classifications nouvelles, ou celles que l'on a voulu faire revivre pour mettre à sa place, offrent tous les inconvéniens de l'arbitraire, et ne présentent aucunes bases solides sur lesquelles l'esprit puisse s'appuyer. Intimement persuadé du peu de mérite qu'il peut y avoir à trouver une classification quelconque, nous n'aurions pas hésité à abondonner la nôtre si l'on en eût fait une meilleure. Si nous la conservons, c'est qu'elle nous paraît plus conforme que les autres à l'esprit d'exactitude et de sévérité qui préside aujourd'hui à l'étude des sciences médicales. On pense bien que nous n'allons pas perdre notre temps à réfuter les objections qu'on nous a faites, nous sommes aussi trop avares de celui de nos lecteurs *.

* Pour mettre le lecteur à portée de juger laquelle des classifications adoptées jusqu'à ce jour est la préférable, nous croyons devoir exposer sommairement les principales d'entre elles.

Pour classer les matériaux de l'hygiène, on peut procéder de plusieurs manières, soit en passant en revue les divers objets fournis par l'histoire naturelle, la physique et la chimie, soit en ne considérant que le mode d'application sur l'homme, soit enfin, comme nous l'a-

L'hygiène considère l'homme réuni en société, ou vivant isolé; elle porte son examen sur l'ensemble ou sur l'individu. Dans le premier cas, elle a reçu le nom d'*hy*

vons fait, en prenant l'homme lui-même et ses fonctions comme base de cette classification.

Hallé, dont les sciences et en particulier l'hygiène regrettent la mort récente, avait adopté la seconde de ces méthodes, qui était aussi celle de Galien et de Boerhaave. Nous croyons devoir à la science et à la mémoire du professeur célèbre que nous venons de citer, d'exposer d'abord son plan d'hygiène.

INTRODUCTION : 1° Histoire naturelle de l'homme dans les différens climats, ou géographie physique et médicale. 2° Histoire naturelle de l'homme dans les différens siècles, ou connaissance physique et médicale de l'histoire. Division de l'hygiène en trois parties :

PREMIÈRE PARTIE. *Sujet de l'hygiène*, ou connaissance de l'homme sain dans ses relations et dans ses différences, c'est-à-dire en société ou individuellement.

DEUXIÈME PARTIE. *Matière de l'hygiène*, ou connaissance des choses dont l'homme use ou jouit, appelées improprement *non naturelles*, et de leur influence sur notre constitution et nos organes.

TROISIÈME PARTIE. *Moyens* ou *règles d'hygiène*, ou *règles* qui déterminent la mesure dans laquelle doit être restreint l'usage des choses appelées non naturelles, pour la conservation de l'homme, considéré soit en société ou collectivement, soit individuellement.

PREMIÈRE PARTIE. *Sujet de l'hygiène. Division de la première partie en deux sections.*

PREMIÈRE SECTION. Connaissance de l'homme sain considéré en société ou dans ses relations : 1° relations résultantes *des climats et des lieux ;* 2° de la réunion *des habitations communes ;* 3° de l'uniformité *du genre de vie*, quant aux occupations, à l'usage commun de l'air, des alimens, etc. ; 4° de l'uniformité dans *les coutumes et les mœurs ;* lois, gouvernemens, etc.

DEUXIÈME SECTION. Connaissance de l'homme, considéré individuellement ou dans ses différences : 1° différences relatives aux âges ;

giène publique, et dans le second, celui d'*hygiène individuelle;* c'est de cette dernière, qui est plus particulièrement du ressort du médecin, que nous allons traiter

2° aux sexes; 3° aux tempéramens; 4° aux habitudes; 5° aux professions; 6° aux différentes circonstances de la vie : pauvreté, convalescence, voyages, etc.

DEUXIÈME PARTIE. *Matière de l'hygiène. Division de la seconde partie en six classes :* 1° *Circumfusa*, ou choses environnantes ; 2° *applicata*, ou choses appliquées à la surface du corps ; 3° *ingesta*, ou choses destinées à être introduites dans le corps par les voies alimentaires ; 4° *excreta*, ou choses destinées à être rejetées hors du corps ; 5° *gesta*, actions ou fonctions qui s'exercent par le mouvement volontaire des muscles et des organes; 6° *percepta*, *perceptions*, ou fonctions et impressions qui dépendent de la sensibilité et de l'organisation des nerfs.

PREMIÈRE CLASSE. *Circumfusa. Divisée en deux ordres.* Ordre premier, *atmosphère* : 1° air et matières qui y sont dissoutes, mêlées ou combinées; 2° chaleur et lumière solitaires, chaleur et lumière artificielles ; 3° électricité; 4° magnétisme et influences ; 5° changemens naturels de l'atmosphère, succession des temps, températures et météores. Ordre deuxième. Terre, lieux et eaux : 1° climats ; 2° expositions; 3° sol; 4° changemens naturels du globe, tremblemens, inondations, etc. ; 5° changemens artificiels des lieux, culture, habitations, etc.

DEUXIÈME CLASSE. *Applicata*, *divisée en cinq ordres.* Ordre premier, *habillemens ;* vêtemens, ligatures, machines, lits, couvertures; 2° *cosmétiques;* soins de la chevelure, de la barbe, de la peau, fards et parfums; 3° *propreté;* bains, lotions, étuves, etc. ; 4° *frictions* et *onctions* (usitées chez les anciens); 5° *applications médicamenteuses ;* comme les amulettes, etc.

TROISIÈME CLASSE. *Ingesta*, *divisée en trois ordres.* Ordre premier, *alimens*, simples, végétaux, animaux; 2° alimens composés ; 3° assaisonnemens; 4° préparations des alimens. Ordre deuxième, *boissons ;* 1° eau; 2° sucs aqueux des végétaux et des animaux ; 3° infusions dans cet ouvrage, L'*hygiène individuelle* se divise naturellement en *hygiène générale*, c'est-à-dire qui convient à chaque individu, indépendamment des circons-

et mélanges dans l'eau ; 4° liqueurs fermentées et infusions dans ces liqueurs ; 5° liqueurs alcooliques et infusions dans ces liqueurs. Ordre troisième, *remèdes* de précaution non évacuans, etc.

QUATRIÈME CLASSE. *Excreta*, *divisée en deux ordres*. Ordre premier, *évacuations naturelles* : 1° continuelles ; 2° journalières ; 3° périodiques ; 4° extraordinaires et irrégulières, lochies, évacuation séminale. Ordre deuxième, *évacuations artificielles* : 1° sanguines ; 2° ulcéreuses ; 3° médicamenteuses ; tabac, lavemens, purgatifs, émétiques.

CINQUIÈME CLASSE. *Gesta*, *divisée en quatre ordres*. Ordre premier, veilles. Ordre deuxième, sommeil. Ordre troisième, *mouvement et locomotion* : 1° mouvement général imprimé, spontané, mixte, 2° partiel des membres, des organes de la voix, de la parole, etc. ; 3° repos ; 1° absolu ou inaction ; 2° avec disposition active, sans locomotion, positions, stations, efforts.

SIXIÈME CLASSE. *Percepta*, *divisée en quatre ordres*. Ordre premier, *sensations* ; 1° sens externes ; 2° la faim, la soif et le sentiment de tous les besoins physiques, moraux, intellectuels, habituels ; 3° l'amour physique ; 4° la sympathie et l'antipathie. Ordre deuxième, *fonctions de l'âme* ; 1° affections passives agréables, pénibles ; 2° affections actives, attachement, éloignement. Ordre troisième, *fonctions de l'esprit* ; 1° intelligence ; 2° imagination ; 3° mémoire. Ordre quatrième, affaiblissement ou privation des perceptions ; 1° des sens, apathie ; 2° de l'âme, indifférence ; 3° de l'esprit, inoccupation ; 4° ennui.

TROISIÈME PARTIE. Moyens de l'hygiène, ou règles pour la conservation de l'homme, par l'usage bien ordonné des choses appelées non naturelles. *Partage de la troisième partie en deux divisions*. Division première : *hygiène publique*, ou règles pour la conservation de l'homme, considéré en société ou collectivement. Division deuxième ; *hygiène privée*, ou règles pour la conservation de l'homme, considéré individuellement.

Division première. *Hygiène publique*, *partagée en quatre sections*.

tances de l'âge, du sexe, de la constitution, etc.; et en *hygiène spéciale*, ou celle qui convient à chaque constitution, à chaque sexe, à chaque âge, aux idiosyncrasies, aux professions, etc.

Section première, règles d'*hygiène publique*, relatives aux climats et aux lieux. Section deuxième, aux habitations communes. Section troisième, au genre commun de vie, aux occupations communes, à l'usage commun de l'air, des alimens, etc. Section quatrième, aux coutumes, aux mœurs et aux lois, etc.

Division deuxième. *Hygiène privée, en trois sections.* Section première, *principes généraux* du régime; 2° *règles relatives* à la nature de l'air, des alimens, etc., ou généralité du régime; 3° *règles relatives* aux différences des individus, aux *particularités du régime.*

Section première. *Principes généraux du régime, en quatre ordres.* Ordre premier, dans la *manière*, usage, abus; 2° dans la *mesure*, excès, privation; 3° dans *l'ordre*, régularité, irrégularité; 4° dans la *durée* ou *continuité*, habitudes, changemens.

Section deuxième. *Généralités du régime, divisées en six ordres,* suivant la division de la deuxième partie de l'hygiène en six classes.

Section troisième. *Particularités du régime, divisées en six ordres.* Ordre premier, régime des âges; 2° des sexes; 3° des tempéramens; 4° relatif aux habitudes; 5° relatif aux professions; 6° relatif aux circonstances de la vie, pauvreté, voyages, convalescence, etc.

Conséquences de l'hygiène, ou *ses liaisons avec l'art de guérir.*

Premières liaisons, des différences de l'homme sain, avec les causes prédisposantes aux maladies; 1° de l'homme en société, dispositions épidémiques et endémiques; 2° de l'homme considéré individuellement, dispositions individuelles aux maladies, selon les âges, les sexes, les tempéramens, etc.; deuxièmes liaisons, de la connaissance des choses appelées naturelles, avec les *causes occasionnelles* des maladies dépendantes de l'air, etc.; troisièmes liaisons, des *règles conservatrices* de l'hygiène avec les règles *préservatrices et curatrices;* 1° des épidémies et des endémies; 2° des maladies individuelles.

Tel est le vaste plan d'après lequel le savant professeur Hallé se

Trois parties composent cet ouvrage : dans la *première*, nous examinons les différens états de l'organisme ; dans la *seconde*, nous traitons des moyens de modifier l'organisme, mais d'une *manière générale* ; dans la *troi-*

proposait de traiter l'hygiène. Quoi qu'il soit le résultat de longues méditations, on voit qu'il laisse beaucoup à désirer : d'abord il est purement arbitraire ; en second lieu, il comprend l'hygiène publique et l'hygiène privée ; en troisième lieu, il expose à de fréquentes redites.

L'ouvrage de Tourtelle, qui jouit dans son temps d'une si grande réputation, mérite d'être cité en second lieu. L'ordre adopté par cet auteur est le suivant : SECTION Ire, de la vie, de la santé, *des forces vivifiantes*, *du principe vital*, etc., races humaines, etc. ; cette section est divisée en huit chapitres. SECT. II. De l'homme dans ses rapports avec les choses qui l'environnent ; les astres, l'air, les vents, la lumière, les saisons, les eaux, les localités, les choses qui s'appliquent à la surface du corps. SECT. III. Des substances alimentaires, de la digestion, etc. ; des boissons, des assaisonnemens : cette section est divisée en dix chapitres ; le café et le thé ont un chapitre à part, et le chapitre Xe est consacré à l'éducation. SECT. IV. Du mouvement, du repos, du sommeil, de la veille. SECT. V. Des choses qui doivent être excrétées et de celles qui doivent être retenues. SECT. VI. De l'influence réciproque du physique sur le moral et du moral sur le physique. Il serait difficile de reconnaître là une méthode quelconque, et la méthode n'est pas ce qu'il y a de plus défectueux dans cet ouvrage.

M. Barbier, médecin des plus distingués, a suivi l'ordre suivant dans son *Hygiène appliquée à la Thérapeutique* : LIVRE Ier. De l'air, des saisons, des pays, des climats, des alimens, des professions. LIVRE II. De la gymnastique médicale. Il est à regretter que cet auteur n'ait pas achevé son travail.

Willich divise son livre en douze chapitres qui ne présentent entre eux aucune espèce de connexion. Le CHAPITRE Ier est consacré à l'historique de la science et à des généralités ; le CHAP. II, à l'air ; le CHAP. III, à la propreté ; le CHAP. IV, aux vêtemens ; le CHAP. V, *sième*, nous appliquons d'une *manière spéciale* les préceptes de l'hygiène aux diverses modifications de l'organisme. La seconde partie est sous-divisée, comme nous venons de le dire, d'après l'ordre des fonctions, et cette méthode nous paraît si naturelle que nous nous étonnons qu'elle n'ait pas été adoptée plus tôt. En effet les agens hygiéniques sont *hors* de nous ou *dans*

aux alimens ; le CHAP. VI, aux boissons et aux épices ; le CHAP. VII, à l'exercice, au repos ; le CHAP. VIII, au sommeil, etc. ; le CHAP. IX, aux évacuations ; le CHAP. X, aux affections de l'âme, le CHAP. XI, aux organes des sens, aux mouvemens ; le CHAP. XII, aux règles relatives à la conservation des yeux.

Guil. Huffeland divise sa *Macrobiotique* en neuf chapitres : 1° histoire de la science ; 2° recherches sur le principe de la vie ; 3° durée de la vie des plantes ; 4° durée de la vie des animaux ; 5° durée de la vie de l'homme ; 6° résultats des expériences ; 7° examen plus approfondi de la vie humaine, etc. ; 8° bases particulières et caractères de la vie des individus ; 9° examen des différentes méthodes pour la prolongation de la vie, la seule qui convienne, etc.

John Sinclair a eu l'intention d'établir une classification hygiénique, et dans son introduction il donne le plan de son ouvrage. Il est divisé en deux parties : le *première* comprend les circonstances les plus favorables à la santé ; il y traite : 1° des avantages corporels ; 2° de l'influence de l'âme ; 3° des circonstances relatives au domicile ; 4° des circonstances accessoires. Ce chapitre renferme les choses les plus incohérentes ; on y trouve le rang, l'éducation, la nourriture, les amusemens, la morale, la religion, les professions, les lettres, la politique, le mariage, des réflexions sur les patriarches, etc. La *seconde partie* comprend les règles à suivre pour conserver la santé. Ces règles sont renfermées dans six chapitres : 1° de l'air, 2° des boissons, 3° des alimens, 4° de la digestion, 5° de l'exercice, 6° du sommeil.

C'est à dessein que je passe sous silence les ouvrages qui ne traitent nous. 1° Les agens extérieurs agissent *a* par leur introduction dans notre corps, *b* par leur introduction et leur application, *c* par leur application seule, médiate ou immédiate. 2° Dans nous, ce sont les sens et

qu'un point de l'hygiène, tels que l'hygiène navale, l'hygiène militaire, l'hygiène des vieillards, l'hygiène de la jeunesse, l'hygiène oculaire; les traités sur le régime, etc.

Passons maintenant en revue les écrits publiés en France depuis notre *Cours élémentaire*..

L'auteur d'un *Manuel complet d'Hygiène* a cru devoir, dans une sèche compilation, suivre la doctrine et une partie du plan du professeur Hallé : à lui permis; il pouvait même remonter plus haut.

Un autre *Manuel*, celui de M. Deslandes, est divisé en deux parties : la première est consacrée aux *influences*, considérées dans leur rapport avec l'homme ; et la seconde à l'*homme* considéré dans ses rapports avec les influences. La première partie est divisée en deux sections, l'*influence des choses extérieures sur l'homme;* et dans l'autre, l'*influence de l'homme sur lui-même*. L'auteur croit d'ailleurs superflue toute distinction entre l'hygiène privée et l'hygiène publique.

Deux jeunes auteurs très-estimables se sont réunis pour faire un *Précis élémentaire d'Hygiène* ; MM. Buchez et Trélat ont cru devoir aussi suivre l'ancienne division, et leur opinion serait pour nous d'un grand poids, s'ils ne déclaraient eux-mêmes qu'ils ne se sont décidés à prendre cette division que parce qu'elle leur offrait une plus facile répartition de matière.

Dans ses *Nouveaux Elémens d'Hygiène*, M. Londe a suivi, comme nous, l'ordre anatomique des fonctions, après avoir examiné succinctement l'homme dans les états particuliers qu'il peut présenter. Toutefois, cet auteur a cru devoir commencer son travail par les organes encéphaliques, changement qui peut être considéré comme nul.

Si nous ne citons ici ni le *Traité d'Hygiène appliqué à la Jeunesse*, de M. Simon, ni l'*Hygiène domestique*, de M. Rattier, c'est que nous ne mettons pas ces écrits au nombre des traités généraux ; ce qui n'empêche pas qu'ils ne puissent être très-utiles.

l'encéphale, ses annexes et ses dépendances, les organes des mouvemens, et ceux de la génération. La première de ces deux classes comprend la vie individuelle, la vie organique; et la seconde, la vie animale ou de relation. A la vérité la plupart de ces agens déterminent des changemens dans toutes les fonctions, en modifiant tous les organes; mais leur action première, la plus forte, la plus manifeste, est ordinairement facile à saisir. C'est ainsi que les alimens, les boissons, les assaisonnemens, agissent d'abord sur l'appareil digestif; l'air, sur le poumon, le sang et le cœur; les bains, les vêtemens, sur la peau; etc.

C'est cette action première qui a déterminé le lieu que devait occuper l'agent hygiénique qui la détermine. Nous ne pensons pas que les reproches que l'on a faits à cette méthode d'entraîner des répétitions, soient justement fondés; car les sujets une fois traités, nous n'y revenons plus.

Les objets que l'hygiène publique embrasse sont de la plus grande élévation. Voici les principaux sujets dont elle traite: 1° influence de l'état social sur l'homme; 2° influence du mode de gouvernement, de la liberté, de l'esclavage, de leurs divers degrés, de leur combinaison; 3° influence des croyances et des pratiques religieuses sur l'homme; 4° influence des mœurs et des coutumes sur l'homme; 5° règles d'hygiène navale, militaire, etc. Lois sanitaires, constructions des villes, édifices publics, gymnases, promenades, lieux d'assemblée, spectacles, hôpitaux, prisons; commerce, agriculture, topographie, etc., etc.

Coup d'œil sur l'histoire de l'hygiène chez les anciens peuples. — Est-il donc surprenant que les hommes chargés des destinées des peuples, que les bienfaiteurs de l'espèce humaine, aient dirigé, dans le commencement des sociétés, toutes les forces de leur génie vers des sujets d'un aussi haut intérêt, et qu'ils aient cherché dans l'hygiène le moyen d'améliorer le sort de leurs semblables. Les chefs de sectes, les législateurs, les philosophes de tous les âges ont imposé des devoirs, dicté des lois, donné les préceptes les plus lumineux sur cette importante matière. Ils sentirent que l'homme; pour passer le moins malheureusement possible les jours que le sort lui a dévolus, devait se rendre le moins à charge et le plus utile à ses concitoyens; qu'en conséquence la santé était le premier des biens; que le développement des forces physiques et la perfection des sens étaient les plus précieux des avantages. Ayant à conduire des peuples ignorans et grossiers, dont l'intelligence ne pouvait aller jusqu'à comprendre l'utilité de leurs conseils, ces grands hommes firent intervenir la Divinité; ils comptèrent bien moins sur l'ascendant de la raison que sur la force des penchans superstitieux, par lesquels sont entraînés les peuples encore plongés dans les ténèbres. Ces hommes supérieurs feignirent d'avoir reçu leurs institutions des mains mêmes de l'Être suprême, et trouvèrent ainsi le moyen de faire révérer et de faire suivre aveuglément des pratiques à l'observation desquelles était attaché le bonheur des nations. Les premières religions ne furent guère que des préceptes d'hygiène appropriés aux besoins que les sectaires pouvaient sentir dans les climats qu'ils habitaient. Les lotions, les ablutions, la circoncision, l'abstinence des viandes, le jeûne, la privation de certains alimens, de certaines boissons, la défense d'épouser ses proches, pour croiser les races et détruire les maladies héréditaires, etc., etc., la séquestration des lépreux, sont-ils autre chose que des règles hygiéniques, qui furent jugées nécessaires à certaines peuplades d'Orient? Heureux les peuples assez éclairés pour reconnaître que leur conservation physique dépend de l'observation des vertus! Lorsque, par la corruption des sociétés, les croyances vieillies ont perdu leur magique puissance, il n'est plus qu'une base sur laquelle on puisse asseoir la morale, et cette base est l'intérêt de l'individu. Lorsque la crainte des châtimens et l'espoir des récompenses à venir sont devenus chimériques, il est du devoir du philosophe de montrer que la santé, le bonheur des hommes, dépendent de leur sagesse. Alors c'est à la raison qu'il faut s'adresser.

Hygiène dans l'Inde. — Mais, dans les temps les plus reculés dont l'histoire nous ait transmis le souvenir, les prêtres, c'est-à-dire alors les hommes éclairés et philanthropes, ayant cru s'apercevoir que les vices et les crimes de tous les genres étaient le fruit de l'intempérance, de l'habitude féroce d'égorger des animaux, et d'engloutir des cadavres dans nos entrailles, imaginèrent le dogme de la transmigration des âmes, pour empêcher d'immoler et de dévorer les bêtes. Le Sastha, qui, aux yeux des savans, passe pour le plus ancien livre du monde, contient la loi formelle de se nourrir de lait de vache, ainsi que de légumes, de fruits et de riz. Il parut horrible aux brachmanes de tuer et de manger sa nourrice; et le même respect s'étendit bientôt aux chèvres, aux brebis et à tous les animaux. Mais la véritable raison qui donna naissance à cette loi, fut la nature du climat de l'Inde. Une atmosphère brûlante nécessitait un régime rafraîchissant, et inspirait une naturelle horreur pour toute nourriture animale. Ce qu'il y a de plus étonnant, c'est que les préceptes que le Sastha renferme sont encore observés aujourd'hui par les habitans de l'Indus et du Gange: cependant il paraît avoir précédé de quinze cents ans le Veidam, l'un des livres les plus anciens que l'on connaisse. Ce peuple a toujours été doué des mœurs les plus douces, et n'a jamais, dit-on, suscité de guerres à ses voisins,

Pythagore et ses disciples. — On sait que Pythagore, qui étudia chez eux la géométrie, embrassa cette doctrine humaine, et la porta dans la grande Grèce. Ses disciples la suivirent très-long-temps, et il ne lui manqua qu'un peu de fourberie et d'audace pour la faire adopter comme une religion universelle, ainsi que nous en avons l'exemple dans le mahométisme. Les célèbres philosophes Plotin, Jamblique et Porphyre la recommandèrent. L'ouvrage de ce dernier, sur l'abstinence des viandes, écrit au milieu du troisième siècle de l'aire vulgaire, traduit en français par Burigny, n'est pas dépourvu de mérite. L'écrit de Porphyre est adressé à un de ses anciens disciples, nommé Firmus, qui se fit, dit-on, chrétien, pour avoir la liberté de manger de là viande, et de boire du vin. Il remontre à Firmus, qu'en s'abstenant de la viande et des liqueurs fortes, on conserve la santé de l'âme et du corps; qu'on vit plus longtemps et avec plus d'innocence. Ces réflexions partent d'une âme douce et sensible; mais elles ont fait peu de prosélytes.

Les Pythagoriciens ne bornaient pas leurs règles hygiéniques à l'abstinence de certaines substances, au jeûne, à l'usage du régime végétal; ils prenaient un soin extrême de modérer les mouvemens de l'âme. La culture des sciences spéculatives et des beaux arts, la contemplation des beautés de la nature entretenaient chez eux ce calme de l'esprit, ce ravissement des sens si favorable à l'harmonie des actions de nos organes.

Chez les Chaldéens et les Égyptiens. — Après les Indiens, les Chaldéens et les Égyptiens établirent des règles hygiéniques auxquelles ils donnèrent aussi un caractère sacré. Le Sanchoniaton et l'Hermès trismégiste, après les ouvrages cités, les plus anciens qui soient sortis de la main des hommes, étaient en grande partie consacrés à tracer à ces peuples les lois sanitaires qu'ils devaient observer.

Chez les Hébreux. — Quelle que soit l'opinion qu'on adopte sur l'ancienneté de l'origine de nos livres sacrés, on trouve dans ces livres, attribués à Moïse, une foule de préceptes relatifs à l'hygiène. C'est bien certainement pour un but hygiénique que le législateur des Hébreux recommandait l'excision du prépuce, coutume qui s'est propagée chez les Arabes de nos jours. Les lotions, les ablutions et les bains étaient nécessités par l'ardeur d'un climat brûlant, par le défaut de linge et par les maladies de la peau que ces causes déterminent. Ces maladies avaient donné lieu à la loi de séquestration. Tout lépreux était rejeté de la société et ne pouvait communiquer avec ses frères; mais ce qui est surtout digne d'attention, c'est la prohibition d'une grande quantité d'espèces d'animaux. Les Juifs ne portaient pas le rigorisme au même point que les brachmes, mais ils interdisaient l'usage d'une foule d'animaux sans qu'on puisse connaître d'une manière précise le motif de cette prohibition. On en a cherché la raison dans des analogies qui nous paraissent peu fondées. On a prétendu que les maladies auxquelles ces animaux étaient sujets avaient fait croire au législateur qu'ils pourraient en occasionner de semblables, etc. Nous pensons plutôt qu'en multipliant ces défenses, on voulait forcer ce peuple au régime végétal, celui qu'on jugeait le plus convenable à sa santé, et le plus favorable à la pratique des vertus. Les avantages du jeûne n'avaient pas échappé à l'auteur du *Pentateuque*; ce n'est cependant que beaucoup plus tard que le carême fut institué. L'usage du vin n'était pas interdit, mais quelques tribus s'en abstenaient. Les lois qui défendaient le mariage entre parens nous paraissent d'une haute sagesse. C'était bien le remède le plus efficace pour détruire les prédispositions et les maladies héréditaires, c'était le seul moyen de retremper l'espèce humaine, s'il est permis de s'exprimer ainsi, d'empêcher sa dégradation, et peut-être sa destruction totale. Ne sait-on pas que les familles qu'un misérable préjugé oblige de s'allier entre elles, perpétuent des races informes, fardeaux inutiles des sociétés.

Chez les Chinois. — Confutzé ou Confucius, ce sage qui vivait 600 ans avant J.-C., n'eut point recours à l'imposture pour faire observer ses préceptes du peuple le plus ancien de la terre. Vice-roi d'une grande province de la Chine, il parvint à répandre et à faire observer par les habitans confiés à ses soins, la morale la plus utile et la plus douce. Ses conseils, encore aujourd'hui l'admiration des amis de l'humanité, furent même suivis lorsque la fortune eut abandonné ce bienfaiteur des hommes. Il était donc un peuple auquel on pouvait parler alors le langage de la raison!

Chez les Crétois. —Si l'on en croit l'histoire, les Crétois furent les plus sages et les plus justes des peuples. Leurs premiers rois obtinrent, après leur trépas, la gloire d'être les juges des humains. Ils avaient établi, dit-on, des règles pour les vêtemens, pour les repas, pour les exercices du corps, enfin pour tout ce qui concerne l'éducation. Mais l'imagination des hommes n'a-t-elle pas prêté son charme aux mœurs des Crétois, ne les a-t-elle point embellies?

Chez les Perses. — Ce doute n'est pas moins inspiré par les merveilles qu'on nous rapporte des anciens Perses. Cette perfection ne paraît pas être le partage de l'homme, éternel jouet de ses passions et de ses maux. Xénophon, dont les talens comme général ne furent égalés que par ses talens comme écrivain, nous a laissé l'histoire, peut-être la fiction des mœurs de cette nation. Quel soin ne prenait-on pas pour former des hommes, des défenseurs à la patrie ! Dès l'enfance ils étaient soustraits à leurs parens, qui auraient pu leur communiquer par une tendresse mal entendue des habitudes trop molles, trop efféminées. Ils appartenaient dès-lors à la nation; et sous la surveillance des magistrats, on les accoutumait à braver la faim, la soif, l'intempérie des saisons; on les dressait à toutes sortes d'exercices; ils n'acquéraient d'estime que celle que leur méritait la supériorité des talens. L'enfant du riche, celui du pauvre, le fils du puissant, celui du faible, étaient confondus dans le même rang. L'eau était leur boisson habituelle, et ils n'avaient d'autre aliment que le pain et le cardamon. Cependant ils étaient forts, robustes, courageux, indomptés. Leur tête était habituellement découverte et exposée à toutes les vicissitudes de l'atmosphère. C'est pour cette raison qu'Hérodote prétend qu'ils avaient le crâne plus épais que les autres peuples. Tout le monde connaît l'histoire sur laquelle il se fonde; je la crois suspecte. A l'âge de puberté, l'exercice des armes, la chasse occupaient leurs momens. Ils dormaient en plein air, et ne faisaient qu'un seul repas. Cette éducation mâle était bien propre à former des hommes exempts de maladies et de vices. Tels furent, en effet, ces peuples dans l'origine. Mais les meilleures institutions se détériorent, se détruisent. Les Mèdes incorporés à cette nation, lui communiquèrent leur mollesse et leur luxe et ce peuple de héros ne tarda pas à devenir un peuple d'esclaves.

Chez les Grecs et les Romains. — Mais la Grèce, berceau de tous les arts, de toutes les sciences, de tous les talens, de toutes les vertus, la Grèce nous offre un spectacle bien plus digne d'admiration. C'est l'amour sacré de la patrie qui inspira à Lycurgue ces lois qui donnèrent à Sparte des citoyens vertueux, des magistrats intègres, des défenseurs invincibles. Mais nous devons le dire, ce grand homme, en cherchant à former des soldats robustes et vigoureux, sacrifia peut-être le moral au physique. En exigeant de chacun l'oubli de son intérêt particulier pour l'intérêt de la république, il affaiblit les liens des familles, et ces sentimens tendres et touchans que la nature inspire aux parens pour leur fils, à celui-ci pour les auteurs de ses jours. De là sont nées ces vertus sévères et presque barbares qui nous frappent d'étonnement plus que d'admiration. Et d'abord, comment justifier cette coutume de vouer à la mort les enfans doués d'une constitution faible? cette constitution ne pouvait-elle pas se fortifier par la suite? Et d'ailleurs une grande âme, un grand génie ne peuvent-ils pas se loger dans un corps débile? C'était au nom de la patrie que les plus anciens de la tribu prononçaient sur le sor de ces victimes humaines. Il est vrai que les précautions que Lycurgue avait prises pour préparer des enfans robustes devaient rendre très-rares ces espèces de sacrifices. On sait que les femmes partageaient les exercices des hommes jusqu'au moment du mariage. Les danses guerrières, les combats corps à corps, les bains dans l'Eurotas, les repas publics développaient chez les mères une force qu'elles devaient transmettre à leurs enfans. Dès le moment de la naissance, le Spartiate attirait la sollicitude de la patrie, et son éducation devenait une des affaires importantes de l'état. Le nouveau né était plongé dans le vin. Peu importait que l'enfant succombât à cette épreuve; les Lacédémoniens étaient convaincus que celui-là aurait toujours été un citoyen inutile à la république. Les convulsions en enlevaient un grand nombre, au rapport de Plutarque. Dès ses plus jeunes ans le Spartiate s'accoutumait à braver la douleur, la faim, la soif, la fatigue, la rigueur des saisons. Les exercices journaliers les plus rudes, les privations les plus longues et les plus cruelles, la plus grande sobriété, les travaux les plus pénibles faisaient de chaque citoyen un soldat, un héros. A ces exercices succédaient de véritables combats; à l'âge de dix-huit ans, les jeunes gens s'accoutumaient entre eux à braver et à mépriser les dangers. Le législateur avait pris un soin extrême à proscrire tout ce qui pouvait inspirer la volupté. L'ivresse était inconnue; dans leurs repas publics l'intempérance ne pénétra jamais : et sans doute que les exercices violens auxquels ils se livraient étaient nécessaires pour faire supporter la *sauce noire*. Les arts qui énervent les courages en portant la volupté dans les sens étaient sévèrement bannis de Lacédémone; on n'y admettait que ceux qui excitaient aux vertus. La musique noble et guerrière fut seule admise chez ce peuple, et l'on connaît la peine qui fut infligée à cet artiste téméraire qui voulut ajouter une corde à la lyre. Ils ne connaissaient d'autre éloquence que celle qui consiste dans la force des pensées, la clarté, la concision; tout ornement leur était étranger; à leurs yeux la vérité n'en avait pas besoin. Avec de telles mœurs, on conçoit que les Spartiates devaient être, et étaient en effet les plus beaux et les plus robustes des Grecs, comme ils en étaient aussi les plus sages et les plus vertueux.

Gymnastique. — Nous ne parlerons pas des préceptes d'hygiène que Platon a consignés dans son chimérique projet de république; ils n'ont jamais été mis à exécution. Il y recommande l'union de la gymnastique à la musique, pour tempérer la rudesse que l'une fait naître par la douceur et l'élégance des mœurs que l'autre communique.

Dès les premiers temps de la Grèce, ses habitans, obligés de résister aux attaques réitérés des barbares, ou tourmentés de la soif des conquêtes, se livrèrent avec ardeur à la gymnastique; une constitution forte en était le résultat, et cette force était un des plus beaux titres à la gloire. Dans un temps ou l'on combattait corps à corps, de quel prix ne devait pas être la force physique? Aussi voyons-nous que de temps immémorial l'exercice fut en honneur, et qu'il conduisit souvent à la suprématie. Milon le Crotoniate commanda des armées, et un soldat d'Orient n'obtint l'empire que par sa force prodigieuse. La force du corps fut aussi honorée chez les Romains, les vainqueurs et les imitateurs serviles des

Grecs. Les Grecs, enthousiastes et reconnaissans, élevèrent au rang des dieux les hommes qui furent doués d'une force supérieure. Hercule, Castor et Pollux méritèrent des autels. Des prix furent institués par Hercule et Pélops pour encourager ces exercices guerriers qui ne tardèrent pas à devenir une véritable passion. C'est à Iphitus, roi d'Élide, qu'on dut l'établissement des jeux olympiques. Mais ce qui, dans le principe, n'avait été qu'un ressort qu'une politique habile avait mis en usage, devint plus tard, entre les mains d'observateurs attentifs, un des moyens les plus précieux de conserver la santé.

Une expérience facile leur avait appris que l'exercice développait les organes qui en étaient les agens; que les individus qui s'y livraient acquéraient plus d'agilité, plus de force. Qu'une foule d'indispositions disparaissaient par les mouvemens que nécessitait la gymnastique, que les convalescences étaient moins longues et moins pénibles; les guérisons plus sûres, les rechutes et les récidives moins fréquentes; alors l'exercice fut réduit en art. Il paraît qu'Iccus et Hérodicus furent les inventeurs de la gymnastique. Le premier fut célèbre par son extrême sobriété, qui mérita de passer en proverbe; et le dernier, n'ayant qu'une constitution valétudinaire, parvint cependant, à force de soins, à un âge fort avancé. Il est malheureux que ses observations ne nous soient pas parvenues, à moins que l'on ne regarde comme lui appartenant, celles sur le régime, qui sont consignées dans les écrits attribués à Hippocrate; (περί διαίτης). On sait, en effet, qu'Hippocrate avait fait ses premières études sous ce médecin.

Galien distingue trois espèces de gymnastique. La gymnastique militaire, l'athlétique, et la gymnastique médicale. C'était dans les unes et dans les autres les mêmes exercices : seulement, dans la seconde on cherchait à donner le plus de force possible, au détriment même de la santé, ce qui a été blâmé par la plupart des philosophes et par tous les médecins; et dans la troisième, au contraire, toute l'attention du gymnasiarque était dirigée vers la mesure d'exercices convenable et juste pour l'entretien de la santé; c'était la véritable gymnastique. Les différens exercices qu'on pratiquait, et dans les gymnases et dans les fêtes publiques, étaient la danse, dont on comptait jusqu'à cent quatre-vingt-dix espèces; le saut, la course, l'escrime ou hoplomachie; la lutte, objet d'une espèce de culte; le pugilat ou le combat à coups de poing; le pancrace, exercice composé de la lutte et du pugilat; le jeu du disque, celui de la balle et du ballon; la natation; la course en chars, etc. Nous entrerons dans quelques détails à ce sujet, lorsque nous parlerons, par la suite, de l'influence de l'exercice sur l'économie animale. Des Grecs la gymnastique passa chez les Romains, qui s'adonnèrent surtout à la gymnastique militaire; mais sous les empereurs elle dégénéra singulièrement de son ancien lustre. Elle fut abandonnée à des esclaves qui firent profession de gladiateurs, et ensanglantèrent trop souvent l'arène jadis destinée au développement des forces et à l'entretien de la santé. Cette importante branche de l'hygiène a été tellement négligée depuis le moyen âge, qu'on peut la considérer comme totalement tombée en désuétude, jusqu'à ces dernières années, où quelques hommes recommandables se sont efforcés de la faire renaître.

Bains.— Un usage qui, chez les anciens, dut avoir sur la santé des hommes la plus puissante influence, c'est celui des bains, que les Romains surtout portèrent à un point excessif de luxe et de somptuosité. Les bains ont sans doute été usités dès les premiers âges du monde. Les fleuves durent recevoir dans leurs eaux les premiers hommes fatigués par leurs travaux guerriers, par la chasse, par la culture des champs, ou simplement sollicités par l'ardeur du climat qu'ils habitaient. L'histoire d'Ulysse chez Circé nous atteste que le bain était dès-lors en usage, et les thermes, que les inscriptions nous font voir consacrés à Hercule et à Apollon, prouvent combien ils étaient estimés. Mercurialis nous apprend que dans le voisinage des gymnases grecs il existait des bains publics. On a même prétendu que le nom de *laconicum*, donné par les Romains aux étuves sèches, prouvait que cette espèce de bains était connue des Lacédémoniens. Mais les Grecs furent de beaucoup surpassés par les Romains. Dans les premiers temps de la république, ceux-ci se contentèrent de se baigner dans le Tibre; mais lorsqu'ils eurent conquis la terre, ils élevèrent des palais somptueux. Quel luxe, quelle magnificence y étalaient ces vainqueurs du monde! Ils rendaient, pour les embellir, tous les arts tributaires. C'est là qu'on a découvert les copies précieuses des chefs-d'œuvre des Praxitèle, des Polyclète, des Apollodore, des Silanion, des Lysippe, des Myron, des Alcamène, des Scopas, des Phidias, etc., dont les modèles ont été dévorés par les temps. C'est là qu'on a retrouvé les seuls débris de la peinture antique. Les mosaïques, les pierres précieuses, les marbres de Numidie, les pierres du Thase, les émeraudes, les saphirs étaient foulés aux pieds par les bourgeois de Rome, au rapport de Sénèque; et les bains des affranchis éatient plus somptueux encore! On serait tenté de l'accuser d'exagération et de mensonge, si les restes de ces monumens, échappés à l'ignorance dévastatrice des barbares, n'attestaient la vérité de ces descriptions. Une seule salle de ces édifices forme l'église des Chartreux à Rome, et une loge du portier, celle des Feuillans. Voici un fait cité par Pline, qui confirme ce que nous venons de dire. Agrippa avait mis devant ses thermes la statue d'un homme sortant du bain, qui passait pour le meilleur ouvrage de Lysippe. Tibère, parvenu à l'empire, ne put résister à l'envi de la posséder, et il la fit enlever: mais, bien que l'ayant fait remplacer par une autre statue d'un grand prix, il fut contraint de la replacer par la volonté du peuple. *Mirè gratam Tiberio principi, qui non quivit temperare in eo, quanquàm imperiosus sui inter initia principatûs, transtulitque in cubiculum, alio ibi signo substituto*, etc.

Les bains publics étaient donc de vastes édifices, au milieu desquels se trouvait un réservoir nommé *aquarium*, destiné à fournir de l'eau à tous les bains établis autour de cette pièce; non loin de là étaient des bassins d'airain contenant l'eau chaude, tiède et froide; ils communiquaient avec l'*aquarium* et les salles de bains; cette salle était le *vasarium*. Les bains chauds étaient de trois sortes : d'eau chaude, de vapeurs chaudes, et d'étuve sèche ou *laconicum*. Ces salles ainsi que le *vasarium* régnaient au-dessus d'un vaste four nommé *hypocaustum*. De nombreux tuyaux de chaleur communiquaient de l'*hypocaustum* dans ces salles de bains. Dans le *tepidarium* ou étuve humide, un grand nombre de vases remplis d'eau étaient en continuelle évaporation. Dans le bain d'eau chaude était une baignoire où plusieurs personnes pouvaient se baigner à la fois, et même s'exercer à la natation. En sortant du bain chaud, on se rendait dans une salle nommée *frigidarium*, où l'on respirait un air frais, après avoir été essuyé. On y trouvait aussi la *piscine*, destinée aux bains froids dont on faisait usage en ce moment. Au sortir de là, après le bain, on se faisait frotter, râcler la peau avec le strigil, essuyer, oindre d'huiles simples dans les premiers temps, mais bientôt parfumées par une multitude d'odeurs ambrosiaques; les esclaves chargés de cette opération se nommaient *alyptæ*, *unctuarii*. Enfin on rentrait pour se vêtir dans l'*apodyterium*. C'était ordinairement avant la cène qu'on prenait le bain, cependant quelques personnes en prenaient aussi après ce repas. Un médecin, nommé Possidonius, avait donné le conseil d'en prendre de fort chauds après la cène, pour favoriser, disait-il, la coction des alimens. Plutarque blâme l'usage de ces bains ardens. Juvénal et Martial se sont élevés contre l'abus des bains, et surtout contre les obscénités et les débauches honteuses auxquelles on se livrait dans ces établissemens.

Chez quelques nations modernes les bains à la manière antique se sont perpétués; dans l'Égypte, dans l'Inde, en Turquie, en Russie, en Finlande, etc., on emploie encore les bains chauds, les étuves humides et sèches, et les bains froids.

Au rapport des voyageurs, les Indiens et les Égyptiens font un fréquent usage des bains chauds et des bains d'étuves; mais ce qui fait différer ces bains de ceux des anciens, c'est la pratique du massage, dont nous aurons occasion de parler lorsque nous traiterons de l'effet des bains sur l'économie animale, et des pratiques accessoires en usage chez quelques peuples modernes.

Régime alimentaire. — Le régime alimentaire paraît avoir singulièrement attiré l'attention des anciens. Nous avons déjà fait connaître ce qu'il était dans l'Inde. Tous les philosophes et les poètes s'accordent à nous peindre l'homme, dans les premiers âges des sociétés, faisant usage d'une nourriture simple et frugale. Les fruits que la terre produisait sans culture durent d'abord être ses premiers alimens. Bientôt, lorsque le soc eut fendu la terre, des graines qu'il obtint à la sueur de son front devinrent sa nourriture; mais il dut s'écouler un long espace de temps avant que l'homme eût appris à forger le fer et à le faire servir à l'agriculture. Peut-être même l'employa-t-il d'abord à repousser les attaques des bêtes féroces, à faire la chasse aux animaux timides, dont il fit sa première nourriture. Quoi qu'il en soit, l'art de forger les métaux fut un grand pas vers la civilisation. Lorsque l'homme se fut rassasié de grains, il se nourrit du lait des génisses; il ne tarda pas à se repaître de la chair de ses bestiaux. Enfin il fit fermenter le suc des végétaux. Ils nous peignent l'homme d'après la progression de son régime alimentaire, simple, doux, sans passion et sans vice, dans les premiers temps, lorsqu'il ne se nourrissait que de fruits, ne commettant jamais d'excès, et menant une vie longue et paisible. A mesure qu'il faisait quelques progrès dans la manière de vivre, nous voyons les vices s'emparer de son âme; le plaisir, l'empêchant de s'arrêter aux bornes du besoin, l'entraîner dans des excès; les liqueurs fortes lui ravir les restes de sa raison; les maladies, les infirmités, une mort précoce le frapper, et, pour comble de maux, perdre son innocence, devenir vicieux et criminel.

Quand même les livres de Moïse ne nous assureraient pas que les choses se sont passées ainsi, il serait impossible de ne pas reconnaître que cette progression est extrêmement vraisemblable. Mais ce n'est pas simplement à l'usage de la chair des animaux qu'il faut attribuer la dégradation de l'espèce humaine; c'est bien plutôt aux excès que les hommes commirent : car il est dans notre organisation de vivre également de matières animales et végétales. Il est donc très-probable que l'imagination s'est plu à embellir la vie des premiers hommes, pour donner une utile leçon aux générations suivantes.

L'art de préparer les alimens dut être d'abord fort simple, mais dans les sociétés policées il fit des progrès excessifs; et sur ce point encore les anciens sont nos maîtres. l'art du régime fut porté à un haut degré de perfection. *Les Égyptiens, ayant cru remarquer que toutes les maladies venaient de l'abus des alimens, avaient soin tous les mois de consacrer trois jours de suite à se faire vomir et à se laver avec des clystères, pour poursuivre et saisir la santé.* Cet usage du vomitif passa chez les Romains, où le syrmaïsme fut employé pour favoriser la gourmandise, la gloutonnerie de ce peuple dégénéré. Nous avons peu de détails positifs sur le régime suivi par les Grecs. Les athlètes se nourrissaient, dit-on, de figues, et s'abstenaient de vin et des plaisirs de l'amour. La continence pouvait contribuer à augmenter leurs forces; mais il nous semble que l'usage modéré du vin et celui des viandes eût atteint plus promptement et plus sûrement le but qu'ils se proposaient, que le régime végétal exclusif: aussi quelques historiens affirment-ils que tel était leur régime alimentaire. Nous sommes beaucoup plus instruits sur celui des Romains; ce régime fut simple et frugal dans les premiers temps de la république, et il y a certes une bien grande différence entre le vainqueur Lucius Q. Cincinnatus mangeant ses lentilles dans une écuelle de bois, et Lucullus, vainqueur de l'Asie, mettant à contribution toutes les parties du monde connu pour satisfaire sa sensualité. La prodigalité des Romains, sous les empereurs, est au-dessus de toute croyance. Singulière destinée d'un peuple qui devait faire l'étonnement et l'admiration de la postérité, et par l'excès de ses vices, et par l'excès de ses vertus! On a de la peine à ajouter foi à la description des repas d'Apicius, et je n'ai rien lu de plus extraordinaire que celle des repas de Trimalcion dans la satire de Pétrone. Si, comme tout porte à le croire, c'est Néron qu'il désignait sous le nom de Trimalcion, la férocité de ce tyran doit surprendre moins encore que sa gloutonnerie et ses autres vices.

Les Romains ne faisaient pour ainsi dire qu'un repas, c'était celui du soir, qu'ils appelaient *cœna;* quant à celui du matin, et qu'ils nommaient *prandium*, c'était à peine un repas : du pain, de l'eau et quelques fruits le composaient. C'était du moins ainsi que dînaient César Auguste et Sénèque, qui n'étaient pas, comme on sait, les plus simples des Romains. Ils se tenaient debout pour prendre ces alimens : *Panis deindè siccus et sine mensâ prandium, post quod non sunt lavandæ manus.* Il n'en était pas ainsi du souper. C'était après s'être livré à leurs affaires, après les exercices du Champ-de-Mars, après les bains, que ce repas avait lieu; fatigués de ces diverses occupations, ils se couchaient sur des lits pour le prendre. L'heure de ce repas était parfaitement choisie sous les rapports hygiéniques. Les pertes occasionnées par les travaux avaient fait naître le besoin de réparation; la digestion de la veille était parfaitement élaborée; les occupations de la journée étant terminées, une grande liberté d'esprit engendrait une douce gaîté, bien favorable à la perfection de la digestion; enfin le repos de la nuit, qui succédait à ce repas, était bien propre à compléter l'acte de la réparation : aussi voyons-nous que malgré les changemens que la mode a voulu introduire dans l'heure des repas, la raison a toujours triomphé de sa tyrannie, et nous dînons aujourd'hui à l'heure où soupaient nos aïeux.

Quant à l'ordonnance des repas, il paraît qu'elle différait peu de celle de nos jours. Ils avaient plusieurs services, qu'ils désignaient sous les noms de *primæ et secundæ mensæ*. Il est à croire que dans les grands repas ces services étaient très-multipliés. Le premier service était composé de viandes fort nourrissantes ; on présentait au second des sucreries *, des friandises ; c'était nos entremets et nos desserts. Les anciens faisaient usage de vin, d'hydromel et de bière même, qu'un savant prétend avoir été inventée en Egypte ; ils connaissaient une foule de liqueurs enivrantes. Une grande coupe servait à tous les convives qui buvaient à la ronde. Ces usages, que notre délicatesse moderne trouverait fort déplacés, et qui chez nous, en effet, pourraient n'être pas sans inconvéniens, resserraient parmi ces peuples les liens du sang et de l'amitié. Dans les festins ils étaient habituellement couronnés de fleurs, et souvent ils effeuillaient une rose dans la coupe commune.

Des vêtemens. — Cette partie de l'hygiène n'était pas moins parfaite que les autres chez les anciens. Ne dirait-on pas, en considérant les vastes vêtemens qui les cou-

* Ces sucreries étaient préparées avec le miel, mais il est difficile dans notre langue de trouver un mot équivalent ; le mot de *confiture* ne rend pas exactement la même idée.

vraient, qu'ils avaient réfléchi sur les dangers de comprimer les membres et les viscères renfermés dans les diverses cavités du corps? qu'ils avaient senti combien pouvait devenir funeste la gêne de la circulation, dont ils ignoraient cependant l'admirable mécanisme? Aussi combien devaient être rares chez eux, et le rachitisme, et les maladies organiques des viscères, et les congestions, suites ordinaires de la gêne de la circulation! et, comme s'ils eussent voulu fournir une nouvelle preuve que la beauté est l'ordinaire compagne de l'utilité, quelle noblesse, quelle élégance brillaient dans leur costume! Que nos petits habits sont puérils et ridicules! Je n'entrerai pas dans le détail de chaque pièce, et ne dirai pas la forme et le nom de chaque partie de l'habillement antique. Ces recherches sont plus utiles pour les beaux-arts que pour l'objet qui nous occupe. On a remarqué, comme différences importantes, que les Orientaux et les peuples du Midi portaient pendant la paix des vêtemens longs et amples, qui se fixaient sur les épaules, étaient retenus par une ceinture sous les mamelles ou au-dessus des hanches, et de là flottaient jusqu'à terre; tandis que les barbares de l'Occident ou du Nord portaient des vêtemens beaucoup plus courts, divisés en deux parties, dont l'une couvrait les épaules et s'arrêtait à la ceinture, et l'autre fixée à la ceinture descendait jusqu'aux pieds. On a remarqué aussi que dans la guerre les habits étaient plus courts et moins amples, sans doute pour favoriser les mouvemens; enfin on a observé que les femmes ont, dans tous les temps, et presque chez tous les peuples, porté des habillemens longs. S'il est possible de justifier la bizarrerie de nos vêtemens, ce n'est qu'en faisant remarquer que l'heureux climat de l'Asie, de la Grèce et de l'Italie se prêtait singulièrement à l'antique manière de se vêtir; on pourrait même croire que si la plupart de ces peuples ont encore conservé ce genre de costume, c'est qu'ils y sont vraisemblablement invités par la douceur des régions qu'ils habitent. Quant aux parties des vêtemens dont on couvrait la tête, on sait que leur forme variait singulièrement chez les différens peuples, et que plusieurs même marchaient toujours tête nue. Les Grecs et les Romains avaient en effet cette habitude; mais les peuples d'Asie ont, de temps immémorial, couvert leur tête de diverses manières : la *tiare*, la *mitre*, le *bonnet phrygien* étaient une couverture habituelle. Ce n'était que dans les combats que les Grecs et les Romains surmontaient leur tête d'un casque. Les esclaves de ces derniers portaient cependant, dans les temps ordinaires, une espèce de bonnet devenu depuis l'emblème de l'affranchissement.

Après avoir parlé des mœurs des peuples de l'antiquité sous le rapport de l'hygiène, il serait sans doute du plus vif intérêt de faire voir avec quels soins les magistrats veillaient à la conservation de la santé publique. C'est là que nous verrions des réglemens admirables pourvoir à l'approvisionnement des villes, présider à la construction des cités, à l'établissement de canaux, d'aquéducs, d'égouts de la plus haute utilité; nous verrions le défrichement des terres, le desséchement des marais être l'objet de l'attention des édiles ; mais ces divers sujets appartiennent d'une manière particulière à l'hygiène publique, dont il n'est pas dans notre plan de nous occuper dans cet ouvrage.

De l'hygiène réduite en art. — Dans l'hygiène, comme dans les autres sciences et dans les arts, les préceptes ne sont venus que long-temps après les exemples. La poétique d'Aristote est postérieure à Homère et à Sophocle. Ce n'est que lorsque l'expérience a fait naître un nombre d'observations sur l'utilité et le danger de quelques pratiques, tellement grand que la mémoire ne peut plus les retenir, qu'on songe à les recueillir en corps de doctrine. On ne s'expose plus à confier alors à une tradition infidèle, ou du moins incertaine, les richesses péniblement et longuement accumulées par les siècles antérieurs. L'origine de l'hygiène réduite en art ne remonte guère au-delà d'Iccus et d'Hérodicus, que nous savons par tradition avoir étudié d'une manière toute spéciale l'influence du régime, des bains et de la gymnastique sur la santé de l'homme. Mais le temps nous ayant envié leurs observations, c'est dans Hippocrate seulement que nous trouvons l'hygiène réduite en principes. Ce grand homme, profitant sans doute des découvertes de ses prédécesseurs, nous a transmis dans plusieurs écrits les préceptes les plus sages sur les principaux sujets de l'hygiène. Ce qu'il y a de plus déplorable, c'est l'incertitude où l'on est sur l'authenticité de ses écrits. Après avoir médité les dissertations savantes de Galien, de

Celse, de Boerhaave, de Leclerc, de Mackenzie, de Hallé et autres auteurs, on est fort embarrassé pour accorder toutes les opinions opposées qu'ils émettent à ce sujet. Quoi qu'il en soit, le Traité *des airs, des eaux et des lieux* περὶ αερων ὑδατων καὶ τόπων, est un des plus beaux monumens élevés à l'hygiène publique. Dans ce traité, qu'on s'accorde généralement à regarder comme l'ouvrage d'Hippocrate, il trace, non en *garde-malade*, mais d'une manière sublime, en républicain, en vrai philosophe, les effets des gouvernemens et des climats sur la santé, les mœurs et les caractères des peuples; il fait sentir les différences qui séparent les nations libres de celles qui gémissent sous le joug du pouvoir arbitraire: c'est dans cet écrit qu'on doit apprendre à apprécier son génie. Dans les trois livres sur *le régime* περὶ διαίτης, l'auteur a consigné des détails sur les propriétés et les variétés des alimens, sur les signes avant-coureurs des maladies et sur la manière de les prévenir. On trouve dans ces livres la doctrine du chaud, du froid, du sec et de l'humide, combattue dans le livre, περὶ ἀρχαιης ἰητρίκής, ce qui a fait penser qu'ils n'étaient pas de la même main. Hippocrate nous a encore laissé un livre sur l'aliment, περὶ τροφῆς. On trouve dans ses œuvres un traité *de la salubrité du régime*, qu'on attribue à Polybe, son gendre; enfin un traité sur *le régime dans les maladies aiguës*, περὶ διαίτης οξεων, qu'on s'accorde à regarder comme de lui, mais qui appartient plutôt à la thérapeutique qu'à l'hygiène, ainsi que le livre sur l'*usage des liquides*, περι υγρων χρήσιος.

Depuis Hippocrate jusqu'à Celse, son élégant traducteur, on ne trouve rien de fort nouveau sur les règles de l'hygiène; cependant Celse est un des auteurs les plus instruits et les plus intéressans qu'on puisse lire sur cette matière.

Plutarque a fait un traité sur l'*art de conserver la santé*, où il s'est efforcé de faire revivre les principes de Pythagore. Ce qu'il dit des bains mérite surtout d'être lu, bien qu'il ait exagéré les dangers du bain froid. Sa déclamation contre l'usage des viandes, si éloquemment traduite par Rousseau, est remarquable sous le rapport du style.

On trouve dans Aulu-Gelle les conseils les plus sages sur l'éducation des enfans et sur l'allaitement maternel; on y voit la raison et le sentiment se prêter un mutuel secours pour rappeler les mères aux devoirs de la nature. Je ne suis pas éloigné de croire que le philosophe de Genève a été inspiré per le discours que cet auteur a mis dans la bouche de *Favorinus*.

Mais Galien, l'une des têtes les plus vastes qui aient jamais existé, génie fécond, laborieux, doué d'une imagination prodigieuse et d'un savoir immense, commentateur infatigable et admirateur passionné d'Hippocrate, Galien a beaucoup ajouté à l'hygiène. Heureux si l'amour des subtilités ne lui eût fait abandonner la route de la nature! On trouve dans ses innombrables écrits la doctrine des quatre élémens des corps, qu'il s'est plu à subdiviser pour ainsi dire à l'infini. Les titres des traités qu'il a consacrés à l'hygiène tiendraient seuls ici une place trop considérable pour que nous les transcrivions; mais nous ne saurions nous empêcher de dire que c'est dans ses œuvres qu'on trouve tout ce qui concerne l'économie du corps humain, divisé en trois classes; division si vicieuse, et qui pourtant a joui de tant de crédit dans les écoles. La première traite des *choses naturelles*, c'est-à-dire inhérentes à la nature de l'homme; la seconde, des choses *non naturelles*, c'est-à-dire hors de sa nature; la troisième, des *extra-naturelles*, c'est-à-dire différentes du cours ordinaire de la nature. Il distinguait *six choses non naturelles: Et res non naturales quæ sunt sex: aër, cibus et potus, inanitio et repletio, motus et quies, somnus et vigilia, et accidentia animi.* On voit que cette division est un peu différente de celle qu'on a suivie depuis.

Oribase, Ætius, Paul d'Ægine, Alexandre de Tralles, et autres savans à la mode de ces temps-là, n'ont guère fait que suivre et étendre la doctrine galénique. Nous ne parlerons pas des Arabes, qui, dans leurs ouvrages, n'ont fait aussi que reproduire ce que les anciens avaient écrit. Mais rien ne mérite plus l'attention des philosophes que la folie de l'astrologie judiciaire, qui s'empara de tous les esprits dans le moyen âge. On avait mis la santé, la vie et le sort des hommes sous l'influence des astres; et ce fut dans ce temps de crédulité que des panacées préservatrices de tous les maux jouirent de la plus grande faveur.

Il n'entre pas dans notre plan de parler des auteurs modernes, nous nous proposons de profiter de leurs observations à mesure que l'occasion s'en présentera. Nous devons indiquer cependant quelle influence les découvertes modernes ont dû avoir sur l'hygiène, quelle immense supériorité elles ont dû nous donner sur les anciens. L'esprit sévère de Bâcon et de Descartes apprit à étudier avec plus d'exactitude les phénomènes physiques; on renonça dès-lors aux vaines théories pour revenir à la nature dont on n'aurait jamais dû s'écarter. L'air devint un corps dont on put mesurer la pesanteur à l'aide d'un instrument ingénieux, et apprécier ainsi son influence sur l'homme. Le thermomètre, l'hygromètre furent inventés, et l'on conçoit quelle précision on dut porter dans les investigations. Sanctorius découvrit la transpiration, et nous laissa sur cette fonction des travaux qui n'ont été surpassés par personne, quoiqu'ils ne soient pas toujours exempts d'erreurs. Plus tard la circulation du sang fut annoncée au monde; l'eau fut décomposée, les fluides élastiques découverts, tous les corps de la nature analysés avec justesse, et leur action sur l'homme appréciée avec rigueur. Une ère nouvelle s'ouvrit enfin pour l'hygiène.

Témoin de cette époque brillante de régénération, ne négligeons pas les moyens que nous avons sous la main de rendre le sort des hommes meilleur. Portons des regards attentifs sur les agens modificateurs de l'économie animale, et mettons ainsi à profit les découvertes de ces grands hommes. Osons plus encore, et ne nous bornons pas à la perfection de l'individu, mais portons notre attention sur la masse entière des citoyens. « Ce serait peu maintenant que l'hygiène se bornât à tracer des règles applicables aux différentes circonstances où peut se trouver chaque homme en particulier; elle doit considérer l'espèce humaine comme un individu dont l'éducation physique lui est confiée, et que la durée indéfinie de son existence lui permet de rapprocher sans cesse de plus en plus d'un type parfait, dont son état primitif ne donnait pas même l'idée : il faut, en un mot, que l'hygiène aspire à perfectionner la nature humaine générale. » (Cabanis, *Rapports du physique et du moral*, etc.)

PREMIÈRE PARTIE.

CHAPITRE PREMIER.

DE L'ORGANISME.

Depuis long-temps on a dit que l'étude la plus intéressante pour l'homme, c'était l'homme. Rien ne présente en effet plus d'attraits que cette étude, et rien n'est en même temps plus utile. Sans elle les observations journalières reposent sur des bases chancelantes; car il est impossible d'apprécier avec justesse les effets des divers agens qui exercent sur nous quelque influence, si nous ne connaissons la disposition, la structure de nos organes et leurs divers mouvemens. En vain les gens du monde prétendent-ils avoir des connaissances précises sur les effets des diverses puissances qui agissent sur notre économie; ces notions, dépourvues de la connaissance exacte de notre organisation et de son mécanisme, ne peuvent être et ne sont en effet qu'un aveugle empirisme, source inépuisable de préjugés et d'erreurs. Ainsi donc la base sur laquelle repose l'édifice que nous

nous proposons d'élever, c'est la connaissance de notre organisation, c'est-à-dire des divers systèmes, organes et appareils qui entrent dans notre composition, et de leurs mouvemens.

L'anatomie nous instruit de la structure du corps humain, et la physiologie de l'action des organes dans l'état sain. Cette dernière n'est point une science à part, elle n'est que le complément de la première, elle fait voir les organes en jeu. Il faut prendre garde de perdre de vue cette pensée, car rien n'est plus facile que de se payer de mots et de s'habituer à prendre pour des êtres réels des effets qui ne sont que le produit de l'organisation.

Nous croyons avoir assez prouvé, dans notre cours de médecine clinique, quelles lumières jetait dans la pathologie cette manière de considérer l'organisation, et quelle utilité pouvait en résulter pour le salut des hommes, pour nous croire obligés d'y revenir : toutefois, comme les vérités éminemment utiles ne sauraient être trop souvent répétées, et ne sauraient être énoncées avec trop de clarté, nous croyons devoir redire que, pour le médecin, tous les phénomènes de la vie dépendent de l'organisation *.

Les fonctions dans l'état sain ne sont que les mou-

* J'ai déjà prévenu, et je dois prévenir encore que cette manière de considérer l'homme était purement médicale; que je faisais abstraction de toutes les applications métaphysiques et autres que l'on prétendrait faire de ces principes; que le premier devoir d'un homme

vemens des organes dans l'état de santé; les maladies ne peuvent être que le résultat du dérangement des organes, et, par suite, de leurs mouvemens. Santé, maladie, tout est dans l'organisme. Les altérations des fonctions qui constituent les symptômes et les signes des maladies, ne peuvent donc dépendre que des altérations des organes ou de leurs parties constituantes *.

de bien était de respecter les croyances publiques; que j'étais tout disposé à faire aux esprits timides toutes les concessions qu'ils voudraient; que si je ne fais mention que de l'organisation, c'est que l'organisation seule me regarde, et que je n'ai que faire de tout ce qui ne dépend pas de l'organisation; qu'elle seule peut être bien portante ou malade, attendu qu'un être immatériel, immortel, ne peut être ni bien portant ni malade, parce que pour qu'il pût être malade, c'est-à-dire susceptible d'altération, de décomposition et même de mort, il faudrait qu'il fût composé, etc., ce qui est contradictoire et absurde. Ainsi ce que l'on nomme improprement maladies de l'âme, maladies de l'esprit, ne peuvent être que des altérations des organes chargés de manifester l'âme ou l'esprit, parce que ces organes seuls sont altérables. Ainsi, une fois pour toutes, dans ces matières nous ne pouvons et même nous ne devons jamais parler que du cerveau et des autres organes, le reste n'étant nullement de notre compétence, de notre domaine.

* Il serait aussi absurde de vouloir admettre que ces dérangemens arrivent sans modifications matérielles, que de prétendre que c'est toujours le même organe et la même altération d'organe qui leur donne lieu. Notre organisation est trop compliquée, trop d'élémens la constituent, une multitude trop grande d'organes composent le corps humain, pour qu'il soit raisonnable de penser qu'un seul de ces organes soit toujours malade, et qu'il le soit toujours de la même manière. Si le seul canal intestinal constituait notre économie, lui seul serait toujours malade; encore, s'il était composé de divers élémens, serait-il susceptible de diverses maladies, et ne serait-il pas

Mais, diront quelques personnes, vous faites tout dé pendre de l'organisation, mais que deviennent la vie et les propriétés qui la caractérisent? que deviennent les divers modes de sensibilité, d'irritabilité, de contractilité, phénomènes qui distinguent si éminemment la vie qu'ils ont reçu le nom de propriétés vitales? Ces propriétés ne peuvent-elles être dérangées sans qu'il y ait dérangement dans les tissus qui en sont doués? Quels sont ces dérangemens? Que sont donc les maladies vitales? — La vie n'est autre chose que le résultat de l'organisation dans un état propre à l'exécution de certains mouvemens. Je ne me dissimule pas que ces propositions seront fortement combattues, mais je ne balance pas à les émettre, parce que je les crois vraies. Les divers modes de sensibilité, de contractilité, d'irritabilité, ne sont pas des propriétés existantes par elles-mêmes, on ne peut les concevoir sans les tissus qui en sont doués, elles n'existent pas sans eux, donc si elles sont dérangées il y a altération dans un organe ou dans quelques-uns de ses principes. Quant à la nature de ce dérange-

constamment attaqué de la même affection, et s'il existait des causes de diverses natures, ces maladies seraient-elles plus multipliées. Ainsi, lorsqu'il existe quelque changement dans nos fonctions, il est certain qu'il existe quelque changement dans l'organe qui exécute cette fonction ou dans quelque autre partie qui peut exercer sur cette fonction une influence notable. Ne voir que le dérangement d'un organe, c'est, comme le disait Marcart, ressembler à l'horloger qui ne regarderait jamais que le grand ressort, et qui s'obstinerait à ne jamais voir que dans son altération le dérangement d'une horloge. Et quelle machine que le corps humain!

ment, il peut arriver qu'il ne tombe pas sous les sens, parce que nos moyens d'investigation sont trop imparfaits, mais il est impossible qu'il n'existe pas. Quant aux maladies vitales, ce sont de malheureuses conceptions qui n'attestent que la faiblesse de l'esprit humain. Les principes que j'énonce m'ont constamment dirigé dans mes recherches pathologiques. Je les ai exposés de la manière suivante dans mon cours de clinique :

« La matière est inorganique ou organisée. Les lois » qui régissent la première sont, dans son ensemble, la » gravitation; dans ses détails, les affinités. La forme, » l'étendue, le volume, la densité, la porosité, l'impé- » nétrabilité, l'élasticité, la divisibilité, les couleurs, la » température, etc., sont des propriétés générales de la » matière. Le mouvement est aussi une propriété de la » matière, car il ne peut exister sans elle. Le mouve- » ment est-il autre chose qu'un corps qui se meut?

» Pour la matière organisée, il existe d'autres pro- » priétés qui la distinguent de la matière inorganique; » ce sont surtout la sensibilité et la contractilité. On » leur a donné le nom de *propriétés vitales*, ce qui a » conduit à les considérer comme des êtres abstraits, » existans par eux-mêmes, caractérisant la vie propre- » ment dite. Remarquez ici combien les noms influent » sur les pensées, cette manière de considérer les pro- » priétés dites vitales a causé des erreurs sans nombre; » c'est à elle qu'on doit la naissance des maladies vitales. » En effet, dès le moment qu'on a reconnu des propriétés » vitales existantes par elle-mêmes, on a dû, pour être

» conséquent, reconnaître aussi les maladies vitales, » c'est-à-dire des absurdités; absurdités malheureuse- » ment encore en crédit! Pour nous, les propriétés dites » vitales ne sont que le résultat de la matière organisée. » C'est la matière en mouvement, c'est la matière mise » en jeu. Ainsi les fonctions dont l'ensemble constitue » la vie ne seront plus que le jeu, l'exercice de nos or- » ganes. Dès-lors il n'y aura plus de respiration, de di- » gestion, mais bien des organes respirans, digérans, etc. » Maintenant, si le mouvement ne peut exister sans la » matière, ou, si vous aimez mieux, si les fonctions ne » peuvent exister sans les organes, ce qui nous paraît » de la dernière clarté, il s'ensuivra que tout dérange- » ment dans la fonction sera le résultat nécessaire du » dérangement de l'organe qui l'exécute. Une objection » qu'on ne manquera pas de nous adresser, est celle-ci : » la vie, dites-vous, n'est que le jeu des organes, et » celui-ci le résultat de l'organisation dans un certain » état; mais dites-nous pourquoi la vie n'existe plus là » où l'organisme existe encore? Ce cadavre que vous » avez sous les yeux était vivant naguère, son organisa- » tion est la même et cependant il ne vit plus. Eh bien! » non, messieurs, son organisation n'est pas la même, » car il est impossible qu'il ne soit pas survenu un chan- » gement quelconque. — Mais vous ne trouvez aucune » différence? C'est ici que je voulais arriver.

» Lorsqu'un respect superstitieux pour la tombe em- » pêchait d'interroger l'homme mort pour en faire sor- » tir l'utilité de l'homme vivant, la plupart des maladies

» étaient essentielles, générales, sans siége, on s'imagi-
» nait qu'elles ne laissaient après elles aucunes traces.
» Plus tard, lorsque la philosophie introduisit son flam-
» beau au milieu des peuples civilisés, il fut enfin permis
» de porter un regard scrutateur dans les restes inanimés
» du corps humain, et ces débris, naguère la vile proie
» des vers, devinrent la source féconde des vérités les
» plus utiles. Dès-lors les maladies, qui jusque-là n'é-
» taient que des dérangemens de fonctions, que des
» symptômes enfin, devinrent des altérations d'organes,
» les symptômes seuls perdirent leur antique valeur, et
» ne furent utiles qu'autant qu'ils indiquèrent une lésion
» d'organe. Mais tel est l'empire des préjugés, que de
» nos jours encore on reconnaît des maladies vitales.
» Une vaste compilation moderne, assemblage indigeste
» et incohérent de toutes les doctrines, contient un
» long article sur ce genre prétendu d'affection. Mal-
» heureusement (il faut en convenir) il est des cas où
» nos moyens d'investigation ne nous font reconnaître
» aucune altération d'organe; mais conclure qu'il n'en
» existe point, c'est une étrange erreur. On ne meurt
» pas de rien; et si réellement il n'existait aucune alté-
» ration, il faudrait admettre qu'on peut mourir de rien,
» ce qui est absurde. Ainsi, lorsqu'on ne trouve aucune
» altération apparente d'organes, gardez-vous d'en tirer
» la conséquence qu'il n'en existe pas; mais rangez seu-
» lement la maladie qui a fait périr l'individu dans la
» classe de celles qui le sont peu.

» On doit conclure de ce que nous venons de dire,

» que la vie n'est que le résultat de l'organisme dans » un certain état ; que les fonctions ne sont que le mouvement, le jeu des organes ; que les dérangemens de l'une » de ces fonctions annoncent nécessairement un dérangement dans l'organe qui l'exécute ; que la vie ne peut » cesser que là où l'organisation cesse d'être parfaite, » c'est-à-dire dans l'état nécessaire à son action.

» Ces vérités une fois reconnues, il est impossible de » ne pas admettre que la perfection de la pathologie consiste dans la connaissance des altérations des organes, » qu'on ne peut faire faire quelques progrès à la science » qu'autant qu'on fixera le siége des maladies et qu'on » éclairera leur diagnostic. »

Ce n'est pas ici le lieu de nous étendre davantage sur ces propositions qui paraîtront sans doute téméraires et mal sonnantes, et pour le moins déplacées, mais je les crois d'un trop haut intérêt pour les passer sous silence. En fondant sur la connaissance de l'organisme les considérations auxquelles nous devons nous livrer, je ne prétends pas, comme on le pense bien, entrer dans des détails d'anatomie et de physiologie. Les personnes qui veulent étudier l'hygiène profondément doivent, comme nous l'avons déjà dit, connaître ces deux branches des sciences médicales.

Mais avant d'examiner les matériaux que la nature met entre nos mains pour modifier notre constitution ; avant d'entrer dans aucun détail sur leur mode d'agir, il nous paraît indispensable de jeter un coup d'œil sur les particularités de notre organisation que ces deux sciences ne font pas connaître d'une manière assez spéciale; sur les diverses formes qu'elle peut revêtir, les prédispositions qu'elle peut présenter; les modifications qu'elle peut recevoir des âges, des sexes et des habitudes, etc. Ce n'est qu'après ces connaissances préliminaires que nous pourrons aborder avec fruit les agens hygiéniques et apprécier avec justesse les divers changemens qu'ils peuvent imprimer à notre économie.

Composition du corps humain. — Des solides, des liquides, des gaz, des fluides incoercibles même entrent dans la composition du corps humain. Les fluides sont en quantité huit ou neuf fois plus grande que les solides. Ceux-ci affectent des dispositions physiques différentes, et présentent aussi des élémens divers. Pour ne parler ici que des formes extérieures que les solides revêtent dans l'économie animale, nous rappellerons au lecteur qu'on reconnaît plusieurs systèmes généraux, ce sont : les systèmes cellulaire et adypeux, vasculaire, nerveux, fibreux, cartilagineux, osseux, musculaire, érectile, muqueux, séreux, épidermique, parenchymatique, et quelques sous-divisions. De l'union de ces systèmes avec les fluides, il résulte les organes, et les divers appareils; on reconnaît aux tissus, indépendamment des qualités physiques générales, des propriétés particulières, telles que l'extensibilité, la contractilité, le racornissement.

Les élémens solides de nos corps sont en général assez bien connus. Tombant facilement sous les sens, ils se prêtent aisément à nos moyens d'exploration. Nous connaissons les dimensions, les formes, le volume, l'étendue, les couleurs, l'odeur, la densité, le poids de nos solides dans l'état sain. L'anatomie nous instruit de ces diverses conditions de ces parties. Comme nous n'avons d'instruction solide que celle que nous acquérons par nos sens, il s'ensuit que ce sont ces élémens que nous connaissons le mieux dans le corps humain. Il est cependant certaines modifications de tissus ou de parenchyme, il est des changemens de position, de couleur et de volume, par exemple, que nous aurions bien de la peine à attribuer avec certitude à l'état physiologique ou à l'état pathologique. Quoi qu'il en soit, de cette connaissance des élémens solides dans l'état sain résulte une autre connaissance non moins considérable dans l'étude de l'homme, c'est celle des organes dans l'état malade. Lorsqu'on a observé durant la vie un trouble dans les fonctions d'un organe, et qu'après la mort on trouve cet organe hors de son état normal, on en conclut que cette altération a donné lieu aux signes qu'on a observés, ce qui imprime à la médecine un caractère de certitude bien consolant pour l'ami de l'humanité, puisque, connaissant alors l'ennemi qu'il a à combattre, il peut espérer de le vaincre. L'anatomie pathologique est donc la base la plus solide de la pathologie, ainsi que l'anatomie saine, si je puis m'exprimer ainsi, est la base la plus solide de la physiologie et de l'hygiène. Ne serait-il pas plaisant de voir un individu s'efforcer de vouloir démontrer le mouvement d'une machine compliquée, s'il n'en connaît pas les rouages, et vouloir même se mêler de la réparer, un bandeau sur les yeux ?

Malheureusement, il faut en convenir, les choses ne se passent pas toujours ainsi. Dans quelques cas, ainsi que nous venons de le dire, on ne trouve après la mort aucunes traces d'altération; dira-t-on qu'elles ont disparu? Cela peut arriver quelquefois; mais depuis Brown n'aurait-on pas trop oublié qu'une énorme quantité de fluides entrent dans notre composition? J'aborde encore ici une question grande et délicate.

Le professeur Pinel a déversé le mépris sur tous les systèmes, fruits mensongers de l'imagination égarée de nos prédécesseurs. Son jugement sévère a proscrit avec raison tout ce qui n'était pas le résultat immédiat et rigoureux de l'observation, et si la médecine put se vanter d'avoir jamais été éclairée par le flambeau de la philosophie, c'est, sans contredit, depuis ses travaux immortels. La révolution médicale est l'œuvre de son génie. C'est l'hommage que lui rendra la postérité, malgré les cris impurs de ses détracteurs. Son nom, jeune de gloire, parviendra aux siècles à venir, quand celui de ses envieux, bien moins heureux qu'Érostrate, leur digne modèle, sera tombé, dès nos premiers neveux, dans le plus profond oubli. L'humorisme a été surtout frappé de réprobation par ce savant médecin; et certes, lorsqu'on considère les erreurs funestes auxquelles avait donné naissance ce travers de l'esprit humain, on ne peut s'empêcher de reconnaître que ce fut à juste titre. L'acescence, établie par Sylvius Deleboë et Tachénius, l'alcalescence, la putrescence, l'âcreté, et une foule d'autres altérations des humeurs, étaient des vérités incontestées et généralement reconnues, elles avaient leurs signes caractéristiques (et quels signes !) et, qui pis est, leur traitement. On basait sur ces données misérables une thérapeutique meurtrière. Lorsque les observations microscopiques furent en crédit, on reconnut des animalcules dans les humeurs, et chaque maladie fut causée par une espèce particulière d'animal. Cette découverte devait nécessairement conduire à chercher dans les substances de la nature les moyens de tuer ces animaux. En effet on crut bientôt avoir trouvé un toxique pour chaque espèce d'animalcule morbifique, et, dans l'espoir de tuer ces animaux, on administra des médicamens qui ne tuèrent que les malades. Les désastres qu'occasionnèrent ces erreurs ouvrirent tardivement les yeux de leurs fauteurs, et ces systèmes ne sont célèbres aujourd'hui que par leur ridicule et les souvenirs funestes qu'ils ont laissés. Les systèmes en médecine sont comme les volcans et les incendies, qui brillent un moment du plus vif éclat, mais dont on ne reconnaît le passage que par des laves et des ruines. Ce fut donc rendre un grand service à l'humanité, que de purger la médecine de ces chimères stupides; mais le blâme répandu sur ces abus avec tant de profusion n'a-t-il pas nui à la découverte de la vérité, en détournant les bons esprits de faire des recherches sur les fluides de l'économie animale? La question que nous allons traiter est délicate, il sera facile sans doute d'improuver nos propositions; mais de mesquines considérations personnelles ne doivent pas empêcher d'énoncer avec indépendance ce que l'on croit être la vérité.

La quantité des fluides qui entrent dans notre composition est trop considérable pour qu'ils ne doivent être comptés pour rien dans les phénomènes des maladies. On a objecté que tous nos fluides dépendaient de nos solides, étaient le résultat d'une sécrétion ou d'une exhalation, et que dès-lors leurs altérations ne pouvaient être que consécutives à l'altération de l'organe qui les produit, et que par conséquent c'était dans l'organe qu'il fallait chercher la maladie. Mais ce raisonnement spécieux est loin d'être l'expression de la vérité. Il est tout aussi vrai de dire que nos solides sont consécutifs de nos fluides, car assurément ce n'est pas par des solides que la nutrition, l'accroissement de nos organes s'opèrent. Mais encore, à supposer que les fluides soient consécutifs à nos organes. comment a-t-on pu croire que ces fluides fussent exempts d'altération primitive dans les canaux où ils circulent, dans les réservoirs où ils séjournent? C'est une vérité au-dessus de toute contestation, que tout corps composé doit se décomposer; par quel étrange privilége nos fluides seraient-ils exempts de cette loi de la nature? La cause qui détermine ces changemens doit d'abord agir sur les solides, me dira-t-on; mais où en est la nécessité? Un aliment de mauvaise nature, une boisson détériorée, sont introduits dans l'appareil digestif, ils n'altèrent en aucune manière le tissu des intestins, ils ne sont pas assez délétères pour cela, mais ils fournissent un chyle de mauvaise qualité, d'où il résulte un sang pauvre et peu réparateur. La continuité du même régime occasionne plus tard une altération générale des organes. La peau devient pâle et jaune, les chairs sont molles et flasques, les gencives boursouflées et saignantes, la digestion lente et pénible, les excrétions fétides, la respiration laborieusé, le pouls lent et facile à déprimer, les sensations obscures, l'intelligence médiocre, les passions peu vives; les moindres mouvemens suivis de fatigue; l'acte de la copulation impossible; plus tard des pétéchies, des ecchymoses violettes, bleuâtres, verdâtres, couvrent la surface du corps; les autres symptômes s'aggravent, l'infiltration survient, des escharres gangréneuses se manifestent, des hémorrhagies s'effectuent sur diverses membranes muqueuses, et l'individu meurt. J'ai choisi cet exemple parce qu'il n'est contesté par personne; il est conforme à l'observation. Il est bien évident que dans ce cas l'altération a commencé par les fluides, que les solides n'ont été affectés que secondairement et en même temps dans toute l'économie. Dans ce cas les humeurs ont été altérées; mais elles peuvent pécher seulement par leur quantité. Je suppose un jeune sujet; d'un tempérament sanguin, fort, robuste, bien constitué; que ce sujet fasse usage d'une nourriture succulente, d'une boisson généreuse, d'un exercice modéré, qu'il soit continent; qu'arrivera-t-il? sa constitution s'exagérera, un sang riche, épais, abondant, concrescible, circulera dans ses vaisseaux. Cet accroissecment de sang s'an noncera par la force et la fréquence du pouls; la respiration sera gênée, accélérée, soit pour oxygéner une plus grande quantité de fluide dans un temps donné, soit pour en loger une plus grande proportion; l'individu éprouvera des bouffées de chaleur au visage; des pesanteurs de tête, des vertiges, des éblouissemens, des tintemens d'oreilles; la face sera colorée, la peau chaude et halitueuse; enfin des douleurs, des lassitudes spontanées, pourront se manifester dans ses membres. Telle sera la pléthore, telle sera même à un plus haut degré la fièvre inflammatoire des auteurs. Jusqu'ici la *physiologie* donne une solution satisfaisante de ces divers phénomènes. Je pourrais pousser plus loin cette discussion digne de la plus grande attention; je pense en avoir dit assez pour prouver qu'on a eu tort, en blâmant l'excès, de ne pas permettre l'usage. Le but que je me proposais était de faire voir que les fluides de l'économie jouaient un rôle important dans l'organisme.

Mais qu'on se garde bien de nous imputer l'intention de faire revivre les sottises de l'humorisme et la médecine ténébreuse des siècles passés. Personne plus que moi n'est convaincu que, sous peine des plus graves erreurs, il faut s'en tenir rigoureusement à ce que nous montrent nos sens. Je porte ces principes à un tel point de sévérité, que je trouve hasardée toute dénomination de maladie qui en préjuge la nature, et que je préfère lui donner le nom de l'altération la plus sensible de l'organe, plutôt que de m'exposer à lui en donner un que je ne pourrais justifier qu'en torturant la nature.

La combinaison des solides et des fluides constitue donc, avons-nous dit, les organes et les divers appareils. De la prédominance des divers appareils, il résulte des modifications importantes dans les actes de la vie ; bien plus, l'organisme est modifié par les âges, les sexes, les habitudes, les dispositions particulières, etc. ; et ces circonstances impriment trop de différence à la manière d'agir des diverses puissances de l'hygiène, pour que nous ne fixions pas sur elles toute notre attention.

CHAPITRE II.

DES DIFFÉRENTES MODIFICATIONS DE L'ORGANISME.

Quoique les fonctions s'exécutent librement, que la santé soit pleine et entière, l'organisation n'est pas la même chez tous les hommes. Il serait difficile de rencontrer deux individus précisément constitués de la même manière. Les principales causes de cette diversité d'états physiologiques sont : 1° la prédominance de certains appareils ; 2° la différence des âges ; 3° celle des sexes ; 4° des idiosyncrasies, des sympathies et des antipathies ; 5° des habitudes ; 6° des dispositions héréditaires ; et peut-être quelques autres qui nous échappent.

PREMIÈRE DIVISION.

Des modifications imprimées à l'organisme par la prédominance des divers appareils.

Les anciens, dont l'imagination féconde devançant l'expérience a souvent pressenti une foule de phénomènes que celle-ci plus lente dans sa marche a plusieurs fois confirmés, les anciens avaient reconnu, comme principes constitutifs de nos corps, le chaud, le froid, le sec et l'humide. Quatre humeurs principales régnaient aussi dans le corps humain, c'était le sang, la bile, la pituite et l'atrabile. Chacun de ces quatre élémens, selon sa prédominance, caractérisait un tempérament particulier; de la combinaison de ces élémens résultaient des tempéramens mixtes; enfin de leur mélange parfait naissait un tempérament tempéré. Telle était la base de leur physiologie entièrement puisée dans une spéculation hypothétique. Mais bientôt, d'après leur méthode de philosopher, appelant la nature au secours de leurs conceptions, ils trouvèrent chez elle, ou du moins crurent y trouver des exemples des tempéramens qu'ils avaient imaginés. Ils tracèrent avec un art admirable, sous les noms de tempérament sanguin, colérique, pituiteux et atrabilaire, des tableaux qui semblaient frappans de vérité. Mais l'existence d'un tempérament sans mélange a paru depuis tout-à-fait chimérique, et le tempérament tempéré a été regardé comme un phénomène tellement rare, qu'on a osé en nier l'existence. Les anciens avaient en même temps cru remarquer une analogie frappante entre les saisons de l'année et les divers tempéramens; et ces rapports séduisans étaient bien propres à faire adopter cette conception brillante. Combien de systèmes ont reçu depuis la sanction générale qui ne présentaient à l'esprit et à la raison que des preuves plus faibles et des argumens moins spécieux! Les modernes (et par ceux-là je n'entends pas parler des médecins du siècle de Louis XIV, victimes bien justes des railleries de Molière, mais bien de ceux de nos jours), les modernes recevant l'heureuse impulsion que la philosophie imprimait à tous les esprits, apprirent enfin à douter, et dès-lors la révolution de la médecine fut décidée. L'autorité des grands noms s'éclipsa devant l'autorité des faits; les livres ne furent plus que les supplémens de la nature; l'observation ne fut plus un vain mot. Chacun voulut voir par ses propres yeux. A la lueur de l'observation tombèrent, comme de vains fantômes enfans de la peur tombent aux premiers rayons du jour, les systèmes et les préjugés sous lesquels gémissait le plus beau des arts; il ne resta que la honte d'y avoir ajouté foi. On cessa de croire aux quatre principes constitutifs des anciens, et à leur quatre humeurs. Ce fut à qui ferait voir le vide de ces hypothèses. Mais voyez quelle est la force de l'habitude, l'empreinte ineffaçable des premières impressions, l'empire des vieilles admirations, pendant qu'on sapait cette doctrine avec tant de raison et de talent, on se complaisait à tracer avec habileté les tableaux des tempéramens admis par les anciens; et ce n'est pas sans un plaisir extrême qu'on lit dans les écrits de M. Richerand, de Hallé, de Pinel, de Tourtelle et de Cabanis, la description des attributs physiques et moraux de ces tempéramens. On serait fâché qu'une plus grande sévérité nous eût privés de ces modèles de goût et d'éloquence. On verra même que plusieurs des traits dessinés par ces mains savantes doivent rester toujours, et l'on ne saurait nier que l'illustre auteur de la *Nosographie philosophique* n'ait su faire à la médecine la plus heureuse application de cette doctrine; la théorie presque entière des causes prédisposantes en découle, et on lui doit les indications thérapeutiques les plus précieuses. Cependant depuis long-temps poursuivi par cette idée sublime de Cabanis *, que tout est dans l'organisme, que tout phénomène résulte de l'organisation, j'ai constamment dirigé toutes les forces de mon attention vers l'application de ce principe. Depuis que j'ai médité les immortels écrits de ce médecin philosophe, je me suis convaincu que nos fonctions ne sont que le jeu de nos organes, et leurs altérations que des altérations de ces mêmes organes, ou de quelqu'une de leurs parties constituantes.

Avec de tels principes, on conçoit que nous ne pouvions conserver une division qui nous paraît basée sur des hypothèses. Faisant dépendre de l'organisme seul tous les phénomènes de la vie, c'est dans l'organisme que nous avons dû chercher les diverses espèces de constitutions. Il est seulement étonnant que cette idée si naturelle, entrevue par Stalh et Zimmermann, adoptée par Cabanis, n'ait pas reçu depuis tout le développement dont elle est susceptible. Il est cependant facile de concevoir que la prédominance d'un appareil doit imprimer une modification importante à notre constitution physique et morale. En effet les systèmes divers que nous avons reconnus entrer dans la composition du corps hu-

* Je dis de Cabanis, quoiqu'on la retrouve dans Bâcon, dans Locke surtout, et dans les philosophes et les métaphysiciens qui les ont pris pour modèles, parce que Cabanis me semble avoir rendu cette vérité palpable.

main, et les fluides qui en font partie, ne se trouvent pas toujours dans un rapport tel qu'il en résulte un équilibre parfait. Tantôt l'appareil gastrique prédomine, et de cette prédominance résulte un type particulier d'organisation; tantôt ce sont les appareils respiratoire et circulatoire, et de là une nouvelle constitution. Quelquefois ce sont les appareils de la locomotion, d'autres fois c'est l'appareil de l'innervation; souvent ceux de la génération, etc. Ce sont ces diverses prédominances qui caractérisent, selon nous, les constitutions organiques diverses, constitutions aussi multipliées que nos appareils, et qui diffèrent encore selon leurs combinaisons infinies; ce qui rend suffisamment compte de ces variétés sans nombre de tempéramens que la nature présente à notre observation. Cette manière de considérer l'organisme me semble infiniment plus claire, plus précise que toutes les autres; peut-être est-elle moins brillante, mais qu'importe un vain éclat s'il est remplacé par une réelle solidité.

Afin de mettre plus d'ordre dans l'exposition des diverses constitutions, nous exposerons d'abord celles qui sont dues à la prédominance des appareils qui exécutent les fonctions organiques, et en second lieu celles qui sont produites par la prédominance des appareils qui président aux fonctions animales.

PREMIÈRE SECTION.

Des constitutions dues à la prédominance des appareils auxquels sont confiées les fonctions de la vie organique.

§ Ier. — De la constitution organique où domine l'appareil digestif *.

Le travail par lequel s'opère notre réparation est confié à une série d'organes dont le développement et l'énergie impriment à tout le système une manière d'être particulière. Le canal intestinal ne suffit pas pour opérer la digestion; d'autres viscères concourent aussi à cet acte par lequel l'existence recommence incessamment. Le foie, dont le volume considérable atteste la haute importance, exerce sur cette fonction l'influence la plus grande. Le liquide qu'il sécrète si abondamment est loin d'être un ennemi dangereux dont on doive se débarrasser sans cesse par des purgatifs réitérés. Le principal usage de cette humeur est sans doute de convertir en matériaux alibiles les substances étrangères que nous introduisons dans notre économie, pour réparer nos pertes continuelles. Cependant, lorsque le foie, par une disposition

* Nous rapportons la constitution suivante à la prédominance de l'appareil gastrique; et beaucoup de raisons, parmi lesquelles il faut compter le sentiment de Cabanis, nous y déterminent. Cependant on ne peut nier qu'il ne soit nécessaire qu'il existe en même temps une organisation particulière de l'encéphale.

originelle ou acquise, sécrète une plus grande quantité de bile qu'il n'en faut pour la digestion, une partie de la matière sécrétée est rejetée par les selles, une autre passe dans le torrent de la circulation par les absorbans, et manifeste sa présence en stimulant diversement les organes et en colorant la peau d'une teinte particulière. Les glandes salivaires, le pancréas, et peut-être la rate, si mystérieuse encore, quoiqu'elle ait été mise dans une cornue par M. Assollant, paient aussi un tribut considérable à l'acte de la réparation, et leur développement, ainsi que celui du foie, est attesté par l'anatomie des individus doués de la constitution dont nous parlons.

La digestion se fait avec rapidité, la faim se renouvelle à de courts intervalles; la mastication, la déglutition s'exécutent avec promptitude.

Une physionomie expressive, un regard vif et pénétrant, une attitude de supériorité; un teint brun, quelquefois jaunâtre; des cheveux noirs ou bruns, tombant avant l'âge; une taille médiocre; une peau chaude, sèche, hérissée de poils, un pouls fréquent, vif et dur; une maigreur sensible, mais des muscles bien dessinés; une contractilité très-énergique; tels sont leurs attributs extérieurs.

Au moral, l'homme ainsi constitué est plus remarquable encore *. Emporté par l'ardeur des plaisirs de

* On nous a beaucoup reproché d'avoir attribué aux constitutions caractérisées par la prédominance des différens appareils, des dispositions intellectuelles et morales particulières; on nous a surtout reproché d'avoir attribué des caractères extérieurs spéciaux à ces der-

l'amour, il aime avec fureur; il est prodigue en sacrifices; il est jaloux, ferme, colère, vindicatif, audacieux; les obstacles qui arrêtent les âmes vulgaires redoublent

nières dispositions. Nos critiques, imbus de la doctrine de M. Gall, soutiennent que les prédominances organiques sont entièrement indépendantes de l'intelligence et du moral, et qu'elles n'exercent sur eux aucune espèce d'influence; que l'apparence extérieure surtout n'a aucun rapport avec l'esprit et le caractère, qui dépendent exclusivement de l'organisation cérébrale; que c'est seulement dans les différences de scructure encéphalique qu'on doit chercher la différence du moral et de l'intelligence; que les rapports que nous croyons exister sont entièrement chimériques, et le fruit de préjugés scholastiques, etc.

Notre amour pour la vérité nous oblige d'avouer qu'il existe dans ces reproches un fond de justice; mais nous croyons qu'ils sont fort exagérés et beaucoup trop exclusifs. Nous croyons surtout que, fussent-ils entièrement mérités, rien ne pouvait dispenser leurs auteurs de cette politesse et de cette urbanité qui honorent le critique impartial. Mais il s'en faut de beaucoup que ces objections soient sans réplique.

Et d'abord, pour ce qui est de la première objection, c'est-à-dire que le moral et l'intelligence sont entièrement indépendans des prédominances organiques, rien ne nous semble plus facile que de démontrer le contraire par une multitude de faits. Ainsi, il est hors de doute que lorsqu'un viscère de la vie organique est en souffrance, le moral et l'intelligence ne soient changés chez l'individu qui souffre; c'est une vérité attestée par des milliers d'exemples journaliers; ce changement est quelquefois porté au point d'occasionner le délire. Le bon état des viscères, l'exercice plein, entier, facile de leurs fonctions est ordinairement accompagné de gaîté. Si l'on veut prendre des exemples dans l'état physiologique, qui ne sait que la faim rend triste, taciturne, et qu'elle a souvent conseillé plus d'un crime? qui ne sait que la satisfaction de ce besoin ne produise le bien-être, l'hilarité, et qu'un bon repas ne soit suivi de saillies, de bons mots dont ses efforts et ses moyens. Il conçoit et met à fin ce que d'autres n'oseraient jamais tenter; il exécute avec persévérance ce qu'il entreprend avec audace; cependant,

ont aurait été incapable à jeun. Certes, ces circonstances ne peuvent donner de l'esprit à un idiot, à un être imparfait, auquel l'organe a été entièrement refusé; mais elles développent, elles excitent celui dont on est pourvu; elles font naître des pensées qu'on n'aurait pas eues sans elles, etc. Tout démontre enfin la corrélation, la connexion des organes de la vie individuelle avec ceux de la vie de relation, et l'idée d'attacher à certaines prédominances organiques telles dispositions morales et intellectuelles, non seulement ne nous semble point absurde et ridicule, mais nous paraît même fondée sur l'observation rigoureuse des faits.

Les travaux du docteur Gall ont certainement avancé l'anatomie et la physiologie du cerveau, et c'est une justice que les médecins doivent lui rendre. Mais, comme toutes les personnes qui s'occupent exclusivement d'un sujet, il a trop concentré son attention sur cet organe, et a fini par ne voir que lui. Il a trop négligé cette idée éminemment philosophique, que tout se lie et s'enchaîne dans notre admirable organisation; que nos viscères, nos systèmes, nos appareils exercent les uns sur les autres des influences réciproques. Pour prouver que le cerveau seul était l'organe de l'intelligence et du moral, il a tellement accumulé les raisonnemens et les preuves, qu'il a perdu de vue les autres viscères, et que les médecins qui ont suivi ses traces ont encore été plus exclusifs que lui, ainsi qu'il arrive toujours. Ceux-ci en effet ont entièrement nié l'influence de ces organes sur la production des phénomènes intellectuelles et moraux. Je partage l'opinion de M. Gall sur les fonctions du cerveau, mais je pense que ces fonctions peuvent être activées ou obscurcies par diverses manières d'être des autres viscères de l'organisme, et par une foule de circonstances particulières dont nous aurons occasion de nous occuper plus tard.

Pour ce qui est de la seconde question, c'est-à-dire du rapport de certains attributs extérieurs avec certaines dispositions d'intelligence et de caractère, et avec certaines dispositions organiques, quoiqu'il ne manque pas d'opiniâtreté, c'est plus par la violence et l'impétuosité qu'il triomphe, que par le temps et la patience. Son intelligence rapide le rend capable de pénétrer les difficultés les plus profondes des sciences; son attention soutenue lui en fait découvrir les rapports les plus subtils; son imagination devine quelquefois la nature, et son jugement, fortifié par l'expérience, rectifie ses conceptions. Le désir de la gloire dévore son cœur; ambitieux et dominateur, il est quelquefois peu délicat sur le choix des moyens de parvenir; la modération lui est étrangère. C'est chez les hommes de cette constitution qu'on trouve les tyrans ou les bienfaiteurs de l'humanité, les conquérans, les législateurs, les sa-

nous voulons bien qu'il y ait quelques exceptions ; mais il est incontestable que ces rapports existent réellement dans la majorité des cas. Ces attributs extérieurs trompent rarement, même chez les animaux. Tous les jours on juge les hommes d'après ces attributs, et ceux-là même qui les révoquent en doute, y ajoutent foi et s'en servent à leur insu. Certes, ce n'est pas dans l'éclat du teint, dans la couleur fleurie de la peau que réside la disposition à l'inconstance; ce n'est pas dans la pâleur de la face, dans la rondeur des formes, dans la bouffissure et dans la laxité des tissus que siége l'indifférence; mais ces caractères extérieurs sont en général liés à ces dispositions cérébrales ; ce sont là des observations vulgaires et irrécusables. Ce n'est pas dans la couleur du poil des chevaux que gît la contractilité musculaire ; cependant vous ne persuaderiez jamais à un maquignon qu'un cheval couleur café au lait est aussi vigoureux, susceptible d'autant d'efforts qu'un cheval brun, noir ou de toute autre robe. L'observation ayant donc démontré que telles dispositions intellectuelles et morales coexistaient presque constamment avec certains attributs extérieurs, nous avons cru pouvoir faire usage de ce qu'elle avait constaté.

vans, en un mot les génies qui étonnent le monde par les grandes vérités qu'ils découvrent ou par les erreurs où ils tombent, par leurs vertus ou par leurs forfaits. Chez eux le sommeil est court, léger, la veille presque continuelle.

Les maladies de ces hommes offrent une singulière violence. Elles frappent principalement le canal digestif, ce qui est dû à sa prédominance et non à sa faiblesse, et sont de nature inflammatoire; le foie surtout est en butte à ces sortes d'affections. Le délire ne tarde pas à se manifester, et favorisé par la grande sensibilité de ces individus, imprime à leurs maladies un caractère alarmant de gravité.

§ II. — De la constitution organique où dominent les appareils circulatoire et respiratoire.

Il est des appareils organiques tellement liés entre eux qu'ils paraissent avoir pour but le même résultat, et être appelés à remplir la même fonction. Tels sont, sans contredit, les appareils circulatoire et respiratoire. Sans chercher à attribuer ici à l'un ou à l'autre de ces appareils une vaine supériorité, sans vouloir affirmer que la respiration est faite pour la circulation, et qu'elle n'est que son complément, disons que ces fonctions, ou mieux encore les systèmes qui les exécutent, sont tellement enchaînés que l'énergie de l'un entraîne nécessairement l'énergie de l'autre, que l'altération du premier nécessite l'altération du second; que l'un ne peut être suspendu sans que l'autre ne le soit presque aussitôt.

La respiration ne se borne pas, en effet, à faire entrer l'air dans le poumon et à l'expulser de ce viscère; elle ne consiste pas seulement dans le passage du sang à travers le poumon, mais bien dans la conversion du sang veineux en sang artériel. D'après cette définition adoptée par Cabanis, admise aussi par M. Magendie, il est de toute évidence que l'une des deux fonctions ne saurait exister sans l'autre. Si, par une construction organique primitive congéniale ou par l'influence de l'habitude et du régime, ces deux appareils présentent un développement remarquable, il en naîtra un mode particulier d'organisme. L'individu qui en sera doué aura pour attributs physiques une poitrine large, développée, médiocrement chargée d'embonpoint, et renfermant de vastes poumons. Les mouvemens de la respiration seront grands et faciles; un cœur volumineux imprimera au sang une marche rapide; le pouls sera développé, vif et régulier; la taille sera avantageuse, les formes offriront la plus belle régularité, les contours seront arrondis, la physionomie animée, le teint vermeil; les cheveux blonds ou châtains, la peau blanche et douce au toucher, parsemée de veines bleuâtres, légèrement saillantes. La faim et la soif seront médiocres; la chaleur animale, qui paraît dépendre en grande partie de l'activité de la respiration et de la circulation, sera grande; par une conséquence bien naturelle les sécrétions seront abondantes; car, si la circulation est rapide, il passera dans un temps donné une plus grande quantité de sang dans les organes glanduleux, et leurs sécrétions en seront nécessairement augmentées, si, comme il paraît indubitable, le sang est le véhicule des matériaux des sécrétions. C'est par la même raison que la peau sera chaude et halitueuse, les membranes lubréfiées.

Chez l'homme ainsi constitué, l'encéphale et ses dépendances présentent ordinairement un développement, une activité remarquables; les extrémités sentantes s'épanouissant dans un réseau celluleux, légèrement imbibé de sucs, reçoivent des impressions rapides, faciles, vives, et partant variées et fugitives. La contractilité, qui dépend du même système, sera douée de la même aisance, d'où résulteront la promptitude et la grâce des mouvemens, exécutés d'ailleurs par des muscles bien développés, formés de fibres souples et agiles. De cet état général d'énergie de toutes les fonctions naîtra un sentiment délicieux de bien-être; la bonté, la bienveillance, la douceur, la gaîté distingueront l'homme de cette complexion. Sa mémoire sera heureuse, son imagination vive et brillante; mais l'esprit manquera de force et de profondeur. La conception étant facile, il sera peu capable de méditations profondes; jamais il n'acquerra d'érudition. C'est l'esprit des beaux-arts. Emporté dans les plaisirs, la table, les femmes, le luxe, la chasse feront ses délices. Il n'éprouvera jamais que des goûts ardens mais fugitifs. L'inconstance, la légèreté, l'étourderie seront son partage. Le chagrin, qu'il ressentira vivement, ne laissera sur son âme mobile que des traces peu durables. Il sera bercé, durant son sommeil, par des rêves enchanteurs. En somme ces individus sont les plus heureux et les plus aimables des hommes.

Leurs maladies se ressentiront de leur constitution organique, elles seront violentes et rapides dans leur marche, et souvent terminées par une heureuse résolution. C'est surtout chez eux qu'il ne faut qu'aider les efforts salutaires de la nature. Ces maladies éminemment aiguës sont ordinairement des inflammations ou des hémorrhagies; ils n'éprouvent de maladies chroniques que des hypertrophies du cœur. Cette constitution ne se conserve pas dans toute sa pureté en avançant en âge. La main du temps qui s'appesantit sur nos têtes ne tarde pas à troubler une si parfaite harmonie : quelques êtres privilégiés continuent de jouir de cette organisation sans mélange jusqu'à un âge assez avancé, mais elle n'est en général que l'apanage heureux de la jeunesse.

Les effets dont nous venons de tracer le tableau, ne sont pas seulement produits par la prédominance des organes de la circulation et de la respiration. Les fluides jouent un rôle trop important dans notre économie pour que nous ne devions pas tenir compte de leur influence. Le sang doit donc être abondant, rouge, écumeux, vermeil, concrescible, riche en matériaux réparateurs, pour que les phénomènes que nous venons de décrire aient lieu. Vainement serait-on doué d'énormes poumons et d'un cœur volumineux, si ces organes n'agissent que sur un fluide ténu, séreux et décoloré, la scène change complétement. Il faut donc qu'un régime alimentaire nourrissant, que l'usage d'un vin généreux, d'un air pur, d'un exercice modéré, que des excrétions peu abondantes entretiennent dans nos vaisseaux un sang doué de qualités convenables. L'influence de ce fluide est telle, que lui seul peut imprimer à la constitution le caractère que nous venons de lui attribuer, et que lui seul aussi peut la changer au point qu'elle présentera un caractère opposé. Nous verrons plus tard quelles ressources la nature a mises en nos mains pour produire ces importantes modifications.

DEUXIÈME SECTION.

Des constitutions dues à la prédominance des appareils qui exécutent les fonctions animales.

§ I. — De la constitution où domine l'encéphale et ses dépendances.

Les organes de l'innervation président à des phénomènes essentiellement différens, au point de faire croire que diverses parties de l'encéphale ou de ses dépendances sont chacune affectées à divers ordres de phénomènes. Sans admettre les propositions encore en litige du docteur Gall *, sur la pluralité des organes, il est

* Il nous semble bien démontré que le cerveau est un organe multiple : il est certainement de toute impossibilité que des choses différentes se passent dans le même instant dans un même point. Cette proposition nous paraît incontestable. Nous l'avons énoncée pour prouver que les divers mouvemens des membres étaient com-

impossible, ce nous semble, de ne pas reconnaître que la portion du centre nerveux qui est destinée à produire le mouvement n'est pas la même que celle qui préside au sentiment et aux fonctions de l'intelligence. On voit tous les jours des apoplectiques chez lesquels un membre est entièrement privé de mouvement, et qui conservent toute leur intelligence; il en est quelques-uns dont l'intelligence est altérée, et non les mouvemens; enfin un grand nombre présentent une double altération. Si toutes les parties du cerveau devaient exécuter les mêmes fonctions, il s'ensuivrait rigoureusement qu'une altération quelconque de ce viscère devrait toujours produire les mêmes symptômes; c'est ce qui n'a pas lieu. Ce n'est pas ici le moment d'examiner cette question profonde, nous y reviendrons plus tard; je voulais seulement dire que l'encéphale avait plusieurs attributions différentes,

mandés par une partie spéciale de l'encéphale. Le point qui fait mouvoir le bras n'est pas le même que celui qui fait mouvoir la jambe; le point qui fait mouvoir le bras droit, n'est pas le même que celui qui fait mouvoir le bras gauche; ce qui le prouve, c'est qu'un de ces membres peut être privé du mouvement par une lésion du cerveau, sans que les autres le soient; ce qui le prouve, c'est qu'on peut mouvoir ces membres séparément ou ensemble et dans le même moment, et encore leur imprimer des mouvemens différens, etc. Si donc le cerveau est évidemment un organe multiple pour les mouvemens, pourquoi ne le serait-il pas pour les actes intellectuels et moraux, et pourquoi chacun de ces actes n'aurait-il pas un organe propre? Cela est fort probable; mais quels sont les points du cerveau destinés à remplir ces fonctions?... C'est là que s'arrête notre croyance dans le système dont nous parlons. Nous nous plaisons toutefois à reconnaître que les preuves apportées à l'appui sont fort ingénieuses.

qu'il était certain que ces attributions appartenaient à des parties différentes; d'où l'on pourra tirer cette conclusion, qu'avec un cerveau volumineux on pourra avoir fort peu de génie, *et vice versâ*. Il est donc très-important de distinguer la constitution dans laquelle prédomine la partie de l'encéphale affectée à la sensibilité, de la constitution dans laquelle est en excès la partie affectée à la contractilité.

On ne saurait contester qu'une constitution éminemment irritable et sensible ne soit quelquefois une production de la nature; le système nerveux domine naturellement chez les enfans et chez les femmes; mais cette exaltation de la sensibilité est bien plus fréquemment le fruit amer de notre état social. L'oisiveté, le luxe, la mollesse, l'abus des plaisirs, les émotions vives produites par les spectacles, les lectures de certains ouvrages, les travaux de cabinet, la vue de certains tableaux, la culture immodérée des beaux-arts, les passions de toute espèce incessamment excitées par des objets séduisans, les chagrins si multipliés dans la vie sont des causes continuelles qui portent la sensibilité hors de ses bornes naturelles. S'il s'agissait de développer la manière d'agir de ces causes, il serait facile de démontrer que les unes agissent en diminuant l'énergie des autres systèmes, et les autres en augmentant directement celle de l'encéphale : ainsi le repos, en laissant les organes de la locomotion dans l'inaction, empêche les sucs nourriciers de se porter vers les muscles, et ces sucs se dirigent alors vers les autres viscères, et surtout vers l'encéphale, lorsqu'il se trouve excité par quelque cause, ce qui arrive presque toujours dans ces circonstances. La culture immodérée des beaux-arts, l'abus des plaisirs des sens et de l'intelligence agissent sans intermédiaire sur le cerveau, et doivent nécessairement surexciter ce viscère.

La constitution dont nous parlons consiste donc dans une diminution d'action et de développement de tous les systèmes de l'économie animale, avec accroissement de l'énergie cérébrale. Ce tempérament étant plus souvent acquis que congénial, quelques personnes pourraient le considérer plutôt comme une maladie que comme un état physiologique : cependant, comme cet état habituel peut exister à un certain degré sans développer des accidens assez considérables pour troubler le cours naturel des fonctions, et que par cette raison il ne peut trouver sa place dans un cadre nosographique, ce serait une véritable lacune que de n'en pas tracer ici le tableau.

Les individus de cette constitution présentent un corps grêle, élancé, une peau sèche, pâle, décolorée, un regard timide, des yeux bleus, des cheveux blonds, des chairs molles; une respiration variant avec les qualités de l'atmosphère; un pouls faible, concentré, filiforme, prenant de l'accélération par la plus légère impression extérieure; une digestion lente, pénible, une inappétence habituelle; des selles dures et rares, où les matières alimentaires conservent quelquefois encore leurs qualités premières; des urines pâles, ténues et fréquentes; un sommeil tourmenté par des chimères qui ne sont que la continuation de l'état de veille; une fatigue excessive au moindre exercice; une inquiétude continuelle, causée par cette exaltation de sensibilité qui fait que ces individus sont fortement émus de ce qui effleure à peine les autres hommes, et poussent des plaintes continuelles sur leur sort; une mobilité excessive, autre conséquence du même principe, qui les force sans cesse à changer de position pour en trouver une où ils pensent être bien : aveuglement bien singulier qui les empêche de voir que le principe de leurs peines est dans eux, et non dans les objets qui les entourent! Enfin, tristesse, morosité bien pardonnables, puisque sur cette terre, la somme des maux dépassant de beaucoup celle des biens, ils sont en proie à des tourmens sans cesse renaissans. Ils éprouvent des désirs violens qu'ils ne peuvent satisfaire, et des impressions douloureuses qu'ils ne peuvent éviter. Cet état venant à persister, une sombre mélancolie se manifeste, des fantômes poursuivent leur imagination égarée; ils prennent en haine tous les hommes, et même leurs parens et leurs amis. Ces individus sont doués de beaucoup d'intelligence et de pénétration; ils sont satiriques, réussissent dans la littérature, dans les arts et même dans les sciences. Ils aiment tendrement, et leur amour est pour eux une affaire importante; jaloux à l'excès, sans doute par la conscience de leur faiblesse, les apparences les plus légères les tourmentent, et les forcent à devenir quelquefois les tyrans des personnes qu'ils chérissent; soupçonneux, rusés, défians, ils se font peu de scrupule de manquer à leurs promesses; la trahison est souvent leur partage; ils sont d'un commerce peu sûr; malheureux, ils font le malheur des personnes qui les entourent.

La classe entière des névroses paraît leur être dévolue. La manie, la mélancolie, l'épilepsie, les convulsions sont leur triste partage; leurs maladies aiguës se compliquent fréquemment de délire et d'autres symptômes nerveux; la carphologie, les soubresauts dans les tendons, le rire sardonique viennent porter la crainte dans l'âme des personnes qui leur prodiguent leurs soins, et cette terreur n'est, hélas! que trop souvent justifiée par une terminaison fatale. Tels sont les principaux traits qui caractérisent ces êtres plus à plaindre qu'à blâmer.

Cette constitution, qui peut s'associer avec la plupart des autres, se rencontre fréquemment avec celle où domine l'appareil digestif; alors les passions, l'intelligence revêtent un caractère remarquable d'énergie et d'opiniâtreté; il naît de cette alliance des hommes sublimes, tels que Pascal et Rousseau, ou des tyrans, tels que Tibère, Louis XI et tant d'autres.

§ II. — De la constitution où domine l'appareil locomoteur.

Quelques individus semblent apporter en naissant une disposition organique par laquelle les systèmes musculaire, fibreux et osseux, sont destinés à acquérir un grand degré de développement. Cette disposition originelle réside vraisemblablement dans la portion de l'encéphale qui préside à la locomotion. Des hommes chez lesquels les muscles sont peu prononcés jouissent néanmoins d'une grande contractilité, ce qui ne peut être dû qu'à la prédominance de l'agent nerveux, peut-être cette disposition réside-t-elle aussi dans l'organisation primitive de la fibre musculaire.

On pourrait même la nier entièrement, et attribuer uniquement à l'éducation, c'est-à-dire, comme l'entend Helvétius, à toutes les circonstances qui entourent l'homme depuis sa naissance, le développement considérable que peut acquérir l'appareil de la locomotion. Il est en effet difficile de distinguer dans le berceau l'enfant qui doit être un jour un athlète', de celui qui pourra se mouvoir à peine; leurs formes sont les mêmes au moment de la naissance, malgré ce que la fable raconte du fils de Jupiter et d'Alcmène. Bien plus, c'est quelquefois l'enfant le plus grêle à ce moment qui devient le plus fort par la suite : cependant d'où vient que des individus soumis aux mêmes influences acquièrent une constitution si différente? Quoi qu'il en soit de cette question, on rencontre quelquefois parmi nous, et l'on rencontrait plus souvent chez les anciens, des hommes capables des efforts musculaires les plus surprenans.

L'exercice développe singulièrement les organes qui l'exécutent; il appelle le sang vers ces organes, dont la chaleur et le volume augmentent, et par la répétition des mêmes actes ils acquièrent une grande précision et une grande énergie dans les mouvemens; et, comme ce sont surtout les muscles qui sont susceptibles de cet accroissement, il s'ensuit que ces parties forment des saillies remarquables. Les épaules larges et arrondies présentent des éminences et des dépressions; la masse des sacro-lombaires et longs dorsaux forme deux saillies considérables sur les côtés de la colonne vertébrale, dont on peut suivre la direction par le sillon que ces muscles laissent dans leur intevalle; on peut compter les digitations des dentelés; les pectoraux se dessinent sur la poitrine; les muscles des membres, surtout le deltoïde, le brachial antérieur et le faisceau musculaire de l'avant-bras, forment d'énormes éminences; le triceps crural et le droit antérieur se prononcent ainsi que les jumeaux et le solaire. Le système osseux et fibreux doit nécessairement prendre aussi un développement proportionné : il faut des os solides pour fournir des points d'appui suffisans à des muscles vigoureux; de forts ligamens doivent unir les articulations. Mais quel que soit l'accroissement de ces parties, comme elles ne sont pas de nature à augmenter beaucoup de volume, il s'ensuit que, chez les hommes dans lesquels le système musculaire prédomine, les parties des membres où l'on ne trouve que des tendons et des ligamens, telles que les articulations et les extrémités inférieures de la jambe et de l'avant-bras, paraissent minces, relativement au reste du membre, bien qu'elles aient une épaisseur beaucoup plus grande que chez d'autres individus où le système musculaire n'est point en excès. La tête, étant peu recouverte de muscles, n'est pas petite, d'une manière absolue, comme on pourrait le croire à la première apparence; mais elle paraît telle relativement, d'autant plus que l'augmentation des muscles du cou rend cette partie aussi volumineuse que la tête, avec laquelle elle paraît faire, pour ainsi dire, un tout continu. Les individus ainsi constitués sont en général d'une petite stature; ils semblent perdre en hauteur ce qu'ils gagnent en largeur. Les muscles étant susceptibles de contractions d'autant plus violentes que leurs fibres sont plus courtes, plus denses, plus serrées, plus nombreuses, il s'ensuit que la force est généralement le partage des petits hommes, tandis que la vitesse est le propre de ceux qui sont doués d'une haute stature. Le tissu cellulaire est lâche et peu chargé de graisse chez les athlètes, les muscles mêmes ne sont très-durs que dans le moment des contractions. La peau est ordinairement coriace et basanée. Pour réparer les pertes que l'exercice occasionne et pour fournir à la nutrition prodigieuse des muscles, il est nécessaire que les organes digestifs jouissent chez ces individus d'une grande activité; aussi remarque-t-on qu'ils sont grands mangeurs, et ne sait-on ce qu'il faut le plus admirer ou de leur force excessive ou de leur étonnante gloutonnerie. L'Hercule de Crotone tue un bœuf et le mange. Il est cependant permis de douter de l'exactitude de ce fait, que par respect pour l'antiquité nous ne voulons pas qualifier d'absurde et de ridicule, mais que nous ne saurions nous empêcher de trouver au moins fort exagéré. Un cœur volumineux doit nécessairement projeter dans tout le corps une grande quantité d'un sang que des poumons d'une vaste capacité enrichissent incessamment de l'oxigène atmosphérique. Le pouls sera donc fort et fréquent, et la respiration en harmonie avec la circulation. Mais tout ce concours d'efforts étant destiné à l'accroissement de l'appareil locomoteur, il en résultera infailliblement une grande diminution d'énergie dans les appareils sensitifs et génitaux. Cette dernière proposition pourra paraître hasardée pour les personnes qui, peu attentives aux phénomènes de la nature, ajoutent une foi aveugle aux bruits populaires et aux récits de la fabuleuse antiquité. Parmi les travaux d'Alcide, le moins digne de créance est celui par lequel il se serait rendu père de cinquante enfans dans une seule nuit. Ceux qui l'ont inventé ignoraient certainement les lois de la physiologie. L'exercice actif neutralise l'aptitude aux plaisirs de l'amour. C'est à tort que l'on dit *vir et fortis et libidinosus*, il faut lire *vir aut fortis aut libidinosus*. Quant au peu d'activité de l'encéphale, c'est un point incontesté. Aussi les hommes forts sont-ils peu sensibles, peu irritables, peu intelligens; leur physionomie impassible, sans expression, confesse hautement leur incapacité pour les brillans travaux de l'intelligence. Platon est peut-être le seul athlète qui ait jamais brûlé des feux du génie. Doué d'une stature colossale et d'une force de corps prodigieuse, après avoir dominé dans l'arène par ces qualités matérielles, il devint le philosophe le plus subtil, le métaphysicien le plus délié que la nature eût jamais produit. Il faut renoncer à expliquer ces prodiges qui, du reste, ne sauraient faire méconnaître les lois immuables de la nature. La sensibilité est généralement en raison inverse de la contractilité, bien que le même organe préside à l'une et à l'autre. Mais, comme nous l'avons dit, ces deux fonctions si différentes doivent être exercées par des parties différentes du même viscère, et l'une se développe en général au détriment de l'autre. Il est néanmoins quelques exemples qui semblent déposer contre ce principe. L'on a vu des êtres, très-faibles en apparence, soutenir des fatigues exccessives. Lorsque le moral se trouve excité par une cause grave, lorsqu'il s'agit de défendre l'indépendance de la patrie, on a vu des hommes débiles capables des plus généreux efforts. Dans la désastreuse retraite de Moscou, les plus faibles de nos soldats ne furent pas ceux qui résistèrent le moins à des fatigues sans exemple. Les femmes mêmes sont susceptibles d'acquérir quelquefois une force miraculeuse. L'épilepsie et l'aliénation mentale décuplent la contractilité musculaire. Par quel mécanisme bizarre, dans ces circonstances, la sensibilité et la contractilité semblent-elles s'entendre, agir de concert, et faire ainsi mentir les lois qui les régissent dans l'état ordinaire ?

La constitution musculaire dont l'Hercule qui décorait le palais Farnèse nous offre le prototype, ne montre qu'une apparence illusoire de santé. Les médecins de l'antiquité se sont élevés contre cette organisation monstrueuse. Hippocrate a consacré un aphorisme pour signaler les inconvéniens qui y sont attachés. « Les cons- » titutions athlétiques portées à un très-haut degré de » développement sont dangereuses, si elles atteignent le

» dernier degré ; car cet état extrême ne saurait durer ; » et comme elles ne peuvent ni se maintenir ni faire des » progrès en bien, elles doivent empirer. » Je ne sais si l'explication d'Hippocrate est juste, mais elle est au moins très-subtile. Les préceptes qu'il donne pour éviter les dangers dont sont menacés les athlètes nous paraissent bien dignes de réflexion : « Il convient de diminuer cet état, afin que le corps recommence à se nourrir, en se gardant de produire la chute totale des forces » (ce qui est dangereux), mais en s'arrêtant au point » que la nature indique. » La conséquence qu'il tire me paraît aussi fort lumineuse : « Ainsi, ajoute-t-il, un affaiblissement extrême et une pléthore excessive sont » également à redouter *. » Ces préceptes trouvent rarement chez nous leur application, les constitutions athlétiques étant un phénomène très-rare ; mais on ne saurait s'empêcher d'en reconnaître la sagesse. Les individus pourvus de cette organisation sont sujets à tous les accidens de la pléthore. Ils sont exposés à de fréquentes congestions cérébrales, pulmonaires ou abdominales, aux phlegmasies, aux hémorrhagies de tous genres. La résolution de leurs maladies est en général difficile. Ils se laissent promptement abattre ; ils résistent souvent beaucoup moins que d'autres hommes en apparence beaucoup plus faibles. Tous les médecins observateurs ont pu remarquer que les *forts de la halle*, dont l'organisation se rapproche le plus de celle des athlètes, tombaient par

* Ιπποκρ. Αφ. γ. τμῆμα πρωτον

le traitement débilitant dans la prostration la plus rapide et la plus profonde. C'est que, comme nous le verrons plus tard, une grande force musculaire n'est pas l'indice le plus sûr d'une grande vitalité, elle ne prouve que la prédominance d'un système. Nous reviendrons sur cette importante question de médecine pratique dans le paragraphe où nous traiterons de la *force de la constitution.*

TROISIÈME SECTION.

De la constitution où domine l'appareil de la génération.

L'acte par lequel l'homme se reproduit dépend, comme l'on sait, d'une fonction totalement distincte des fonctions nutritives et des fonctions de relation. Celles-ci sont uniquement destinées à sa conservation individuelle, et celle-là à la conservation de l'espèce. L'appareil reproducteur, constituant les sexes par ses différences, imprime dans chacun d'eux une modification importante à l'organisation, lorsqu'il vient à prédominer. La nature, aussi attentive à conserver qu'ingénieuse et habile à produire, a eu soin d'attacher un plaisir à l'exercice de chaque organe, à l'accomplissement de chaque fonction. Chaque besoin entraîne avec lui un sentiment de bien-être lorsqu'il est satisfait. La faim, la soif, plus impérieuse encore, sont les causes de jouissances journalières. L'exercice des sens n'est pas une source moins inépuisable de satisfaction. La vue d'un beau jour, d'un site enchanteur ou terrible, d'un tableau de Raphaël ou de David, les accords délicieux d'une musique ravissante, et les sons plus touchans d'une voix qu'on aime; les suaves parfums des fleurs, ne réveillent-ils pas les plus douces impressions? C'est aussi par l'appât du plus vif plaisir qu'elle nous convie au rapprochement des sexes : trop heureux les mortels, si elle punissait avec moins de sévérité les excès auxquels ce plaisir les entraîne trop souvent !

Le plaisir étant donc l'attrait qui nous porte à nous reproduire, on serait peut-être tenté de croire que les individus doués d'une grande sensibilité sont plus portés à cet acte que les autres; cependant si leurs désirs sont plus vifs, leurs moyens de les satisfaire sont plus bornés. D'ailleurs les pertes de l'agent nerveux, qu'occasionnent ces jouissances, les jettent dans une débilité dont ils ont de la peine à se rétablir. Nul doute qu'ils ne fussent doués du tempérament érotique par excellence, si leurs forces répondaient à leurs désirs. Les femmes, qui dans cet acte perdent beaucoup moins que les hommes, et qui sont douées d'une exquise sensibilité, éprouvent et peuvent satisfaire avec moins de danger des désirs sans cesse renaissans. Ce n'est donc pas dans la constitution caractérisée par la prédominance encéphalique, qu'il faut chercher le prototype de l'érotisme, quoique cette constitution soit d'ailleurs une condition favorable. L'organisation la moins propre à l'amour est, sans contredit, celle qui est caractérisée par la faiblesse des divers appareils. Mais celui que caractérise le développement de l'appareil circulatoire, et celui chez lequel prédomine le système digestif, sont très-aptes à remplir cette fonction, surtout si ces individus sont en même temps assez sensibles. L'homme que distingue l'exaltation des facultés génératrices est, en général, d'une maigreur remarquable; ses membres sont peu volumineux et couverts d'une peau velue; sa barbe est noire et serrée; son regard lascif se fixe avec opiniâtreté et avec une espèce d'effronterie sur les personnes de l'autre sexe; son cœur bat avec véhémence à leur approche, à la vue de leur image ou à leur seule pensée; une espèce de vapeur voluptueuse part du centre épigastrique pour se répandre dans tous ses membres, jusqu'à l'extrémité de ses doigts; un resserrement de la poitrine, qui n'est pas sans charme, suspend la respiration, qui éclate bientôt par un soupir. Chez ces individus, les organes génitaux sont fortement prononcés, les testicules sont volumineux, la sécrétion spermatique est active; quelquefois néanmoins le pénis est médiocrement développé, mais les érections sont fréquentes; des idées voluptueuses obsèdent leur imagination, dans le sommeil comme dans la veille; pour eux toutes les femmes sont séduisantes; leur voix est ordinairement grave et sonore. Cette disposition est souvent portée jusqu'à un état morbide : les besoins impérieux qu'elle fait naître sont insatiables; mais elle dure peu : ou ces hommes succombent prématurément épuisés, ou cette singulière faculté s'éteint graduellement, et ne survit guère au-delà du huitième lustre.

Bien qu'on puisse dire avec vérité que c'est dans le cerveau ou ses dépendances que siégent nos passions, on ne peut nier cependant qu'ici l'appareil générateur n'exerce la plus grande influence sur l'organe dont nous venons de parler. Les eunuques sont totalement privés des attributs physiques et moraux que nous venons d'exposer; leur visage reste imberbe, leur voix claire et féminine; et leur cœur n'est jamais ému par la vue d'une femme.

La constitution érotique se rencontre plus souvent chez les femmes que chez les hommes; on pourrait même dire que c'est la constitution des femmes : elles semblent nées pour aimer. Il n'y a guère de différence entre elles que celle que jette le frein de la pudeur. Il en est cependant qui trouvent peu d'attrait dans les plaisirs de l'amour, mais c'est le plus petit nombre, surtout dans les grandes villes, où les spectacles luxurieux, la lecture des romans qui peignent l'amour en traits brûlans, où les peintures, les conversations voluptueuses, portent dans leur âme sensible le feu du désir. Ce n'est point une erreur de dire que les gens de la campagne, accablés par leurs rustiques travaux, sont distraits des plaisirs de l'amour par le besoin de reposer leurs membres fatigués; et si c'est une chimère de penser que l'innocence habite les champs, il est vrai que la manière de vivre des paysans leur ôte les moyens de corruption si multipliés dans les cités populeuses.

QUATRIÈME SECTION.

De la constitution caractérisée par l'atonie des divers appareils, et l'abondance du tissu cellulaire.

Dans un temps où l'on n'admet que des faits positifs, établis sur les bases inébranlables des expériences ou de l'observation, il est impossible de ne pas faire sentir l'absurdité de la dénomination de *tempérament lymphatique.* Il existe dans l'homme des vaisseaux d'un ordre particulier, auxquels on a donné le nom de *lymphatiques;* ces vaisseaux contiennent *quelquefois* un liquide analogue au sérum du sang : voilà tout ce que démontre l'observation; mais à quoi servent ces vaisseaux? où puisent-ils le liquide qu'ils contiennent? C'est ce qui est encore couvert d'un voile impénétrable. Et c'est sur de pareilles données qu'on ose établir un tempérament qui reconnaît *l'inertie* ou la *prédominance* de l'appareil lymphatique! Aucun fait, aucune observation rigoureuse ne démontre la prédominance lymphatique que vous établissez en principe, vous ne savez pas à quoi servent les vaisseaux lymphatiques, et vous affirmez que ce système détourne des autres organes, et attire vers lui seul toutes les forces de la vie, pour s'accroître encore? Comment avez-vous vu cela? Quelle expérience, quelle observation vous a conduit à écrire que ce système semble par sa prédominance excessive étouffer toutes les parties qu'il circonscrit ou du milieu desquelles il s'élève, éteindre en un mot leur action? Qu'est-ce que c'est que cette prédominance? est-ce l'augmentation du volume de ces vaisseaux? avez-vous vu cette augmentation? Est-ce l'énergie plus grande de leur action? mais avez-vous vu la rapidité de la lymphe augmentée dans ce cas? Non, sans doute. C'est donc l'augmentation de l'embonpoint et l'inertie de toutes les fonctions qui vous ont prouvé sans réplique l'augmentation d'énergie du système lymphatique? Un homme œdématié de la tête aux pieds sera donc doué d'une grande énergie lymphatique* ? Ce langage *ontologique* a-t-il pris sa source ailleurs que dans l'imagination de ses partisans ? Je plains la médecine physiologique, si elle n'est appuyée que sur des bases aussi chancelantes; mais ce qui est plus pitoyable encore, c'est qu'on part de suppositions aussi étranges pour fonder le traitement des maladies des personnes douées de cette constitution, et ce traitement doit, comme on pense bien, être antiphlogistique. Mais alors ce n'est plus la doctrine qu'il faut plaindre, c'est le malade.

Si l'on veut s'en tenir à ce que démontre l'observation la plus rigoureuse, on verra que la constitution dont nous parlons est caractérisée par l'inertie générale de tous les appareils avec surabondance de tissu cellulaire. Voyez cet homme, grand, pâle et bouffi : ses yeux sont ternes et sans expression, ses lèvres volumineuses, ses cheveux blonds ou châtains et plats ; un embonpoint difforme et sans consistance couvre tout son corps ; sa peau blême est lisse et glabre. Sa respiration est gênée, le moindre exercice le fatigue, l'essouffle; il mange peu, digère lentement; son pouls est lent, mou, facile à déprimer; il dort sans cesse et d'un profond sommeil; ses mou-

* On nous dira peut-être que chez un individu œdématié la lymphe n'est plus contenue dans les vaisseaux ; qu'elle est épanchée dans les tissus lamineux et cellulaire ; cela est vrai pour le dernier degré d'œdématie, mais dans le premier degré la sérosité paraît entièrement contenue dans les vaisseaux blancs, qui sont alors beaucoup plus volumineux que dans l'état normal.

vemens sont tardifs et pénibles. Il est tout-à-fait impropre aux plaisirs de l'amour. Son intelligence est émoussée; il est sans mémoire, sans pénétration; il est paresseux, insensible aux charmes des arts et des sciences. Inaccessible à l'aiguillon de l'ambition et de l'amour de la gloire, il croupit dans une éternelle médiocrité. Il ne manque cependant pas d'un certain jugement; il est sans passions, il s'emporte difficilement, et se calme avec facilité; il oublie aisément les injures, qui d'ailleurs le touchent peu. Il est bon, doux, indifférent; il ne faut pas compter sur lui pour de grands sacrifices; les actions sublimes, les crimes, les sentimens élevés ou vils lui sont également étrangers. S'il ignore les peines du cœur, ses plaisirs ne lui sont pas plus connus: il jouit d'une existence végétative; il est heureux, si c'est l'être que de vivre sans sentir.

Cette peinture, tracée d'après des modèles connus, n'annonce-t-elle pas la faiblesse de tous les appareils? la langueur de la digestion, de la circulation, de la respiration, des fonctions encéphaliques, de la locomotion et de la génération, a-t-elle jamais caractérisé l'énergie de de quelque système? ne faut-il pas être poursuivi par le fantôme de la surexcitation, pour la rencontrer là où tous les organes, sans en excepter un, laissent voir aux moins clairvoyans la plus profonde atonie?

Les maladies de ces individus présentent aussi ce caractère de langueur; leurs symptômes sont peu intenses, leur marche lente; elles passent facilement à l'état chronique, et se terminent difficilement par résolution. Les inflammations des membranes muqueuses, les engorgemens glanduleux, les tumeurs articulaires, les scrofules en un mot, les affectent principalement.

CINQUIEME SECTION.

De la force de la constitution.

On a généralement, ce nous semble, des idées peu exactes de ce qu'on nomme la force de la constitution *. Le plus grand nombre croient qu'un homme est d'une constitution forte lorsqu'il a des épaules larges, des muscles prononcés, et qu'il est susceptible de grands efforts musculaires. C'est une erreur. La force de la constitution, que nous ne pouvons rendre en français par un seul mot,

* Remarquez que nous n'employons pas le mot *force* d'une manière isolée; il signifie alors contractilité musculaire, facilité de supporter un fardeau; le mot *vigueur* annonce aussi la contractilité musculaire, mais jointe à l'agilité; l'*énergie* emporte aussi l'idée d'une grande capacité pour les efforts; la *robustezza* fait qu'on résiste à toutes les causes de destruction, à la fatigue, aux privations, aux excès, aux intempéries; il est fâcheux qu'on ne puisse pas faire passer ce mot dans notre langue. C'est ce défaut d'une expression juste qui cause l'erreur de bien des gens sur la force de la constitution. Nous avons les adjectifs *fort*, *vigoureux*, *énergique*, *robuste*, et chacun sent que c'est de l'homme *robuste* qu'il s'agit ici; que n'avons-nous aussi son substantif? On aurait évité bien des fautes. La précision des mots entraînant nécessairement celle des idées, nous ne croyons pas ces réflexions puériles et déplacées.

Depuis que ceci est écrit, nous avons appris que quelques auteurs, sans doute frappés comme nous de l'inconvénient que nous venons de signaler, avaient employé le mot de *robusticité*. Il est fâcheux que ce mot soit long et peu harmonieux, car il est nécessaire.

et que l'expression italienne de *robustezza* rend parfaitement, ne consiste pas dans l'énergie des contractions. Nous avons vu que la constitution athlétique ne mettait pas à l'abri des maladies les personnes qui en étaient douées. On sait que les hommes capables de grands efforts tombent par la plus légère cause dans une grande prostration. Nous pensons que c'est parce qu'un seul système peut prédominer, et les autres rester dans un état qui les rend susceptibles d'altérations morbides. On nous dira peut-être que c'est parce qu'ils sont plus forts qu'ils sont plus susceptibles *d'irritation*; c'est ce que nous ne pensons pas. D'abord, parce que toutes les maladies ne sont pas des *irritations;* car si elles étaient toutes des irritations, elles présenteraient toutes à peu près les mêmes phénomènes, reconnaîtraient toutes les mêmes causes et réclameraient les mêmes traitemens, et surtout ne présenteraient jamais des phénomènes opposés (ce qui a lieu); car alors il faudrait admettre des irritations qui ne sont pas des irritations, ce qui est absurde : d'ailleurs si toutes les maladies étaient des *irritations*, ce dernier mot deviendrait rigoureusement synonyme de maladie; et alors de deux choses l'une : ou il y a plusieurs ordres de maladies, et il convient pour les connaître d'établir leurs différences, et il est dangereux de les confondre sous une même dénomination; ou il n'y a qu'un ordre de maladies, et il convient de les traiter toutes de la même manière, et il est inutile de les distinguer les unes des autres, ce qui est un outrage au sens commun. En second lieu, nous ne pensons pas que la force d'un organe le rende susceptible d'irritation. L'expérience prouve en effet que ce ne sont pas les personnes dont tous les organes sont forts qui sont le plus souvent malades. C'est justement le contraire. Il y a autant et plus d'irritations chez les personnes débiles que chez les personnes fortes. Ainsi, si dans les personnes fortes un organe est frappé, ce n'est pas parce qu'il est fort, ni peut-être parce qu'il est faible, mais parce que la prédominance d'un système n'entraîne pas nécessairement celle des autres appareils, et que les autres organes peuvent rester *susceptibles* de devenir malades. On me demandera peut-être ce que c'est que cette *susceptibilité:* j'aimerais mieux répondre que je l'ignore, que d'affirmer que c'est un surcroît de force, ce qui m'a tout l'air d'une sottise. On me dira peut-être aussi que si les personnes faibles sont souvent malades; c'est que chez elles un organe *prédomine, est plus fort*, et que c'est ce qui le rend susceptible d'irritation. Mais qu'est-ce qu'un organe fort? N'est-ce pas celui qui exécute avec facilité, avec aisance, avec énergie, les fonctions qui lui sont confiées? celui dont le volume, sans être trop considérable, a tout le développement convenable pour remplir le but auquel il est destiné, et dont le tissu ferme et solide le rend très-propre à résister aux agens morbifiques? Si cette définition est juste, un organe fort ne sera pas celui qui sera plus facilement frappé de maladie. Si cette définition est juste, un organe qui exécutera lentement et difficilement ses fonctions, dont le volume sera peu considérable, dont le tissu sera lâche et mou, sera un organe faible, et qui sera très-susceptible de devenir malade. Voyons si l'observation confirme ce raisonnement.

Un individu octogénaire, maigre, pâle et décharné, soumis à un mauvais régime, vivant au milieu d'un air insalubre, ayant été toute sa vie en proie à la misère et au chagrin, est, par les progrès de l'âge, atteint d'ossifications des vaisseaux; le sang passe difficilement dans l'aorte; il stagne dans le ventricule gauche, dans l'oreillette du même côté et dans le poumon; celui-ci s'engorge, le malade étouffe, il fait effort pour dilater sa poitrine; le pouls est irrégulier, les autres fonctions sont troublées; en même temps un froid intense survient, resserre les tissus extérieurs, le sang ne peut plus les pénétrer, il s'accumule dans les organes intérieurs les plus perméables; le poumon en reçoit par la circulation veineuse une plus grande quantité, dont il ne peut se débarrasser, à cause des obstacles dont nous avons parlé; il s'engorge de plus en plus : le sang agit par sa quantité comme un corps étranger, il détermine une hépatisation et tous les phénomènes qui lui sont propres. Dans ce cas, qui arrive chez les vieillards durant l'hiver quatre fois sur cinq, est-ce l'énergie, la prédominance du poumon qui a occasionné la maladie? personne, que je sache, ne sera tenté de répondre par l'affirmative. Il n'est donc pas toujours nécessaire qu'un organe soit fort pour qu'il devienne malade, *irrité*. La condition contraire est plus favorable à la maladie, à *l'irritation*. C'est parce qu'on a confondu la force et l'irritation, qu'on a été conduit à un misérable traitement, dont l'emploi exclusif et exagéré cause les plus funestes ravages.

Ainsi, les individus athlétiques tombent promptement, par l'effet du traitement antiphlogistique, dans une prostration excessive, dont aucun moyen ne peut les relever, et nous pensons que cela tient au développement excessif d'un système au détriment des autres. Les grands mangeurs et les grands buveurs, accoutumés à une réparation abondante, malgré leur apparence extérieure de force, tombent promptement aussi dans ce même état à la suite du même traitement; et certes, ce n'est pas la concentration des forces sur le viscère malade; car cet effet est d'autant plus prononcé, que le traitement antiphlogistique a été plus rigoureux.

Si l'énergie musculaire caractérisait seule la force de la constitution, les femmes et les enfans n'auraient jamais une constitution forte. Mais si ce n'est pas le développement du système musculaire qui constitue la force, ce sera sans doute la force de la circulation? un pouls fort sera sans doute un indice irrécusable de force? Pas davantage : il est une foule de circonstances où le pouls peut être fort et l'individu très-faible. Une jeune fille délicate, débile, éprouve une vive émotion; son cœur palpite, son pouls est fort: dans les convalescences, après une longue diète et un épuisement considérable, le moindre mouvement fait battre le pouls avec véhémence, il est *fort* et fréquent; l'individu est cependant faible, il n'a aucun organe irrité. Une maladie du cœur peut occasionner le même phénomène chez un sujet débile, etc.

La fréquence du pouls sera bien moins encore un signe constant de force : on a dit que si le cœur, dans un temps donné, battait plus de fois que dans l'état naturel, c'est que nécessairement son activité, son énergie étaient augmentées, car les organes affaiblis n'augmentent pas d'action. Ce raisonnement est très-spécieux, comme la plupart de ceux des médecins physiologistes; mais on a répondu que si le cœur affaibli comme le reste de l'organisme ne pouvait plus achever ses contractions, ne se contractait qu'à moitié, il devait, dans un temps donné, fournir un plus grand nombre de pulsations. Ce raisonnement *physiologique* n'a pu être réfuté; aussi, comme il est d'usage parmi les médecins physiologistes, lorsqu'un argument est invincible, a-t-il été passé sous silence comme beaucoup d'autres. Il est plus commode de faire déraisonner les gens, en leur prêtant des absurdités, que de les combattre par de bonnes raisons. Quelle sera donc la force de la constitution? nous entendons par ce mot, comme nous l'avons dit, la faculté précieuse de résiter aux causes morbifiques qui nous assiégent : or, celui-là sera robuste, dont toutes les fonctions s'exécuteront avec aisance, facilité et énergie; dont les chairs seront fermes, l'embonpoint médiocre, la coloration légèrement animée, les membres bien développés, les cavités larges, contenant des organes volumineux d'un tissu solide et sain. Tel sera l'homme robuste; c'est avec impunité qu'il bravera la veille, les travaux, les chagrins, l'inclémence des saisons, qu'il pourra commettre des excès dans tous les genres, qu'il s'exposera enfin à toutes les causes d'*irritation*. Le sujet d'une constitution faible se reconnaîtra à la difficulté, à la lenteur de toutes les fonctions; chez lui la peau sera décolorée, le visage pâle, les membres maigres et décharnés, les chairs flasques et molles; la digestion sera pénible, l'appétit peu prononcé, les intestins paresseux, la respiration lente et gênée, le pouls petit, à peine sensible; l'exercice le plus léger sera suivi d'une lassitude profonde; il sera exposé à toutes les causes de destruction; les plus grandes précautions lui seront nécessaires pour les éviter.

Il nous semble qu'indépendamment de la construction première des parties, la source de la force dont nous parlons siége dans les organes de l'innervation; car on voit quelquefois des individus présenter les apparences extérieures dont nous venons de parler, et cependant n'être pas doués de cette force de résistance, tandis que d'autres, plus faibles au premier aspect, sont néanmoins plus robustes; mais ces exceptions sont rares; elles ne sauraient faire rejeter la règle.

Lorsqu'on veut apprécier la force de la constitution, il ne suffit donc pas, si l'on veut agir avec prudence, de s'en rapporter à ces attributs extérieurs, il faut encore interroger les diverses circonstances dans lesquelles l'individu se trouve placé, circonstances qui peuvent en effet jeter sur ce sujet une grande lumière. S'il jouit des biens de la fortune, s'il est soumis à un régime succulent, s'il fait usage avec modération de boissons généreuses, s'il respire un air pur, s'il ne se livre pas à un exercice immodéré ou à un repos absolu ; s'il est continent, exempt de chagrins et d'inquiétudes, s'il est jeune ou adulte, et qu'en même temps il présente les qualités extérieures que nous avons signalées comme appartenantes à une bonne organisation, on pourra, sans crainte de méprise, reconnaître qu'il est doué d'une forte constitution. Au contraire, s'il gémit dans la misère, s'il est soumis à un mauvais régime, s'il ne boit que de l'eau ou du mauvais vin, s'il éprouve même des privations cruelles, surtout s'il reste long-temps sans manger; s'il est épuisé par des évacuations excessives, par des pertes spermatiques ou des hémorrhagies réitérées, par des suppurations abondantes; s'il se livre à des travaux excessifs et s'il prolonge les veilles, s'il est tourmenté par les chagrins, s'il est, de plus, avancé en âge, cet individu pourra n'avoir qu'une apparence illusoire de force. Réciproquement, un individu faible en apparence, pourra ne l'être pas en réalité, s'il est soumis à un régime sain et réparateur. Ces circonstances ont même une telle influence, qu'elles exigent la plus grande attention de la part du médecin praticien. Il devra bien se garder de traiter ces deux individus de la même manière. Le premier soutiendra facilement un traitement rigoureux qui ferait infailliblement succomber le second. A plus forte raison devra-t-on traiter d'une manière différente l'individu réellement fort et l'individu réellement faible.

Ces considérations sont pour la médecine de la plus haute importance; car il nous semble impossible, à nous, qui n'avons pas le bonheur d'être éclairé du flambeau de la doctrine physiologique, qu'un médecin qui n'a que le sens commun puisse se décider à traiter ces individus de la même manière. Comment ! une personne aura resté trois jours sans manger, elle aura une vive douleur à l'épigastre, et pour la restaurer, vous lui mettrez quarante sangsues sur le ventre ? grand bien lui fasse. Pour nous, nous tâcherons de lui donner avec précaution quelques bons potages et quelques verres d'un vin généreux. On ne va pas manquer de taxer ceci de brownisme, mais qu'importent les injures grossières, si ces propositions sont conformes à l'expérience ? Je persiste donc à croire que si de deux malades, l'un offre les apparences d'une constitution forte, et se trouve soumis à un bon régime, et l'autre, présentant les caractères d'une constitution faible, est soumis à un mauvais régime, le traitement ne devra pas être le même. Le traitement qui guérira le premier tuera le second. On répondra qu'il devra varier du plus au moins ; je répliquerai qu'il faudra qu'il soit opposé ; que ces deux états ne sont pas plus les degrés l'un de l'autre, que la nuit et le jour ne sont des degrés d'une même chose, mais bien des choses reconnues pour opposées. C'est une réponse évasive que celle-là, car les contrastes les plus prononcés ne sont que des degrés d'une même chose ; mais ce sont les extrémités opposées d'une même chaîne ; c'est le chaud et le froid, le blanc et le noir, etc. Je me hâte de dire que je suis loin de n'admettre que ces deux états dans l'individu, mais que tous les états intermédiaires peuvent exister ; j'ai choisi les extrêmes pour faire sentir (chose inouïe) ce qu'on refuse d'admettre, que la faiblesse est une chose tout aussi réelle que la force, qu'elles ont l'une et l'autre des caractères bien distincts, qu'il est absurde de les traiter de la même manière, et qu'enfin je ne vois nullement la nécessité de localiser la force et la faiblesse, et que je les comprends très-bien dans le système entier de l'économie animale.

La médecine pratique est presque entièrement basée sur ces considérations. Personne n'osera nier, je pense, qu'un certain degré de *forces* ne soit nécessaire pour opérer la résolution des maladies. Car, si ce degré de forces n'était pas nécessaire à l'absorption, il en résulterait que le malade ne serait jamais trop faible pour guérir, et qu'on pourrait l'affaiblir impunément, jusqu'à le mettre à deux doigts de la mort. Il n'y aurait plus de terme à la diète et aux sangsues; on pourrait en mettre deux cents, cinq cents et même plus, comme on en met quarante; on pourrait en mettre sur les individus épuisés comme sur les individus robustes, et je ne sache pas qu'on soit parvenu encore à ce point de barbarie. Si donc il y a un terme où il soit nécessaire de s'arrêter, quel que soit ce terme, on conviendra que si le malade l'a dépassé, il est nécessaire de l'y faire remonter. Or, pour peu qu'on ait vu de malades, on conviendra qu'il en est de tellement faibles, que ce serait s'exposer à les tuer que de vouloir les affaiblir encore. Il s'agit de déterminer quels sont les caractères de cette faiblesse. Ceci est du ressort de la pathologie; mais nous pouvons dire que si un malade est doué de la constitution faible dont nous avons donné les traits, et qu'il ait été soumis aux circonstances débilitantes dont nous avons parlé, il faudra ménager ses forces avec la plus grande réserve et les augmenter pour favoriser la résolution de sa maladie. Si un individu robuste, et soumis au régime tonique, présentait les mêmes signes d'adynamie, il ne faudrait pas balancer à le traiter par les débilitans. Ce serait alors concentration des forces, surtout si ces symptômes survenaient dès le début de la maladie, avant l'emploi de tout traitement antiphlogistique; d'où l'on voit qu'il faut considérer avec le plus grand soin et les attributs extérieurs et les circonstances qui ont précédé, et que la connaissance des forces des individus est une des questions les plus délicates et les plus importantes de la médecine.

DEUXIÈME DIVISION.

Des changemens que l'âge apporte dans la constitution.

Rien n'est stable dans la nature. Dans le laps de temps qui s'écoule depuis la naissance jusqu'à la mort, il se manifeste dans l'organisation une suite non interrompue de changemens et de révolutions, qui impriment à nos fonctions des modifications importantes : ce laps de temps constitue la vie, et ces changemens caractérisent les âges. La connaissance de ces changemens présente au médecin le plus haut intérêt; chaque âge est, en effet, disposé à des maladies diverses, et chacun sait que les affections de l'enfance, celles de la jeunesse, celles de la virilité et celles de la vieillesse ne sont pas les mêmes par leur nature, et que, lorsqu'elles sont les mêmes, elles revêtent un caractère différent, qui exige un traitement divers. Il ne saurait y avoir qu'un insensé qui s'obstinât à voir dans la teigne, le croup ou la variole de l'enfance, une analogie parfaite avec l'apoplexie, les ossifications des vaisseaux et la goutte des vieillards, et qui voulût traiter l'individu décrépit comme un jeune homme robuste.

Chaque âge a son mode de santé particulier, caractérisé par des signes propres. Le médecin ne devra pas oublier, par exemple, que le pouls bat plus de cent fois chez l'enfant, tandis qu'il n'offre que soixante-cinq pulsations chez le vieillard; que ce serait une erreur impardonnable de prendre cet état physiologique de l'enfance pour un état pathologique. Il devra se souvenir aussi que les changemens apportés par l'âge servent quelquefois de moyen de guérison pour les maladies des âges précédens. Il devra se souvenir que la connaissance des modifications que l'âge apporte dans les attributs physiques lui servent quelquefois de guide pour prononcer sur l'honneur et la vie des citoyens, dans une foule de circonstances où son avis est réclamé par le magistrat.

L'accroissement, les constitutions, les facultés génératrices varient singulièrement dans les différens âges, On a dit que par rapport à l'accroissement, les âges avaient été justement divisés en trois époques bien distinctes : celle de l'accroissement, celle de l'état stationnaire et celle du décroissement. Je ne pense pas que cette division soit exacte; l'état stationnaire me paraît nul : on le place de trente-cinq à cinquante ans; mais peut-on comparer un homme de trente-cinq ans avec un homme de cinquante, sous le rapport des attributs extérieurs et de l'énergie des organes? il nous semble qu'il n'y a que deux divisions bien tranchées, l'accroissement et le décroissement. L'accroissement, pendant lequel les organes gagnent en étendue ou en intensité; cette période dure jusqu'à trente-cinq ou quarante ans, plus ou moins, selon les individus et selon une foule de circonstances hygiéniques, capables d'en prolonger la durée ou de l'abréger. Et le décroissement, qui commence aussitôt que l'accroissement s'achève. Il est vrai que la dernière période de l'accroissement et la première du décroissement sont marquées par des signes si peu sensibles, qu'on a pu s'en laisser imposer.

Relativement à l'exercice des fonctions de la reproduction, on a remarqué trois âges distincts; celui où elles ne s'exercent pas encore, celui où elles jouissent de leur plénitude, celui où elles cessent complétement. Ces trois périodes sont plus marquées chez la femme que chez l'homme; car il n'est pas rare de trouver des hommes vieux qui sont encore doués de la faculté de se reproduire, tandis que chez les femmes, la cessation des menstrues entraîne avec elle la perte de cette faculté.

Une constitution organique particulière, plus ou moins rapprochée de celle dont nous avons donné la description, est affectée aux diverses périodes de la vie; et cette organisation particulière, qui réclame ses règles d'hygiène appropriées, sert bien plus à caractériser les âges que le nombre des jours qui se sont écoulés depuis la naissance. Une foule de causes peuvent en effet accélérer le cours de la vie ou le retarder; mais rien ne peut empêcher cependant que les mutations qui doivent se manifester n'arrivent; seulement elles surviennent ou plus tôt ou plus tard, selon les individus. L'âge est une chose tout-à-fait relative : tel est vieux à cinquante ans, et tel autre l'est à peine à quatre-vingts. Ce n'est donc pas par le nombre des années qu'il faudra juger de l'âge, mais bien par la constitution dont nous parlons. Cependant le nombre des années a servi de tout temps de base à la division des âges. L'enfance comprenait les quinze premières années de la vie; la jeunesse les quinze années suivantes; l'âge adulte depuis trente jusqu'à soixante ans, et la vieillesse depuis cette dernière époque jusqu'à la mort. Cette division des âges avait paru trop arbitraire, et le savant Hallé en proposa une basée en même temps et sur la succession des jours depuis la naissance, et sur les changemens survenus dans l'économie animale; division bien préférable à l'ancienne. Mais, quoiqu'il ait pris la précaution de subdiviser ces diverses périodes, on sent néanmoins que les termes qu'il leur a imposés sont encore arbitraires, il y a une trop grande différence entre l'adulte de vingt-cinq ans et l'adulte de cinquante-neuf ans, et cette différence est trop peu marquée entre l'adulte de cinquante-neuf ans et le vieillard de soixante. Les anciens ayant, à juste titre, reconnu des analogies entre les diverses saisons de l'année, les diverses phases du jour et les différentes époques de la vie, avaient établi sur ces rapports de gracieuses comparaisons. L'enfance et la jeunesse étaient l'aurore ou le printemps de la vie, l'été ou le midi répondaient à l'âge adulte; le couchant et l'automne représentaient l'âge de retour ou la vieillesse; le froid hiver était l'image de la décrépitude. La sévérité du langage scientifique s'oppose peut-être à ces ingénieuses conceptions, mais gardons-nous de tomber dans les travers d'une repoussante pédanterie, et, par un scrupule excessif, ne dédaignons pas de jeter quelques fleurs sur les détails arides de la science, surtout lorsqu'il n'en peut résulter pour elle aucun inconvénient.

Quoi qu'il en soit de ces divisions des âges, nous allons exposer les changemens qui surviennent dans l'organisme depuis le moment de la naissance jusqu'à la mort, sans vouloir rattacher ces changemens à des époques précises que la nature ne leur a pas assignées d'une manière invariable.

PREMIÈRE SECTION.

Des changemens que l'âge apporte dans les appareils de la vie de relation.

§ I. — Des changemens que l'âge apporte dans l'habitude extérieure du corps.

Les yeux les moins observateurs reconnaissent avec la plus grande facilité, et pour ainsi dire à leur insu, les traces que le temps imprime sur le corps humain. Les vicissitudes qu'il éprouve se peignent sur ses traits en caractères sensibles, même pour le vulgaire. En effet, l'habitude extérieure revêt successivement mille formes fugitives; mais ces apparences superficielles, qui ne peuvent indiquer pour les gens du monde que le progrès irréparable des ans, et le nombre approximatif de jours écoulés depuis la naissance, sont pour le médecin judicieux des indices certains des métamorphoses profondes que fait éprouver à nos organes la succession non interrompue des mouvemens de composition et de décomposition, dont la série développe, entretient et détruit notre existence. C'est ainsi que ces signes deviennent à leur tour une source féconde d'observations précieuses, d'où découle une suite nombreuse de préceptes utiles pour l'hygiène, et d'indications lumineuses pour le traitement des maladies.

L'enfant qui vient de naître est en général long de dix-sept à vingt et un pouces, et pèse, selon les recherches du professeur Chaussier, de huit à neuf livres; sa peau, d'un rouge violacé, est couverte d'un enduit onctueux et gras, enduit qui paraît également destiné et à protéger la peau délicate du nouveau-né contre les injures de l'air, et à faciliter son glissement dans les voies de la génération. Le ventre et la tête offrent un volume remarquable comparativement au reste du corps; le bassin et les membres abdominaux sont relativement plus petits que les membres thoraciques. La consistance générale est faible, le corps est ramassé et arrondi; des cheveux très-courts recouvrent les tégumens de la tête; et souvent un duvet très-fourni est répandu sur tout le corps; les ongles sont surtout d'une mollesse remarquable, caractère de jeunesse qui n'avait pas échappé aux anciens, et qui avait donné lieu chez eux à une expression gracieuse, dont ils se servaient dans le langage vulgaire pour désigner l'enfance. Bientôt le corps s'accroît, augmente de poids et de densité, ce qui dure jusqu'à l'âge de vingt et un ans environ. La rondeur des formes fait place à une taille svelte et élancée; la peau est blanche et délicate; la tête ne prenant pas un accroissement proportionné, paraît plus petite; elle se couvre de cheveux, ordinairement d'une couleur claire dans les premières années, mais qui devient plus foncée dans les années suivantes. Les membres inférieurs s'allongent sensiblement; le bassin se développe. La chute du cordon ombilical laisse sur l'abdomen une trace indélébile. De quatorze à seize ans, le pénil s'ombrage de poils; les parties génitales, qui n'avaient pris qu'un développement peu marqué, augmentent tout à coup du double, et quelquefois de plus encore. Un léger duvet dore les joues de l'adolescent, et ce duvet est bientôt remplacé par une barbe plus ou moins noire et serrée, caractère incontestable de force et de virilité.

La figure prend de l'expression; les sentimens, les besoins et les pensées se peignent sur les traits; le corps, mince et délié, approche de la taille qu'il doit acquérir; la peau perd de sa finesse; les cheveux se rembrunissent; les chairs deviennent plus fermes, les membres plus volumineux; la poitrine et le bassin se développent d'une manière sensible; la première ne tarde pas à devenir velue, ainsi que les membres. Les glandes mammaires se gonflent, et deviennent quelquefois douloureuses. Enfin la taille de l'homme s'arrête à cinq pieds et demi environ, et celle de la femme à cinq pieds, mais plus souvent au-dessous qu'au-dessus. Le corps, les membres prennent plus d'ampleur, plus d'épaisseur; la force paraît dès-lors devenir le partage de l'homme; la peau, plus ferme, prend une teinte plus intense; les cheveux et les poils, plus durs, sont aussi plus foncés; les ongles deviennent plus solides; la physionomie a toute son expression; la tête est élevée, le regard assuré, la marche libre et facile; l'homme a acquis tout son développement, il est alors doué de la constitution qu'il doit conserver jusqu'à sa vieillesse, dont les premiers signes ne tardent pas à se laisser apercevoir. A peine a-t-il en effet achevé son accroissement, que déjà son front se dégarnit de cheveux, ou qu'il les voit blanchir; la peau commence à se sillonner de rides légères; le front, l'angle externe des yeux, les commissures des lèvres reçoivent ces premiers outrages. Toutefois le corps grossit encore; mais enfin, après un nombre d'années plus ou moins long, les signes généraux de décroissement annoncent au philosophe qu'il est temps de renoncer au monde. Ce ne sont plus des rides insensibles qui se dessinent fugitivement sur la peau, ce sont des traces profondes gravées par la main du temps d'une manière ineffaçable. Le visage, maigre et terreux, n'offre plus aucun vestige de cet éclat et de cette fraîcheur dont il brillait dans la jeunesse. Les cheveux sont tombés, ou leur blancheur de neige ajoute encore un trait d'exactitude à la comparaison de l'hiver de la vie. Le front est large, la figure étroite; les yeux, enfoncés dans l'orbite, ont perdu leur vivacité; les pommettes sont proéminentes, les joues creuses, le menton et le nez saillans. Les sourcils, les cils et la barbe sont blancs et fort rares; une peau sèche, brune et jaunâtre couvre des membres grêles et desséchés; les chairs sont flasques et molles. Le corps se courbe, la taille se raccourcit, les genoux fléchissent. Tel est l'extérieur de l'homme depuis sa naissance jusqu'à sa mort. Ces changemens surviennent lentement, et d'une manière tellement insensible, que, sans les infirmités qui assiégent le dernier âge, l'homme pourrait se croire, et se croit souvent toujours jeune. Bienfaisante illusion, qui l'empêche de s'apercevoir que le terme fatal approche, et qu'il faut se séparer bientôt des plus doux objets de ses affections.

§ II. — Des changemens que l'âge apporte dans l'encéphale, dans les organes des sens et dans leurs fonctions.

Dans les premiers jours de la vie, le cerveau est mou comme une bouillie épaisse, et rougeâtre; il est d'un volume énorme proportionnément aux autres organes; la moelle épinière, les nerfs des sens et des mouvemens volontaires, ceux de la vie organique, sont aussi très-volumineux. Tous les autres viscères paraissent subordonnés à l'importance de celui-ci. Il semble que l'enfant, qui a tant de connaissances à acquérir, qui doit recevoir tant d'impressions, devait être doué d'instrumens capables de remplir ce but dès ses premiers pas dans la carrière; aussi la nature n'a-t-elle rien négligé pour le développement précoce de l'organe de l'intelligence. Peu de temps après la naissance, l'encéphale a déjà à peu près tout le volume qu'il conservera par la suite. Toutefois la mollesse extrême de la pulpe cérébrale ne permet pas au nouveau-né de recevoir des impressions dès les premiers instans de la vie; ce n'est qu'au bout de quelques jours qu'il paraît sensible à la lumière et aux sons; le goût et l'odorat sont à peine ébauchés, et l'expansion des nerfs, sous une peau extrêmement molle et délicate, exposerait l'enfant à un supplice continuel, si le cerveau pouvait recevoir l'impression du contact des corps. Peu à peu la pulpe cérébrale acquiert plus de fermeté, et contracte une odeur spermatique. Le cerveau de l'adolescent a acquis tout le volume qu'il doit conserver à l'avenir *; sa consistance est cependant susceptible d'augmenter encore; mais dans l'âge adulte, l'encéphale, ainsi que les autres organes, a atteint ce point de perfection qui paraît être le but de la constante sollicitude de la nature. La moelle épinière suit la même progres sion. Les nerfs des sens et des mouvemens volontaires ont chez le jeune homme un peu plus de volume et un peu moins de fermeté que dans l'âge viril; mais ils sont beaucoup moins volumineux et beaucoup plus solides

* On a des exemples récens de l'augmentation de la tête jusqu'à la quarantième année; et cette augmentation ne paraissait pas due seulement au développement des enveloppes.

que ceux de l'enfant. Dans le dernier âge de la vie, les nerfs sont grêles et d'une telle consistance, qu'ils ont pu paraître desséchés à quelques observateurs. Le cerveau lui-même est d'une dureté incomparablement plus grande; et ces circonstances, qui doivent donner lieu à une circulation pénible de l'agent nerveux, ajoutées à la détérioration des instrumens des perceptions, expliquent suffisamment la diminution de l'intelligence, de la sensibilité et de la locomobilité qui survient à cette époque funeste.

L'organe de la vision est un des premiers formés; il y a peu de différence entre l'œil de l'enfant et celui de l'adulte; la sclérotique est plus mince chez le premier, la choroïde est rougeâtre en dehors, et la teinte noire de l'intérieur est moins foncée; la rétine est plus développée, l'humeur aqueuse plus abondante; ce qui donne à la cornée plus de saillie *; le cristallin est moins consistant; la diminution des humeurs de l'œil à lieu d'une manière successive et insensible jusqu'à la vieillesse, époque à laquelle elles diminuent avec la plus grande rapidité; le cristallin devient opaque, dense et jaunâtre: telles sont les causes de l'affaiblissement de la vision en avançant en âge.

L'oreille est, comme l'œil, formée de très-bonne

* Cette disposition est quelquefois tellement prononcée, que pour la corriger le jeune homme est plus tard obligé de se servir de lunettes concaves, comme le vieillard est obligé de se servir de lunettes convexes pour corriger le défaut opposé. L'explication de ces phénomènes sera donnée par la suite.

heure ; cependant le pavillon est généralement très-petit ; il est mou, peu élastique ; la membrane du tympan est aussi peu élastique ; une matière blanchâtre et molle remplit l'oreille externe ; l'interne contient du mucus au lieu d'air ; la caisse du tympan est petite, et les cellules mastoïdiennes n'existent pas encore. Par les progrès de l'âge, l'oreille atteint promptement le développement et les conditions nécessaires à l'audition. Dans la vieillesse, les cavités deviennent plus vastes, et leurs parois plus denses, plus sonores ; on dirait que l'audition doit être alors plus active ; cependant il n'en est rien, ce qui tient sans doute au dessèchement de l'humeur de Cotugno, et à la détérioration de la portion nerveuse de l'ouïe.

L'appareil de l'olfaction se développe lentement ; les cavités nasales existent à peine chez le nouveau-né ; elles se développent et se forment, ainsi que les sinus, avec l'âge. Cet appareil se perfectionne et se maintient jusqu'à la vieillesse, ainsi que celui du goût, à cause de leur connexion avec l'appareil digestif, dont l'action ne cesse qu'à la mort ; seulement ils s'affaiblissent légèrement.

Le tact et le toucher se détériorent par les progrès de l'âge ; la peau est sèche et ridée, l'épiderme épaissi, la perspiration cutanée presque abolie ; les mouvemens lents et pénibles ne permettent pas de l'exercer, et les organes de la sensibilité sont eux-mêmes très-altérés. Ce sens est très-actif dans l'enfance et dans la jeunesse ; il se conserve assez vif durant la virilité.

Satisfaire l'appétit et le sommeil, et ne pas recevoir d'impressions douloureuses des objets environnans, tels sont les besoins bornés de la première enfance; aussi son moral est-il circonscrit aux seules impressions que produisent sur lui la satisfaction ou la non-satisfaction de ces besoins. Il crie, il pleure, il se tait, selon qu'il est repu, qu'il a dormi, que rien ne le blesse, ou qu'il est dans les circonstances contraires. Quelques mois plus tard il reconnaît celle qui lui donna le jour et qui le lui conserve par ses soins assidus et touchans, et le premier sourire éclôt sur ses lèvres. Bientôt il balbutie le nom des auteurs de ses jours; il commence à prêter attention, à reconnaître les divers objets qui l'entourent, et qui ont frappé ses sens. Ceux de ces objets qui, par leurs couleurs éclatantes ou par le bruit qu'ils rendent, réveillent des impressions, l'intéressent et l'amusent. Dans cet âge si tendre, comme dans un âge plus avancé, le plaisir est toujours dans l'exercice des organes qui prédominent: et dans l'enfance, comme nous l'avons vu, ce sont les yeux et les oreilles. Lorsque les muscles permettent à l'enfant de se soutenir, de se mouvoir, il en fait un usage excessif; sa sensibilité étant très-vive, ses sensations ne sauraient être durables; il doit donc être mobile, passer rapidement d'une sensation à une autre, d'une pensée à une pensée différente; l'inconstance, l'inattention et le caprice seront donc le partage de l'enfance, et ces qualités se retrouveront, avec quelques modifications, dans la femme, aussi douée d'une exquise sensibilité. L'enfant est bon, crédule et ingénu; le sentiment de sa faiblesse le rend craintif; la surprise que lui causent sans cesse les objets nouveaux fait naître chez lui le désir d'apprendre et de connaître, la curiosité. Le chagrin sera fréquent, car les impressions douloureuses seront réitérées ; mais il sera fugitif. Ainsi que lui, la joie sera passagère. L'application étant difficile, ce premier âge ne conviendra pas aux études suivies ; mais la mémoire étant très-développée, on devra l'exercer de bonne heure. Il ne faudra cependant pas fatiguer le cerveau, dont l'exercice prématuré empêcherait le développement des autres viscères. L'enfant dort beaucoup, parce qu'il exerce sans interruption pendant la veille et les organes des sens et ceux de la locomotion.

Jusqu'à l'âge de puberté, les penchans et l'intelligence éprouvent peu de changemens, les besoins et les goûts sont les mêmes; l'enfant a seulement acquis une foule de connaissances précieuses; mais alors une révolution subite s'opère, un monde nouveau s'ouvre devant lui. L'adolescent commence une nouvelle existence. Le développement des organes génitaux est le signal de l'irruption des passions. Les jeux de l'enfance n'ont plus d'attraits; ce ne sont plus des combats simulés qui lui conviennent, c'est le champ de Mars qui doit s'ouvrir devant lui; il aime les chevaux, se passionne pour la chasse, et brûle des feux de l'amour. Il est ardent, tendre, heureux, indiscret, dupe et volage. Plein de force et d'agilité, il a dans ses moyens la plus grande confiance; il est courageux, entreprenant; il réussit, et devient présomptueux. L'espérance est dans son cœur, elle embellit l'avenir. Son imagination, dans toute sa pompe et sa richesse, pare la nature entière d'un charme ineffable. C'est l'âge de l'illusion. Le jeune homme est bon, vif, emporté, généreux et prodigue même. Son intelligence est nette et rapide, ses sensations fines et sûres; son attention plus soutenue, son jugement plus sain. Il fait entrevoir dès-lors ce qu'il doit être un jour. Dans les arts libéraux surtout, dès son quatrième lustre, il peut avoir enfanté des chefs-d'œuvre. La Jérusalem, Œdipe ont été produits avant cet âge.

Dans l'âge suivant, le moral et l'intelligence prennent de la solidité sans rien perdre de leur éclat. Les sens, qui sont parvenus à leur perfection, et qui sont dans toute la plénitude de leur force, peuvent soutenir un exercice prolongé; le cerveau, qui a acquis toute la consistance qu'il doit avoir, est aussi susceptible d'un travail plus soutenu; l'attention, la méditation, les conceptions profondes, les inventions sublimes dans les sciences, la persévérance dans les travaux comme dans les affections distinguent l'âge viril. C'est l'âge du génie, de la philosophie, de l'éloquence, des grandes et vastes conceptions dans tous les genres. C'est aussi l'âge des passions; mais ce n'est plus l'amour qui occupe tous les instans. L'ambition, l'amour de la gloire, des honneurs, de la fortune, ont banni de son cœur cette séduisante passion. La maturité du jugement, la fermeté de la volonté, la constance dans les affections, sont les attributs de l'âge adulte. Ces qualités bien dirigées font naître les plus beaux talens, les plus éminentes vertus; mal dirigées, elles enfantent les vices les plus dégoûtans, les crimes les plus affreux.

Mais bientôt la vieillesse vient glacer l'homme moral et intellectuel. Les sensations s'affaiblissent, et finissent par s'abolir complétement. La vue s'obscurcit; l'ouïe devient dure; le tact s'émousse; le goût et l'odorat s'anéantissent aussi, mais plus tard; la sensibilité générale est presque nulle; des nerfs atrophiés ne conduisent plus au cerveau que des impressions imparfaites; et celui-ci ne peut envoyer aux extrémités sentantes qu'un agent nerveux épuisé. Les perceptions sont lentes, difficiles, obscures; la mémoire est infidèle, et ne retrace que les impressions et les préjugés de la première éducation; l'attention n'est plus sollicitée par les objets environnans; le vieillard languit dans une somnolence prolongée. Son jugement toutefois se conserve encore, et, perfectionné par l'expérience, il devient précieux pour les conseils. La douce illusion du jeune âge l'a depuis long-temps abandonné. La méchanceté des hommes, les piéges où il est tombé, ses espérances souvent déçues, l'ont totalement désenchanté; aussi est-il hargneux, chagrin; il médit du temps présent, et vante le temps passé; ne comptant sur personne, il est défiant et avare; il craint toujours de manquer du nécessaire; les infirmités auxquelles il est en butte augmentent encore sa tristesse. Enfin la sensibilité s'oblitère presque entièrement, les facultés intellectuelles s'éteignent graduellement, l'idiotisme sénile survient, et le vieillard caduc ne tarde pas à s'endormir de l'éternel sommeil.

§ III. — Des changemens que l'âge apporte dans l'appareil de la locomotion, les mouvemens et les attitudes.

Plusieurs organes concourent à la locomotion; les muscles, les os, les ligamens, les membranes synoviales, etc. Les tendons et les aponévroses ne me semblent pas devoir être séparés des muscles, dont ils sont une partie essentielle. Les muscles sont les organes actifs des mouvemens; les os et les ligamens, etc., en sont les instrumens passifs.

Les muscles se développent peu de temps après la naissance; mais jusqu'à l'âge de puberté ils croissent surtout en longueur; aussi les membres sont-ils alors sveltes, arrondis et gracieux; ils sont à peu près semblables dans les deux sexes. Dans le jeune homme, et principalement dans l'adulte, les muscles croissent en épaisseur. Alors ils donnent aux membres un aspect particulier, par les dépressions et les saillies que leurs contractions déterminent. Le tissu des muscles devient plus ferme, plus consistant. Ces organes décroissent dans la vieillesse; deviennent flasques et se décolorent; la fibre, qui s'est durcie outre mesure, se contracte difficilement; on observe alors le tremblement de la tête et des membres. Dans les vieux animaux, la chair musculaire est résistante et coriace, quoique molle. Les os éprouvent les mêmes révolutions; il s'en faut de beaucoup qu'ils aient dès la naissance la forme et la solidité qu'ils doivent acquérir par la suite. On devra consulter, pour connaître leur mode de développement, le beau travail que Béclard a publié sur cette matière.

Sans entrer ici dans des détails intempestifs, nous dirons qu'à l'époque de la naissance les os sont presque entièrement cartilagineux; ils sont mous et flexibles. Ce n'est que plusieurs années après la naissance que les diverses pièces qui les forment se soudent entre elles, qu'ils prennent une courbure favorable aux attaches et aux contractions musculaires. Les os croissent en longueur jusqu'à vingt et un ans ou environ. Ce sont eux qui fixent la stature de l'individu; alors les principaux phénomènes de l'accroissement des os sont achevés; néanmoins ils croissent encore en épaisseur; les sutures se soudent; les éminences qui donnent attache aux muscles se prononcent de plus en plus, les os longs se courbent, par la fréquence des contractions musculaires et par le poids du corps, et la colonne épinière prend diverses inflexions. Le phosphate calcaire s'accumulant sans cesse dans leur tissu, ils deviennent plus durs et plus fragiles; le canal médullaire devient plus large, et la graisse qu'il contient diminue. Enfin, une chose bien digne de remarque, c'est que les os plats s'amincissent et deviennent transparens, par la disparition de leur diploé. Les pariétaux sont surtout exposés à ce phénomène singulier observé par Béclard. Les ligamens contractent une dureté remarquable, ce qui rend la flexion des articulations lente et pénible. Les membranes synoviales participent à cet état général d'induration, et la synovie devient plus épaisse, plus visqueuse et plus jaune. Les sutures s'effacent, plusieurs articulations se soudent, et une multitude d'os se réunissent entre eux.

L'enfant qui vient de naître ne peut prendre par lui-même aucune position ; sa faiblesse lui fait préférer le décubitus dorsal ; ses membres exécutent quelques mouvemens encore peu prononcés. Mais au bout de deux ou trois mois, l'enfant change de lui-même d'attitude ; il se retourne de tous les sens, et agite ses petits membres avec facilité ; il saisit les corps, les porte à sa bouche, et comprime de ses mains encore débiles le sein maternel. La tête volumineuse et pesante tombe en avant ; le poids des viscères abdominaux est énorme ; la colonne vertébrale n'offre qu'une courbure ; les vertèbres sont dépourvues d'apophyses épineuses ; les muscles du dos sont sans vigueur ; le bassin est peu développé, et les membres inférieurs, encore peu prononcés, ne sont entourés que par des muscles impuissans : telles sont les raisons qui rendent la station impossible à cet âge. Mais dès le huitième mois, l'enfant s'appuie sur ses mains et sur ses jambes, et commence à se mouvoir d'un lieu dans un autre. On sait que c'est sur les attitudes que l'homme prend durant la vie que roulait la fameuse énigme du Sphinx, et qu'elle le représentait marchant le matin sur quatre pieds. Vers le commencement de la seconde année, les organes sont assez développés pour permettre la station. Bientôt, à la grande satisfaction de la mère, il a fait les premiers pas ; d'abord il chancelle, il tombe ; peu après il prend un appui sur les corps environnans ; ensuite il marche seul ; puis il court, il saute et se livre à tous les jeux de l'enfance, qui servent à développer les organes des sens et des mouvemens.

Les attitudes et les mouvemens ont acquis chez l'adolescent toute leur perfection : il est alors doué de toute l'agilité qu'il peut avoir, mais il croît encore en force, en vigueur. Dans l'âge adulte, le geste, l'expression de la physionomie, l'accent et la voix sont parvenus à leur perfection, et l'homme peut alors exercer sur ses semblables tout l'empire de l'éloquence. Dans la vieillesse, l'attitude est incertaine et tremblante; les contractions musculaires sont faibles, aussi le corps se courbe en avant, le bassin fléchit sur les cuisses, celles-ci sur les jambes, et ces dernières en avant sur les pieds; le vieillard se soutient, dans sa marche, avec un bâton, qu'il est plus tard forcé d'abandonner, les mouvemens devenant de jour en jour plus difficiles, et même totalement impossibles.

§ IV. — Des changemens que l'âge apporte dans les organes de la voix et de la parole.

L'organe le plus important dans la production de la voix, c'est le larynx. Il est très-petit au moment de la naissance, arrondi, et ne fait au cou aucune saillie. Les lèvres de la glotte, les ligamens supérieurs, les ventricules sont très-courts : peut-il en être autrement, puisque le cartilage tyroïde a lui-même fort peu de développement? Toutes les parties solides de cet instrument vocal ont fort peu de consistance. Ainsi que les organes génitaux, avec lesquels il a tant de corrélations, si habilement exposées par M. le professeur Richerand, le larynx reste pour ainsi dire stationnaire jusqu'à l'époque de la puberté. Alors, comme les organes de la copulation, il se développe rapidement; le cartilage tyroïde fait saillie à la partie antérieure du cou, surtout chez l'homme; les lèvres de la glotte, ou les muscles tyro-arythénoïdiens s'allongent sensiblement. Six mois suffisent ordinairement pour opérer cette révolution. Après la puberté, le larynx croit cependant encore, quoique très-faiblement; mais ses cartilages acquièrent alors de la consistance, et finissent chez les vieillards par s'ossifier complétement. Comme les autres muscles, ceux du larynx diminuent de volume, de couleur et d'élasticité. L'agrandissement des fosses nasales et des diverses anfractuosités de l'appareil olfactif impriment aussi à la voix des modifications importantes; l'absence ou la présence des dents, la grandeur des lèvres, le volume relatif de la langue, sont loin aussi d'être sans influence sur cette fonction.

Ce n'est que par des espèces de vagissemens que l'enfant exprime ses besoins et ses sentimens. A la fin de la première année, il survient un changement sensible dans les sons qu'il fait entendre; alors il articule des mots simples. La prononciation des enfans reste long-temps imparfaite; mais au fur et à mesure que les instrumens se perfectionnent, l'articulation devient plus nette et plus franche; elle se rapproche de celle de l'adulte. Cependant la voix n'éprouve pas de changemens bien sensibles jusqu'à la nubilité : alors, suivant les progrès de l'organisation, la voix change; surtout chez l'homme, elle prend une gravité particulière, et souvent une raucité remarquable. Des sons aigus et graves se succèdent quelquefois involontairement. Cet état dure pendant tout le temps que le larynx se développe. La voix qui résulte de ces changemens persiste pendant long-temps; elle acquiert seulement un peu plus de volume et de gravité dans l'âge adulte. Mais lorsque la vieillesse s'annonce, la voix change encore; son timbre s'altère, son étendue diminue. Elle est tremblante; le chant est criard, désagréable et difficile. Ces altérations de la voix correspondent exactement à celles des organes vocaux; et la chute des dents, l'ossification de la plupart des cartilages, l'affaiblissement des muscles et de leurs contractions en donnent des raisons suffisantes.

DEUXIÈME SECTION.

Des changemens que l'âge apporte dans l'appareil de la génération.

Une espèce de sommeil tient engourdis les organes de la génération pendant les quinze premières années de la vie. C'est vers cette époque, à peu près, pour l'homme, et deux ans plus tôt chez la femme, que ces parties prennent un développement presque subit, et qu'elles acquièrent toutes les qualités qui doivent les rendre aptes à remplir le grand but de la nature, la reproduction de l'espèce. Jusque-là, le développement de ces organes avait été, pour ainsi dire, insensible, à moins que l'habitude coupable de la masturbation ne leur eût donné un volume exagéré; mais alors les parties génitales prennent un accroissement remarquable, revêtent une exquise sensibilité, et l'érection nécessaire au rapprochement des sexes se manifeste. Ce n'est pas que les enfans impubères ne soient susceptibles de l'éprouver; mais chez eux ce phénomène ne peut être que le résultat d'excitations contre nature, ou celui de l'accumulation de l'urine dans la vessie, de la présence d'un calcul dans ce viscère, ou de l'usage imprudent de quelque substance irritante, etc. La véritable érection par laquelle l'homme est sollicité à la copulation, n'est provoquée que par les désirs que la nature développe à l'âge de la puberté. La sécrétion du sperme, nouveau fluide inconnu jusqu'à cette époque, et son accumulation dans les vésicules séminales, paraissent être les causes les plus directes et les plus puissantes de ces désirs impérieux. Plusieurs objections ont cependant été faites à cette manière de voir : on a dit que les désirs persistaient souvent après l'émission du sperme, que les eunuques en étaient susceptibles, et qu'il était surtout impossible d'expliquer ainsi les désirs irrésistibles des femmes. Ces objections fort spécieuses ne sont pas invincibles : pour la première, je pense qu'on a confondu l'amour avec les désirs vénériens : or, l'on sait que l'amour persiste (quoique peut-être il soit moins tendre) après l'éjaculation, mais alors c'est une espèce de prévoyance qui nous attache à un objet qui nous est et nous sera nécessaire; mais les désirs ne se manifestent de nouveau que lorsque la sécrétion d'une certaine quantité de fluide séminal s'est accumulée dans les vésicules, à moins que des excès dans les plaisirs ou d'autres excitations extraordinaires n'entretiennent ou ne fassent naître des désirs illusoires et dangereux. Quant aux désirs dont les eunuques sont tourmentés, dit-on, il faudrait d'abord être sûr de leur existence : s'ils existent, il faut bien admettre qu'ils reconnaissent une autre cause ; cela prouve seulement que des causes de différente nature peuvent produire ces désirs, ce qui n'empêche pas que la principale, la plus puissante ne soit celle que nous avons signalée. Quant aux désirs des femmes, c'est une cause tout-à-fait analogue qui les détermine; nul doute que les cryptes muqueux de leurs parties génitales ne soient un centre de fluxion, siége d'une sécrétion abondante, dont le produit s'échappe dans le coït, et dont l'accumulation est un puissant aiguillon à l'acte de la reproduction. L'une et l'autre sécrétion se trouvent sans doute sous l'influence du système nerveux, et la disposition à cette sécrétion tient évidemment au développement de l'organisme. A ce développement, à cette sécrétion nouvelle se lient d'autres phénomènes, tels que l'apparition des poils, les modifications de la voix, l'accroissement de divers viscères et des cavités qui les contiennent, etc.

Au bout de quelques mois, les organes génitaux de l'homme sont parvenus à toute leur perfection. Ils conservent leurs fonctions presque pendant toute la durée de la vie. Seulement la faculté génératrice diminue graduellement vers la quarantième année, au point qu'il est des hommes de cinquante ans qui ont perdu déjà l'exercice de ces parties : cette cessation est due à l'usage prématuré ou trop fréquent de ces organes, ou à une disposition originelle. D'autres fois, cette faculté se perpétue jusque dans la vieillesse la plus avancée. J'ai connu un nonagénaire qui éprouvait des érections et des pollutions nocturnes. Vers la cinquantième année, les parties de la copulation commencent à devenir flasques, pendantes et ridées; elles se laissent infiltrer par les fluides, et deviennent plus volumineuses. Les testicules s'éloignent du pubis. Les poils qui couvrent le pénil tombent ou grisonnent.

Les organes génitaux de la femme présentent des changemens non moins remarquables, et, comme ceux de l'homme, c'est à l'âge nubile que ces changemens s'opèrent. Le mont de Vénus se prononce; les lèvres s'allongent, le vagin s'étend, le clitoris augmente de volume et de sensibilité, l'utérus acquiert plus d'étendue et d'épaisseur. Le bassin s'élargit sensiblement; la mamelle s'élève, s'arrondit; le mamelon se gonfle et rougit; la peau devient souple, fine, blanche, éclatante; les formes s'arrondissent de toutes parts; l'incarnat brillant de la jeunesse et de la pudeur se répand sur les joues; mais ce qui doit fixer le plus notre attention, c'est l'établissement du flux menstruel. C'est à treize ou quatorze ans qu'il a lieu dans nos climats; plus tard dans le nord; et dans les régions tropicales, c'est souvent vers sept à huit ans. L'utérus est pénétré de sang à des distances ordinairement égales, et le laisse exhaler à sa surface interne, où on le voit poindre par une foule de petits orifices. Ce n'est pas toujours de mois en mois que les règles se montrent; c'est quelquefois tous les quinze jours, d'autres fois tous les deux mois ; enfin chez quelques femmes, elles sont tout-à-fait irrégulières, et chez d'autres enfin, elles manquent complétement. Le flux menstruel peut varier aussi pour le lieu où il s'opère; la membrane muqueuse du gros intestin en a souvent été le siége, ainsi que celle du poumon, etc. Il est peu de parties du corps qui ne puissent donner lieu à cette évacuation. La durée de l'écoulement, la qualité, comme la quantité du sang exhalé, varie selon une foule de circonstances dont nous aurons occasion de parler. Il n'entre pas dans notre but de traiter ici de l'acte de la copulation, non plus que de la fécondation, de la gestation et de l'accouchement; il pourra en être parlé lorsqu'il s'agira des règles d'hygiène à prescrire aux femmes enceintes et en couches.

Les progrès de l'âge, l'accouchement, déterminent dans les organes génitaux de graves modifications : les parties de la génération perdent de leur fraîcheur, leurs dimensions augmentent; les plis transversaux du vagin s'effacent; l'hymen rompu laisse, comme vestige de son existence, les caroncules myrtiformes. Enfin, vers la cinquantième année, disparaissent les menstrues; les mamelles deviennent flasques et pendantes, ce qui peut arriver beaucoup plus tôt selon les circonstances. Cette époque est fatale à un grand nombre; mais lorsqu'elles parviennent à échapper aux dangers de ce passage, elles prolongent leur existence jusqu'à un âge très-reculé.

TROISIÈME SECTION.

Des changemens que l'âge apporte dans les appareils de la vie organique.

§ I. — Des changemens que l'âge apporte dans l'appareil digestif et ses fonctions.

Le développement énorme du foie chez les nouveau-nés, et celui presque aussi remarquable du canal alimentaire, ont fait croire que la digestion devait jouir, à cette époque de la vie, d'une grande activité; mais si l'on réfléchit que, d'une part, une nouvelle fonction vient de s'établir, et qu'elle est destinée à opérer des changemens analogues à ceux que le foie était chargé de produire dans l'économie animale avant la naissance, que ce viscère diminue de volume à mesure que l'enfant avance en âge et que la digestion devient plus énergique; d'une autre part, que les organes de la mastication sont presque nuls, il faudra bien admettre qu'on s'en est laissé imposer par de simples apparences. Les mâchoires de l'enfant sont très-petites et dépourvues de dents; l'inférieure ne présente pas la courbure et l'angle qu'elle affecte dans l'adulte. Les masseters, à peine sensibles, ne s'y insèrent que très-obliquement, c'est-à-dire de la manière la moins avantageuse à la mastication. Mais si cet acte préparatoire est impossible à cet âge, il n'en est pas de même de la succion pour laquelle tout a été merveilleusement disposé par la main de la nature.

Les lèvres, très-étendues par l'absence des dents, saisissent avec facilité le mamelon de la mère, et le volume de la langue lui permet de l'entourer avec exactitude. La fin de la première année voit éclore les dents de lait, irruption qui ne se fait pas sans orages. Les deux incisives moyennes inférieures se montrent les premières, puis les supérieures, puis les incisives inférieures latérales, bientôt les supérieures, ensuite les canines, les petites molaires. A quatre ans se montrent quatre grosses molaires. L'enfant a alors vingt-quatre dents. A sept ans les dents de lait, trop petites pour l'ampleur qu'a acquis la mâchoire, et trop faibles pour exécuter la mastication d'alimens plus résistans, sont remplacées par des dents plus solides, dont les racines sont plus longues et plus nombreuses ; il survient en outre quatre nouvelles molaires, et ce n'est que vers vingt ou vingt-cinq ans que les dents dites *de sagesse* viennent compléter le nombre de trente-deux que l'homme doit avoir. En même temps la mâchoire inférieure se courbe, ses angles deviennent plus droits, et ses branches horizontales. Les dents s'usent avec l'âge; les sommités des molaires s'égalisent; les pointes des laniaires s'émoussent, et l'espèce de petite scie, de petite dentelure qu'on remarque au sommet des incisives, disparaît; usure que l'on doit attribuer au frottement, et qui peut être accélérée par une foule de circonstances. Lorsque l'homme avance dans sa carrière, les gencives abandonnent les dents, qui deviennent vacillantes, et tombent à des intervalles plus ou moins éloignés et irréguliers. Après la chute des dents, les gencives deviennent dures et calleuses, les bords alvéolaires deviennent tranchans, et suppléent, quoique imparfaitement, à l'usage des dents. Ne semble-t-il pas que, dans cette circonstance, la nature ait manqué de prévoyance, en privant le vieillard, dont les organes gastriques s'affaiblissent, des moyens de préparer les alimens par la mastication, et de les rendre ainsi plus digestibles? Mais gardons-nous de l'accuser avec trop de précipitation; peut-être nous avertit-elle par là qu'il faut renoncer aux alimens qui convenaient dans l'âge adulte, lorsqu'on faisait des pertes réitérées par l'exercice de tous les organes, et que dans le repos que le vieillard est condamné à garder, il ne lui faut que des alimens beaucoup plus doux, comme ceux dont l'enfant fait usage? Peut-être, hélas! n'est-ce qu'un moyen qu'elle emploie pour préluder à notre destruction?

Les muscles qui concourent à la digestion subissent les mêmes modifications que le système musculaire en général.

Les changemens qui surviennent dans le canal alimentaire et dans les fonctions qu'il remplit sont dérobés à notre connaissance. On sait seulement que la faim est très-active chez l'enfant, qu'elle se renouvelle à des intervalles très-rapprochés. L'excrétion des matières fécales se fait fréquemment, tandis qu'elle est lente et tardive chez le vieillard. Les fèces, liquides et blanchâtres chez lui, n'ont point la même odeur qu'elles présentent dans l'âge adulte et dans la vieillesse. C'est surtout dans l'adolescence que les organes digestifs et ses fonctions jouissent de toute leur activité. Cependant les jeunes gens présentent rarement des attributs de la constitution gastrique, sans doute parce que la plus grande partie des alimens est employée à l'accroissement du corps, et que les fluides sécrétés n'ont pas encore cette intensité de couleur et de consistance, ces qualités irritantes qu'elles doivent présenter par la suite.

§ II. — Des changemens que l'âge apporte dans les appareils circulatoire et respiratoire, et dans leurs fonctions.

Une telle connexion, comme nous l'avons déjà vu, lie d'une manière si intime les appareils de la circulation et de la respiration, qu'il nous semble impossible de les isoler l'un de l'autre. Au moment de la naissance, le cœur est volumineux, mais surtout par ses ventricules; les artères sont larges; le système veineux est beaucoup moins prononcé. Le trou de Botal, le canal artériel, le canal veineux, les veines et les artères ombilicales existent encore; mais bientôt tous ces objets disparaissent. La prédominance des organes de la circulation persiste pendant toute l'enfance. La première inspiration, ou, pour mieux dire, le premier cri, car c'est ainsi que l'homme signale son entrée dans le monde, a précipité l'air dans le poumon, qui, naguère rouge, brun et condensé, double en un instant son poids et son volume, et devient rosé, mou, crépitant; il surnage à l'eau. Pendant toute l'enfance, le poumon, essentiellement vasculaire, est plus dense que dans les âges suivans. Le cœur augmente de force vers l'âge de la puberté, mais ce sont surtout les veines et les oreillettes qui se développent. Les artères conservent leur souplesse et leur ampleur. Les poumons se dilatent et suivent l'extension que prend à cette époque la cavité thoracique qu'ils remplissent; ils sont parsemés de légères stries noirâtres. Pendant l'âge adulte, ces organes éprouvent peu de changemens; mais vers le déclin de la vie, il se manifeste des modifications tellement importantes, que je ne balance pas à les considérer comme la principale cause des autres changemens qui surviennent dans l'état physiologique du vieillard, et même comme la cause de presque toutes les maladies qui accablent cet âge. Les artères s'ossifient, deviennent dures et cassantes; l'accumulation du phosphate calcaire a lieu ordinairement immédiatement au-dessous de la membrane externe. Quelquefois cette ossification se forme par plaques lisses et polies; d'autres fois, elle produit des aspérités, des enfoncemens, qui rendent la surface des artères rugueuse et inégale. De cette altération, il doit naître nécessairement un changement remarquable dans l'élasticité, ou, si l'on veut, dans la contractilité artérielle; ce changement, rendant la circulation plus pénible, exige de la part du cœur des efforts plus multipliés. De là vient que ce viscère, et surtout le ventricule gauche, est beaucoup plus épais et plus dur chez les vieillards que chez les jeunes sujets; c'est donc à tort qu'on a écrit que le cœur devenait flasque, pâle, mou, et qu'il rapetissait chez les vieillards. Ces circonstances, excessivement rares, ne doivent être considérées que comme des exceptions. Mais il est vrai que la base des ventricules est quelquefois entourée de graisse. Les artères coronaires sont souvent osseuses. Le poumon, plus léger que dans les autres âges, a perdu de son volume. Les cartilages des côtes étant ossifiés, elles cessent d'être mobiles, et les muscles qui servent à la respiration, ayant perdu de leur activité, la poitrine se dilate moins, la respiration est plus diaphragmatique. Le poumon présente beaucoup plus de plaques noires que dans les autres âges; et leur sommet est le siége d'une espèce de racornissement qu'on a pris mal à propos pour une cicatrice, et qui ne me paraît être qu'une espèce d'atrophie. Autrement il faudrait admettre que tous les vieillards ont guéri de la phthisie; car tous, à peu près, présentent cette prétendue cicatrice. Maintenant on voit sans peine découler les différences qui doivent survenir dans la respiration et dans la circulation, selon les âges. Au moment de la naissance, on voit l'air s'introduire dans les poumons, que le sang pénètre aussi, et abandonner à ce fluide une partie de son oxygène. On voit le sang divisé dorénavant en veineux et artériel, parcourir dans des canaux différens toute l'économie, et porter à tous les organes les matériaux nécessaires à leur réparation, aux élaborations qu'ils sont chargés d'opérer, et en rapporter les parties qui deviennent désormais inutiles. La brièveté de la stature rend compte de la fréquence des pulsations, puisque le chemin que le sang doit parcourir est plus court; cette fréquence des pulsations du cœur nécessite la fréquence des mouvemens de la respiration; et la réitération de ces actes est très-favorable au prompt accroissement du corps, puisque, dans un temps donné, il parvient dans les organes une plus grande quantité de matériaux alibiles. Plus tard, ces mouvemens se ralentissent. Dans l'adolescence, le pouls offre soixante-quinze pulsations par minute ou environ; le sang est rouge, écumeux, vermeil, et se concrète aisément; il contient néanmoins encore une certaine quantité de sérosité, qui diminue chez l'adulte. La respiration offre de dix-huit à vingt mouvemens d'inspiration et d'expiration dans le même temps. Ces fonctions se ralentissent un peu dans la virilité, sans rien perdre cependant de leur énergie; mais dans la vieillesse, le pouls n'offre que soixante ou soixante-cinq pulsations; il est dur, parce que l'artère est ordinairement cartilagineuse, superficielle, peu environnée de graisse, et que les ossifications sont souvent au-dessous de l'origine de la sous-clavière; il est aussi souvent inégal et irrégulier; ce phénomène n'est pas facile à expliquer. Si l'on admet que l'ossification gêne le cours du sang, on demandera pourquoi les contractions du cœur sont inégales et irrégulières, puisque l'obstacle est constant et le même? Si on dit qu'elles sont égales, et que la colonne de liquide, en passant vers l'obstacle, se trouve seulement dérangée, diminuée de volume, il restera toujours à expliquer pourquoi l'égalité ou l'inégalité n'est pas constante et régulière. Enfin, pourquoi, lorsque l'obstacle se trouve dans la brachiale, par exemple, le sang n'arrive-t-il pas en même temps aux deux pouls à la fois, pourquoi y a-t-il défaut d'isochronisme? On concevrait l'inégalité, mais non l'irrégularité. Si l'on met en avant le principe d'hydrodynamique, que les fluides marchent d'autant plus lentement qu'ils sont dans des canaux plus larges, *et vice versâ*, on comprendra que le sang pourra arriver plus tard, puisqu'il circule alors en moindre quantité que du côté sain; mais pourquoi ce phénomène ne sera-t-il pas constamment le même, l'obstacle étant toujours le même? Ainsi que beaucoup d'autres actes de la nature, celui-ci semble se dérober à notre explication. La respiration est lente et gênée dans la vieillesse, et diverses circonstances augmentent ou diminuent cette gêne, comme nous aurons occasion de le voir.

§ III. Des changemens que l'âge apporte dans l'absorption.

Quels que soient les organes qui exécutent cette fonction, quelle que soit l'opinion qu'on admette à cet égard, l'expérience prouve qu'elle ne s'exerce pas de la même manière dans tous les âges.

L'absorption chyleuse paraît être beaucoup plus active et plus rapide dans l'enfance et la jeunesse que dans l'âge de retour. Les vaisseaux chylifères et les glandes mésentériques sont bien plus volumineux dans le premier âge que dans la vieillesse; chez le vieillard, en effet, les vaisseaux chylifères se rétrécissent, leurs parois deviennent plus fermes, plus solides; les glandes mésentériques, plus petites, paraissent racornies. Cette disposition de l'appareil chylifère prouve, ce nous semble, que les fonctions qui lui sont confiées ont perdu de leur activité. En effet, de quelle utilité pourrait être l'énergie de ces organes, lorsqu'il n'y a plus d'accroissement à produire et presque plus de pertes à réparer? L'absorption veineuse doit être aussi douée de moins d'activité; c'est ce que doit faire admettre du moins la lenteur de la circulation, et la difficulté de la résolution des maladies chez les vieillards. La circulation artérielle étant gênée, le sang veineux doit nécessairement stagner et sur les surfaces muqueuses perméables au sang, et dans le tissu même des organes; c'est ce qui explique une foule de faits que présente la pathologie des vieillards.

Pour ce qui regarde le système lymphatique, on peut dire aussi qu'il est vraisemblable qu'il perd de son activité; les glandes lymphatiques sont bien plus petites à cet âge que dans le commencement de la vie, mais les fonctions de cet ordre de vaisseaux sont encore couvertes d'un voile trop mystérieux pour qu'on se permette de hasarder sur elles quelque conjecture. La sagesse exige qu'on se renferme dans le doute.

§ IV. — Des changemens que l'âge apporte dans la nutrition.

Le mécanisme par lequel s'opère la nutrition est encore totalement inconnu. Sont-ce les extrémités artérielles qui apportent les matériaux de la réparation dans tous nos organes? Dans ce cas, ces extrémités ne s'abouchent donc pas immédiatement avec les veines? mais les expériences les plus concluantes démontrent ces anastomoses. Est-ce par des pores latéraux que se déposent les matériaux réparateurs ? mais qui a vu ces ouvertures ? où commencent-elles, où finissent-elles ? comment s'opère la répartition de ces matériaux ? Sont-ce les veines qui sont chargées de reprendre toutes les parcelles de ces organes devenues inutiles à l'exercice des fonctions ; ou bien est-ce un ordre particulier de vaisseaux à qui est confiée la décomposition de nos parties, et par quel mécanisme s'opère ce phénomène ? Si l'on interroge les physiologistes, on trouve sur cette matière la plus grande divergence d'opinion. Toutefois, la nutrition étant le dernier résultat des diverses fonctions de la vie individuelle, c'est d'après l'énergie et l'activité de ces diverses fonctions et des appareils qui les exécutent qu'on peut juger de son activité. Depuis l'enfance jusqu'à la vieillesse, le corps change continuellement de poids et de volume ; les différens tissus varient de consistance, de couleur, de composition ; l'exercice augmente le volume des parties que le repos diminue ; une émaciation prompte et générale survient fréquemment, et l'hypertrophie de nos organes n'est point un phénomène rare. Le mouvement intérieur qui produit ces changemens a reçu le nom de nutrition. Il est vraisemblable que cette action inconnue renouvelle entièrement notre corps. Elle est beaucoup plus rapide dans l'enfance et la jeunesse que dans l'âge adulte et la vieillesse. Les enfans et les jeunes gens consomment plus d'alimens que les adultes et les vieillards, ce qui tient non-seulement aux mouvemens qu'ils exécutent, mais encore au besoin qu'ils ont de croître. La digestion, l'absorption, la circulation, étant les agens principaux de la nutrition, il s'ensuit que tout ce qui accélère ces fonctions augmente leur énergie, accroît en même temps l'énergie et l'activité du mouvement nutritif; or, nous l'avons vu, rien n'est plus favorable à cet accroissement que la jeunesse.

§ V. — Des changemens que l'âge apporte dans les sécrétions.

On donne le nom générique de sécrétion à cette opération de la nature qui consiste à séparer du sang une partie de ses élémens, pour les répandre au dehors, ou à l'intérieur, après leur avoir fait subir un changement de combinaison, ou sans leur avoir fait éprouver d'altération préalable. On en distingue de trois espèces : les *exhalations*, les *sécrétions folliculaires*, et les *sécrétions glandulaires*.

Les *exhalations des membranes séreuses* ne présentent pas des différences marquées par les progrès de l'âge. L'exhalation séreuse du tissu cellulaire est plus abondante dans la jeunesse que dans la vieillesse; mais l'*exhalation graisseuse* du même tissu varie beaucoup. Les enfans très-jeunes sont ordinairement gras; les jeunes gens le sont rarement; vers la trentième année, la graisse augmente; l'abdomen devient saillant; les fesses grossissent, ainsi que les mamelles chez les femmes; et chez les vieillards, l'embonpoint diminue et disparaît; la synovie ne paraît très-abondante que dans l'âge où l'on exécute beaucoup de mouvemens; c'est donc dans la jeunesse et dans l'âge adulte qu'elle est exhalée en grande quantité. Les humeurs de l'œil sont très-abondantes dans l'enfance, et diminuent dans la vieillesse, ainsi que nous l'avons dit déjà. Quant aux *exhalations sanguines* dont les tissus érectiles sont le siége, leur plus haut degré de développement est sans contredit l'âge où ces organes entrent en action, c'est-à-dire la puberté; c'est à cette époque que la verge, le gland, le clitoris, le mamelon, etc., se remplissent fréquemment du produit d'une exhalation sanguine qui cesse dans la vieillesse.

Les *exhalations muqueuses* sont très-actives dans l'enfance; elles diminuent dans l'âge adulte, pour augmenter considérablement dans la vieillesse. Il paraît que la sécheresse de la peau qui survient à cette époque, est cause de cette augmentation; en effet la peau qui est très-perspirable dans les premières années de la vie, perd peu à peu cette faculté; elle se sèche en avançant en âge, et ses fonctions sont remplacées par l'action des membranes muqueuses.

Les *sécrétions folliculaires* paraissent augmenter pendant la virilité; du moins leur produit est-il plus odorant que dans les premières années de la vie.

Pour les *sécrétions glandulaires*, il est à remarquer que les enfans et les vieillards versent des larmes avec la plus grande facilité. On ne connaît pas bien les modifications que l'âge apporte dans la sécrétion des glandes salivaires, et moins encore dans celles du pancréas. Nous sommes dans une ignorance presque aussi complète sur la sécrétion biliaire. Il est cependant vraisemblable que la bile contracte plus de densité, une couleur plus prononcée, que ses principes sont plus rapprochés, moins étendus dans l'âge adulte et la vieillesse; qu'elle est plus claire, plus limpide, moins irritante, chez les jeunes sujets, quoique au moins aussi abondante. Nous sommes beaucoup plus instruits sur les changemens qu'éprouve la sécrétion de l'urine. Le rein, formé de plusieurs parties, d'abord distinctes, et surmonté d'un organe particulier auquel on a donné le nom de capsules surrénales, est très-volumineux dans le nouveau-né; son accroissement n'est pas proportionné à celui des autres viscères, et les capsules surrénales diminuent singulièrement par les progrès de l'âge. La vessie est très-irritable et très-contractile. De là vient qu'à cet âge l'excrétion de l'urine est facile, souvent répétée; ce fluide est limpide, aqueux, contient peu de sels; il est remarquable par l'absence de l'urée, et par la présence de l'acide benzoïque. Ce dernier principe disparaît avec la puberté, et le premier se manifeste alors. Dans le reste de la vie, la sécrétion de l'urine conserve son activité; elle donne lieu à un fluide plus coloré, plus concentré, plus riche en principes salins; mais dans la vieillesse, la vessie ayant perdu, ainsi que le reste du système musculaire, une grande partie de son irritabilité et de sa contractilité, l'émission de l'urine se fait involontairement, ou se trouve fort gênée. Il y a incontinence ou rétention de ce produit excrémentitiel.

Nous ne parlerons pas des changemens survenus dans le thymus, qui disparaît entièrement par l'âge, non plus que de ceux de la tyroïde, de la rate, etc. On ignore complétement les usages de ces ganglions glandiformes. Ce n'est pas ici le lieu de parler des modifications que subit la sécrétion spermatique et celle du lait.

QUATRIÈME SECTION.

Des modifications que l'âge apporte dans les maladies, et des maladies particulières aux différens âges.

Les changemens qui surviennent dans l'organisme par les progrès des ans, apportent dans les maladies communes aux diverses périodes de la vie, des modifications qu'il est de la plus haute importance de connaître; bien plus, il est des affections qui ne se manifestent guère qu'à certaines époques de la vie, et qu'on ne retrouve que très-rarement ou même jamais dans les autres âges. Le pronostic et le traitement de ces maladies doivent différer selon ces circonstances, et ces deux points importans de la pathologie doivent avoir reçu déjà quelques lumières des considérations précédentes; il ne nous reste guère qu'à en faire une succincte application.

La ligature du cordon ombilical paraît déterminer chez le nouveau-né une pléthore sanguine qui se manifeste par des congestions de sang dans les divers viscères, mais notamment dans le cerveau qui devient le siége d'apoplexies fréquentes; et par ce mot nous devons prévenir que nous ne voulons parler que des hémorrhagies cérébrales. Des obstacles nombreux empêchent souvent l'introduction de l'air dans le poumon, l'hématose ne peut s'opérer, l'enfant succombe ; l'étroitesse des voies aériennes, l'accumulation de mucosités épaisses dans les fosses nasales, le larynx et les bronches, sont les causes les plus ordinaires des asphyxies qui moissonnent les nouveau-nés. C'est ainsi que les nouvelles fonctions du foie, la cessation subite de son action particulière sur la circulation, ont paru suffisantes à quelques observateurs pour expliquer les ictères qui se manifestent dans l'enfance. Le peu de consistance du canal alimentaire, et le nouveau mode d'alimentation qui s'établit, donnent raison de la fréquence des déjections et des coliques ; l'action de l'air sur la peau et sur les membranes muqueuses des conduits aériens, encore tendres et si susceptibles d'impressions, occasionnent les phlegmasies de ces membranes ; la vivacité de la lumière, l'ophthalmie ; la pression des corps extérieurs, les contusions, les ecchymoses, etc. La mollesse des tissus, leur état pour ainsi dire *spongieux*, expliquent pourquoi, dans la première enfance, ils se laissent pénétrer par les fluides avec tant de facilité, et la prédominance de ces fluides donne raison des engorgemens des glandes, des gonflemens articulaires, des éruptions croûteuses de la peau, des écoulemens muqueux du nez, des oreilles, des yeux, etc. De cette disposition organique découlent naturellement les scrofules, la teigne, l'œdème du tissu cellulaire, les hydropisies, les engorgemens des ganglions lymphatiques, le carreau, les tubercules, les abcès froids, les tumeurs blanches, la carie, le ramollissement des os, etc. ; cette disposition cesse à l'approche de la puberté, époque, en effet, où l'on voit disparaître la plupart de ces affections; à moins que, par un de ces écarts trop communs dans la nature, la constitution de l'enfance ne résiste à la révolution qui s'opère dans l'économie animale.

Nous avons remarqué que dans l'enfance le système nerveux prédominait d'une manière remarquable; aussi les inflammations des meninges et du cerveau, l'épilepsie, les convulsions, la somnolence, le coma, qui les accompagnent, et tout le funeste cortége des symptômes cérébraux se montrent-ils fréquens à cet âge. Ces mêmes symptômes compliquent souvent les maladies ordinaires, et leur impriment un caractère particulier de gravité. Les femmes, que nous avons dit participer à la constitution des enfans, sont exposées aux mêmes accidens, ainsi que nous le verrons plus tard. On trouvera dans la sensibilité excessive de la peau, dans le nombre prodigieux de vaisseaux qui la pénètrent, dans l'activité de la circulation et des diverses sécrétions, la disposition aux diverses maladies éruptives; la scarlatine, la rougeole, la petite vérole, etc. Les phlegmasies muqueuses, telles que les aphthes, l'angine, le croup, etc., reconnaîtront pour causes la même disposition. Une effrayante rapidité dans les maladies aiguës, une invincible opiniâtreté dans les maladies chroniques, sont encore un résultat inévitable de la constitution propre à l'enfance. Quelques jours, quelques heures, suffisent quelquefois pour enlever un enfant naguère la joie et l'espoir de ses parens. Tandis que les progrès de l'âge peuvent seuls, dans d'autres cas, faire disparaître des affections qui deviennent constitutionnelles. Les moyens de manifestation de la pensée n'étant pas encore donnés à cet âge, on n'est informé que par des cris ou des gestes automatiques de l'existence des maladies; et ces cris et ces gestes sont insuffisans pour faire reconnaître l'espèce de la maladie. L'imperfection de certains organes, et conséquemment de leurs fonctions, contribue à jeter la plus grande obscurité sur le diagnostic. Je vais en citer un exemple. Les muscles étant peu développés en général, ceux qui servent à la respiration partagent avec tout le système une grande faiblesse d'action; il s'ensuit que l'expectoration, qui exige un très-grand effort de la part des muscles expirateurs, ne peut avoir lieu. Cette impossibilité a, ce nous semble, fait commettre une foule de méprises. De ce qu'on voyait des toux opiniâtres et sans expectoration, quelquefois suivies de vomissemens (causés par l'impossibilité d'expectorer), de ce qu'on a vu disparaître ces toux *après* l'usage des émétiques ou des narcotiques, on a été porté à conclure que le siége en était dans l'estomac. C'est en effet dans ce viscère qu'on a placé la coqueluche. Peu satisfait de ces raisonnemens, moins satisfait encore des observations publiées par les auteurs qui ont écrit sur ce sujet, j'ai voulu voir par moi-même; et voici ce que les ouvertures de corps, dont on ose révoquer l'utilité dans le dix-neuvième siècle, m'ont appris.

Chargé de donner des soins aux habitans du quartier le plus populeux et le plus insalubre de Paris, j'ai eu occasion de voir depuis plusieurs années un grand nombre d'enfans présentant les signes de la *coqueluche*; mais ne voulant pas m'en rapporter à mon diagnostic, qui aurait pu paraître suspect, j'ai envoyé ces enfans dans l'hôpital où on a l'habitude de les traiter; j'ai fait demander par des parens ou des personnes intelligentes quel était le nom qu'on donnait à la maladie, j'ai acquis ainsi la certitude que c'était bien la *coqueluche*. Plusieurs de ces enfans ont été retirés par les parens avant la guérison de leurs affections, et ont succombé chez eux, où ils retrouvaient toutes les causes qui avaient développé la maladie. A l'examen du corps, *j'ai constamment trouvé des pleurésies, des péripneumonies chroniques, des inflammations des bronches, et rien dans l'estomac**. On me dira que cela ne prouve rien contre l'existence de la coqueluche, que seulement on s'est mépris dans ses circonstances. C'est aussi tout ce que je veux prouver pour le moment. Mais si les médecins les plus expérimentés ont pris des phlegmasies chroniques du poumon pour de prétendues coqueluches, combien ne doit-on pas être en défiance contre le diagnostic porté par des praticiens vulgaires? et combien l'existence même de cette maladie ne devient-elle pas douteuse? Je livre ces doutes aux médecins observateurs, non pas à ceux qui font des systèmes, mais à ceux qui ne dédaignent pas les ouvertures de corps.

En faisant disparaître souvent les maladies chroniques

* Seulement il me paraît hors de doute que cette inflammation porte un caractère spécifique. (Voyez *Cours de Médecine clinique*, tom. II, page 333.)

et constitutionnelles de l'enfance, la puberté, avec une nouvelle organisation, amène des dispositions à des maladies nouvelles. Le développement du poumon, la rapidité de l'accroissement et l'apparition de la faculté génératrice, qui signalent cette époque, expliquent la fréquence des péripneumonies, des pleurésies et des hémoptysies, qui remplacent alors l'épistaxis ; des phthisies pulmonaires; les tumeurs, les déviations, le ramollissement, les caries des os, les dépérissemens qui suivent l'usage immodéré des premières jouissances. La pléthore sanguine, qui se manifeste chez la femme à cette époque, par l'éruption des menstrues, occasionne une foule d'accidens, lorsque cette évacuation sanguine s'établit avec peine. Les congestions vers la tête, vers la poitrine; les vertiges, les éblouissemens, les tintemens d'oreille, les maux de tête, les bouffées de chaleur au visage, les suffocations, les coliques, la leucorrhée, la chlorose, le pica, toutes les phlegmasies des viscères intérieurs, et surtout la plupart des hémorrhagies, sont le résultat de l'aménorrhée ou de la dysménorrhée. Les maladies de l'adolescence, moins fréquentes que celles de l'enfance, marchent ordinairement avec rapidité, se terminent par une résolution heureuse, et réclament le traitement antiphlogistique que nécessite la prédominance de l'appareil circulatoire et respiratoire qui caractérise ordinairement cette époque de la vie.

Les maladies qui ne sont ordinairement que le cortége de l'organisation imparfaite, soit qu'elle commence, soit qu'elle se détériore, se montrent plus rarement lorsque l'organisme a atteint toute sa perfection. Néanmoins, en conservant quelques dispositions aux affections thoraciques, l'adulte est plus fréquemment exposé aux maladies abdominales. C'est l'âge des inflammations gastro-intestinales et des divers viscères contenus dans l'abdomen; les femmes sont de plus exposées à toutes les maladies de la gestation et de la parturition, aux péritonites, aux mennorhagies, etc.; et lorsque les menstrues viennent à cesser, une foule de maladies les assiégent, elles sont exposées aux mêmes accidens auxquels elles avaient échappé à la puberté : la cessation du flux menstruel expose à autant de dangers que leur apparition, et ces dangers, occasionnés par la pléthore, sont de la même espèce; seulement la nature n'a pas les mêmes ressources que dans l'adolescence. Aussi voit-on beaucoup de femmes succomber à cette époque.

Qu'on se rappelle ce que nous avons dit sur l'organisation des vieillards, on en verra découler naturellement la plupart des affections dont ils sont accablés, et les diverses formes que revêtent leurs maladies. C'est ici surtout que la connaissance parfaite de l'organisation déroule à nos yeux, de la manière la plus satisfaisante, l'enchaînement des phénomènes morbides. L'encéphale est la source de la vie. Lorsqu'il est convenablement disposé, il envoie directement ou indirectement un agent inconnu, mais dont l'existence est incontestable, dans toutes les parties du corps; il les anime, il les met en action; c'est le principe de toute sensibilité, de toute contractilité, enfin de toutes propriétés soi-disant vi tales. Lorsque, par les progrès de l'âge, cette organisation s'altère, toutes les parties qui sont sous son empire se ressentent de cette altération. Or, nous avons vu que le cerveau se durcissait par l'âge, et que les organes qui transmettaient l'agent nerveux aux extrémités sentantes ou aux viscères, étaient plus petits, plus denses, et comme retirés sur eux-mêmes. Ces altérations sont faciles à juger, en comparant l'appareil de l'innervation du vieillard et celui de l'enfant. Si donc l'œil ne peut méconnaître ces altérations, il ne sera pas difficile d'admettre que la transmission de l'agent nerveux, quel qu'il soit, doit être imparfaite; et c'est en effet ce qu'on reconnaît par le défaut d'énergie dans la sensibilité et la contractilité des parties. L'agent nerveux doit être usé par la marche des années; ceci n'est point une supposition gratuite; car rien n'est plus vrai que cet adage vulgaire, que tout s'use dans la nature. On peut attribuer à cette altération de l'appareil de l'innervation, la diminution de l'action des sens, et surtout de la vüe et de l'oüie; l'amaurose sénile et la surdité; la perte de la mémoire, le radotage, l'idiotie sénile; le tremblement des membres et de la tête; peut-être quelques danses de saint Weith; quelques paralysies incomplètes, la paresse du rectum et la paralysie de la vessie. On concevra même que cette altération pourra être portée jusqu'au point de causer la mort. C'est là l'opinion du grand Boërhaave sur la mort sénile. Je pense qu'elle peut arriver ainsi quelquefois; mais, d'après mes nombreuses ouvertures de corps de vieillards, je me crois autorisé à penser que ce cas doit être extrêmement rare, puisque j'ai constamment trouvé une lésion locale dans les cas de mort sénile. L'opinion de Boërhaave serait parfaitement juste, ou plutôt ce qu'il suppose arriverait bien plus fréquemment et même toujours, s'il ne survenait concurremment avec les altérations du système nerveux, d'autres modifications dans différens appareils. Il faut mettre au premier rang l'accumulation du phosphate calcaire dans une foule d'organes, mais surtout dans les gros vaisseaux. Ce phénomène, résultat inévitable des progrès de l'âge, est la cause de presque toutes les maladies qu'ils éprouvent. Il faut ajouter à cela que l'innervation étant ralentie, l'hématose, l'une des principales causes de l'existence, se fait aussi très-imparfaitement. Maintenant l'on concevra comment, la force de la constitution étant presque nulle chez les personnes avancées en âge, leurs maladies présenteront une marche particulière; comment elles se compliqueront facilement d'adynamie; comment leur résolution sera difficile; comment elles seront souvent chroniques, et fréquemment latentes. Elles se compliqueront d'adynamie; car la source de la force, le cerveau, et la sanguification principal moyen de réparation, seront altérés; la résolution sera difficile, car l'absorption sera pénible. En effet, pour qu'elle soit facile, il faut un certain degré de forces; il faut que la circulation soit libre. Enfin elles seront latentes, parce que le cerveau ne recevant plus que difficilement les impressions, les malades ne ressentiront aucune douleur, et paraîtront n'avoir aucune affection locale.

Les vieillards seront sujets aux phlegmasies des divers organes, à cause de la gêne qui existe dans la circulation. Ainsi que nous l'avons déjà dit, le sang, ne pouvant être poussé dans l'aorte, stagnera dans le ventricule gauche, de là dans l'oreillette, de là dans les poumons; bientôt il agira comme un corps étranger, et déterminera dans ces organes une véritable inflammation. Les cavités droites ne pouvant plus se vider dans les poumons, naturellement le sang veineux séjournera dans toutes les membranes muqueuses, qui sont très-perméables, surtout dans celles de l'estomac, des intestins, des bronches, etc., et y déterminera des injections mécaniques, qui seront suivies d'inflammations. Aussi les diverses phlegmasies thoraciques et abdominales sont-elles aussi fréquentes au moins chez les vieillards que chez les jeunes sujets. Les congestions dont nous venons de parler engendreront des douleurs abdominales, mais ces congestions auront lieu de la même manière au cerveau; de là, la fréquence des maladies cérébrales. L'apoplexie surviendra lorsque l'obstacle à la circulation sera placé après les sous-clavières, et que l'abord du sang sera facile vers la tête; la dureté des parois des vaisseaux augmentera leur fragilité, et pourra donner lieu à leur rupture, à l'hémorrhagie cérébrale, et, par suite, à toutes les paralysies. Le défaut de mastication, les modifications survenues dans les organes gastriques, engendreront des digestions imparfaites, un sang peu réparateur, une nutrition misérable, et conséquemment le scorbut. La peau, n'étant plus perspirable, sera assaillie par une foule d'éruptions, et ses fonctions devant être remplacées, les membranes muqueuses sécréteront une plus grande quantité de mucosités; elle seront affectées de catarrhes; l'urine sera plus abondante; mais le défaut de contractilité de la vessie donnera lieu à l'incontinence ou à la rétention d'urine. Si nous examinons les organes des sens, nous voyons la presbytie survenir, à cause de la diminution des humeurs de l'œil; l'opacité du cristallin et la perte de sensibilité de la rétine occasionner la cécité; la surdité reconnaître des causes analogues. La gangrène des membres arrive, et par défaut d'innervation, et par défaut de circulation. Le relâchement des parois abdominales produit les hernies; les anévrysmes du cœur et les difficultés de respirer reconnaissent pour cause la gêne générale de la circulation; les épanchemens séreux dépendent aussi de la même altération. Enfin, les diverses modifications morbides de tissus de la plupart des organes peuvent être le résultat immédiat de leur usage long-temps continué. Les fractures seront fréquentes, vu la fragilité des os et la diminution de leur épaisseur.

D'après cette simple exposition, il est facile de voir que l'organisation est la cause première de toutes les maladies des vieillards et de leurs diverses modifications; il a fallu beaucoup d'observations pour arriver à des résultats aussi évidens; mais je les crois aujourd'hui hors de doute, à moins qu'on n'aime mieux, pour trancher la difficulté, dire que toutes ces maladies ne sont que des variétés de la gastro-entérite, ce qui est beaucoup plus simple.

Les indications thérapeutiques et hygiéniques découleront de ces principes avec la même clarté; mais ce n'est pas le lieu de les exposer ici.

TROISIÈME DIVISION.

Des différences que le sexe apporte dans la constitution.

La génération est le moyen que la nature emploie pour entretenir l'éternelle jeunesse de l'univers. Après la conservation de l'individu, il semble qu'elle ait placé toute sa sollicitude dans la conservation des espèces. Dans les mammifères, et par conséquent dans l'homme, qui en occupe le premier rang, elle a voulu que deux êtres différens concourussent à cet acte de la plus éminente importance.

Jusqu'ici, nous nous sommes bornés à examiner l'organisme dans l'homme; nous n'avons parlé de la femme que pour signaler des modifications que nous ne pouvions passer sous silence. Les considérations précédentes étant donc applicables à l'homme, et ayant dû le faire connaître, nous ne nous occuperons ici que de l'autre sexe.

Les nuances que le sexe imprime ne sont pas seulement bornées aux organes de la génération; elle se font sentir dans toute l'économie animale, Ce n'est pas que les principales différences ne résident dans ces organes; mais l'influence qu'ils exercent est telle, qu'on la retrouve dans toutes les parties, dans toutes les fonctions. La grâce et l'élégance des formes, la finesse de l'esprit, la délicatesse des sentimens, présentent en effet des points de différence aussi sensibles que ceux qui résultent des organes de la copulation. Néanmoins, dans les premières années de la vie, les nuances générales sont si peu marquées, que l'œil le plus exercé aurait souvent de la peine à les discerner. Même physionomie, même son de voix, même allure; tout concourt à confondre les deux sexes. Ils se livrent aux mêmes jeux, éprouvent les mêmes besoins. Cependant le jeune garçon est en général plus fort, plus mobile, plus turbulent que la jeune fille du même âge. D'ailleurs, cet état douteux disparaît bientôt : le jeune garçon ne tarde pas à perdre cette rondeur des formes qui le faisait confondre avec la jeune fille, et que celle-ci conserve toute sa vie. Les muscles, qui se dessinent de bonne heure dans le premier, continuent en effet dans la seconde d'être masqués sous un tissu cellulaire abondant. Le visage conserve toujours chez elle l'incarnat de l'enfance, ou brille même d'un nouvel éclat. Plus l'âge de la nubilité approche, plus il survient de différences. Enfin, à la puberté, l'adolescent prend le caractère physique et moral que nous lui avons attribué, tandis que chez la femme les traits de l'enfance semblent se perpétuer. Cependant, à cette époque, des qualités nouvelles se développent; elle revêt ces formes délicieuses qui la rendent l'objet d'une espèce de culte de la part de l'autre sexe.

C'est surtout depuis cet âge jusqu'à celui où disparaît l'aptitude à devenir mère, que nous devons considérer la femme. Avant cette époque, elle n'a, pour ainsi dire, pas encore de sexe; après cette époque, il ne lui reste que des souvenirs.

Durant ce laps de temps, qui comprend dans nos climats, environ depuis la treizième année jusqu'à la cinquantième, la femme peut être douée des mêmes prédominances organiques que l'homme. Seulement les nuances sont bien moins prononcées chez elle que chez lui, et, au physique comme au moral, ces diverses constitutions sont toujours modifiées par les attributs du sexe qui en font disparaître la rudesse, les aspérités. La constitution qui domine chez la femme n'est pas, comme on l'a dit, celle que caractérise la prédominance des systèmes circulatoire et respiratoire, au moins dans les régions que nous habitons, mais bien celle où l'appareil qui préside à l'innervation est doué d'un surcroît de développement. Faiblesse et sensibilité, tels sont les attributs de la femme.

PREMIÈRE SECTION.

Des différences que le sexe apporte dans les appareils de la vie de relation.

§ 1. — Des différences que le sexe apporte dans l'habitude extérieure du corps.

A l'âge de puberté, la nature n'a point encore achevé son plus parfait ouvrage. Cependant cette fleur naissante nous ravit par les agrémens qu'elle possède et par ceux qu'elle promet d'acquérir encore. C'est bien le plus doux moment de la vie, que celui où la réalité s'unit à l'espérance. A peine la femme a-t-elle donné les premiers signes qui annoncent qu'elle peut devenir féconde, que les formes grêles de l'enfance disparaissent sous un tissu cellulaire abondant; les saillies des os s'effacent; le regard vif et pénétrant perd sa première indifférence; les joues s'arrondissent et se colorent d'une aimable pudeur; le duvet délicat et presque imperceptible qui les couvre, ressemble à celui des fruits qu'une tentative indiscrète n'a point encore profané; les membres s'arrondissent et présentent les contours les plus gracieux; la gorge se prononce, proémine, et soulève les vêtemens; les hanches s'élargissent, et la taille paraît d'autant plus élégante et plus délicate, que la poitrine a dans le même temps acquis de l'ampleur. La femme croît encore; toutefois, à dix-huit ans, elle a ordinairement acquis tous les attraits qui doivent l'embellir. Des cheveux flottans sur des épaules arrondies en rehaussent l'éclat. La peau brille alors du plus vif incarnat; l'élégance des formes, la grâce et la souplesse des mouvemens, la fermeté des chairs, tout a été prodigué pour la perfection de cet être intéressant. La nature a versé sur la jeune fille ses plus riches trésors. Pourvue d'autant de charmes, elle attire autour d'elle un essaim de jeunes amans, trop heureux de recevoir ses chaînes; mais elle ne tarde pas elle-même à trouver un vainqueur, et paie bientôt son tribut à la nature. Dès-lors elle perd quelques-uns de ses attraits; il semble que la nature n'eût fait éclore tant d'appas, que pour accomplir l'œuvre de la reproduction; et que son but étant rempli, elle les néglige, les abandonne. Néanmoins, quoique la femme n'offre plus la même fraîcheur, elle acquiert un autre genre de beauté; plus d'embonpoint lui donne plus de noblesse dans la démarche; et quoiqu'elle n'ait pas encore besoin d'artifice, l'expérience déjà acquise, ou plutôt instinctive, lui inspire mille manières séduisantes qui nous entraînent et nous soumettent. Enfin, bien que le temps impitoyable, en respectant toutefois les cheveux qui ornent sa tête, arrache tous les jours quelques-uns de ses charmes, la femme nous enchante par mille qualités qui se succèdent presque jusqu'au moment fatal où elle perd la prérogative de se reproduire. Alors si ce n'est plus l'amour qu'elle inspire, elle en est bien dédommagée par l'espèce de triomphe que lui procurent les agrémens de son esprit, bien plus naturel et bien plus aimant que le nôtre. Si des attraits fugitifs ont disparu, des qualités bien plus estimables nous la font chérir. Elle a donné des fils, qui sont devenus des citoyens vertueux et utiles, des défenseurs de la patrie, ou des filles qui, rappelant ses beaux jours, font à leur tour le charme de la société, l'ornement et la gloire de leur mère. Ce sont les Gracques qui parent et embellissent Cornélie.

§ II. — Des différences que le sexe apporte dans l'encéphale, dans les organes des sens et leurs fonctions.

Mais cet extérieur séduisant dont la femme est décorée

n'est pas encore son plus beau titre à nos hommages. Jusqu'ici c'est Galathée, mais Galathée qui n'a pas encore reçu le feu du ciel. Les facultés intellectuelles et morales de la femme nous ravissent bien plus encore, même par leurs défauts.

Ses nerfs sont généralement plus volumineux et plus mous que ceux de l'homme. Son encéphale, quoique moins développé, considéré d'une manière absolue, l'est à peu près autant relativement à sa stature ou à son poids. Ces circonstances de mollesse et de volume paraissent être, dans les organes de la sensibilité, les conditions favorables au développement de cette faculté. Les instrumens des sensations ne présentent aucune particularité remarquable; mais l'exquise sensibilité dont ce sexe est doué donne à ses perceptions une finesse et une rapidité extraordinaires. La femme voit et entend ordinairement, lorsque l'homme regarde et écoute encore. Ses sensations sont donc rapides, et si elles sont rapides, elles doivent être multipliées; les idées doivent se présenter en foule, et comme elle ne peut se donner le temps de les mûrir par la réflexion, elles doivent être quelquefois erronées. Ces pensées étant très-multipliées, elles doivent être exprimées avec promptitude; aussi la conversation des femmes est-elle en général vive et animée, et partant pleine d'agrément. C'est bien à tort qu'un pédantisme ridicule leur a fait un reproche de cette aimable facilité qui bannit l'ennui, le pire des maux. Mais c'est en vain qu'elles ont des prétentions à la constance; elles se croient constantes, parce qu'aimant avec ardeur, elles s'imaginent devoir aimer toujours; cependant leur sensibilité même implique contradiction avec la constance : si elles sentent fortement, elles ne peuvent sentir long-temps. D'ailleurs la nature, pour remplir ses vues, n'avait pas besoin d'un amour éternel. Si l'homme persévère peu dans ses affections, il faut en accuser nos habitudes sociales, qui le rendent volage, et non son organisation, qui le convie à la constance. Le caprice, résultat nécessaire de la multiplicité des sensations et des désirs, est une arme puissante que la nature semble avoir mise dans les mains des femmes pour rendre plus piquans tous les attraits dont elle les a dotées. Il semble fait pour rompre l'uniformité du bonheur, pour déconcerter le vainqueur trop présomptueux. Il devient tour à tour un auxiliaire de la coquetterie et un rempart pour l'honneur. L'adresse et la ruse sont les supplémens naturels de la force, qui est l'apanage de l'homme. Si la femme n'eût eu l'adresse et la ruse en partage, elle eût été le jouet continuel et l'esclave de l'homme; mais, adroite et fine, elle évite non-seulement une injuste tyrannie, mais elle conquiert, sans en avoir l'apparence, le plus doux et le plus puissant des empires, celui que nous accordons à la persuasion.

Les études profondes et suivies ne lui conviennent point; non, comme on l'a injustement prétendu, qu'elle ne soit très-capable de s'élever à la hauteur des sciences, mais elle ne saurait les acquérir qu'aux dépens de cette fraîcheur et de ces charmes qui sont un de ses plus sûrs moyens de plaire. D'ailleurs son esprit naturel lui rend inutile cet étalage scientifique qu'on fait bien d'acquérir lorsqu'on a peu de chose pour en tenir lieu. Il vaut mieux qu'elle reste elle-même que de se parer d'un savoir emprunté, qui donne toujours un air gauche à celle qui le possède, et qui est bien loin de remplacer avantageusement le naturel qu'il fait évanouir.

La générosité, la bienveillance, la compassion, appartiennent encore à la femme; affectueuse, tendre, compatissante, elle ne peut voir sans attendrissement et sans les soulager, les maux d'autrui; mais ses entrailles de mère la rendent capable des plus héroïques efforts pour protéger l'être auquel elle a donné le jour.

Quelques femmes semblent s'éloigner de ce tableau; mais ce sont de ces écarts que nous devons encore imputer à la société, et dont la nature est bien rarement coupable.

§ III. — Des différences que le sexe apporte dans l'appareil de la locomotion.

L'organisation de la femme diffère singulièrement de la nôtre sous le rapport des organes des mouvemens. Les os qui en sont les instrumens passifs sont en général moins longs, moins épais et moins durs que ceux de l'homme. Les saillies et les dépressions que déterminent les insertions des muscles sont d'autant moins prononcées que ceux-ci font des efforts moins considérables. Leurs courbures sont aussi moins sensibles. On doit néanmoins en excepter le fémur, qui est plus incliné de haut en bas et de dehors en dedans; direction nécessitée par l'évasement considérable du bassin. Cette ampleur du bassin est une disposition bien digne de remarque, puisqu'elle indique le principal but de la nature. L'espace compris entre le sacrum et le pubis est plus grand que chez l'homme, et cela devait être pour permettre l'issue du produit de la conception. Les clavicules sont moins longues et moins courbées chez les femmes que chez l'homme; aussi chez ce dernier les épaules paraissent-elles beaucoup plus développées. La partie spongieuse des os paraît dominer chez la femme, et c'est à cette raison qu'on doit attribuer le volume de certaines articulations. Si nous jetons un coup d'œil sur les muscles, instrumens actifs de la locomotion, nous voyons qu'ils sont moins volumineux, moins rouges que chez l'homme; qu'un tissu graisseux plus abondant les pénètre et les entoure; que c'est même à la présence de ce tissu qu'est due la rondeur des formes qui nous charment. C'est de ces dispositions organiques que résultent ces mouvemens pleins de grâce et de volupté qui, par une puissance inexplicable, font passer l'amour dans nos sens.

§ IV. — Des différences que le sexe apporte dans les organes de la voix et de la parole.

La poitrine moins développée contient des poumons moins volumineux; la trachée-artère a un diamètre moins étendu; le larynx est plus petit, les anfractuosités nasales sont moins profondes. On conçoit alors que la voix doit être moins grave et moins sonore que chez l'homme.

Ces organes varient peu depuis la naissance jusqu'à l'entier développement de la femme, et l'âge de puberté ne leur imprime pas ce développement subit que nous avons signalé chez l'adolescent. Cependant la voix aiguë et perçante de la jeune fille perd cette espèce d'aigreur; elle prend un timbre suave et délicieux qu'on ne saurait entendre sans émotion, à moins d'une complète insensibilité. La voix de la femme est faite pour le chant. C'est le plus admirable de tous les instrumens de musique; tout ce que l'art a de plus harmonieux ne pourrait approcher de la voix touchante de celle qu'on aime.

SECONDE SECTION.

Des organes de la génération.

La description de l'appareil de la génération appartient à l'anatomie; mais nous devons arrêter un moment notre attention sur deux phénomènes dignes du plus haut intérêt pour le médecin. Ces deux états de la femme qui la modifient à un si haut degré, sont d'abord ces hémorrhagies périodiques qui se manifestent tous les mois; en second lieu, l'état de grossesse.

En parlant de l'influence de l'âge sur les organes de la génération, nous avons parlé de la menstruation, et nous aurons sans doute lieu d'y revenir encore, lorsque nous décrirons les agens qui exercent leur action sur ces organes, et lorsque nous nous entretiendrons des préceptes de l'hygiène relatifs à cet état. Toutefois nous devons dire ici que pendant le flux menstruel, la femme acquiert une susceptibilité physique et morale qui exige les plus grandes précautions. L'aménorrhée et la dysménorrhée étant la cause de la plupart des maladies, c'est à éviter ces accidens que nous devons appliquer tous nos soins. Pour cela, nous ne devons pas oublier que telles impressions physiques, qui ne causeraient aucun dérangement dans l'état habituel, peuvent entraîner alors les plus graves inconvéniens; on ne saurait exiger trop de douceur et de complaisance de la part des personnes qui entourent la femme à cette époque. Nous ignorons complétement la cause prochaine de l'hémorrhagie menstruelle; les explications nombreuses qu'on a données de ce phénomène nous paraissent totalement insuffisantes.

Après la conception, pendant la grossesse et après l'accouchement, il se manifeste des modifications dans l'organisme que nous serons obligés de signaler plus tard; ce qu'il nous est impossible de taire, c'est cet ascendant singulier que les parties de la génération exercent sur tout l'individu. Ce n'est pas dans l'utérus, sans doute, qu'on doit placer l'amour. Cette passion a un siége plus élevé, mais on ne saurait disconvenir que cet organe ne soit, comme les parties génitales chez l'homme, un moteur puissant qui tient sous son joug le reste de l'individu. Le développement de certaines parties coïncide toujours avec certains goûts et certains penchans; ce développement ne serait-il que consécutif? La prédominance de l'utérus a paru à quelques auteurs le cause d'une espèce de tempérament auquel ils ont donné le nom de *tempérament utérin.* Nous avons décrit, sous le titre de constitution caractérisée par la prédominance de l'appareil de la génération, une disposition organique fort analogue, et ce que nous avons dit de l'homme peut s'entendre de la femme, en y faisant par la pensée les changemens qu'exige la différence du sexe. C'est aussi dans l'utérus qu'on a placé plusieurs maladies nerveuses propres au sexe dont nous parlons. Nous partageons l'opinion de M. Georget, qui les place dans les organes de l'innervation.

TROISIÈME SECTION.

Des modifications que le sexe apporte dans les appareils des fonctions organiques.

Ces modifications sont moins sensibles que celles que nous venons de décrire. On observe cependant que, dans l'état ordinaire, la femme prend une quantité d'alimens beaucoup moindre que l'homme. Ceci tient sans doute beaucoup moins à l'organisation de l'appareil digestif, au volume moins considérable du foie, etc., qu'à ce que, s'occupant de travaux moins pénibles que l'homme, elle fait des pertes moins abondantes et qui exigent moins de réparation. La vie sédentaire qu'elles mènent dans les grandes villes est peu propre à exciter l'appétit, et à donner de l'énergie aux forces digestives. Cela est tellement incontestable, que lorsque les mêmes personnes viennent à changer de manière de vivre, lorsqu'elles habitent la campagne, où elles font plus d'exercice qu'à la ville, et où elles respirent un air et plus vif et plus pur, leur appétit s'accroît, leurs digestions sont plus rapides et moins pénibles. Les paysannes, ou les femmes qui sont livrées à des professions qui nécessitent beaucoup d'efforts, prennent presque autant de nourriture que les hommes. Mais nos citadines consomment en général si peu d'alimens, qu'on a peine à concevoir comment ils peuvent suffire à la conservation de leur existence, à plus forte raison de leur santé, de leur embonpoint même et de leur fraîcheur.

Les appareils circulatoire et respiratoire reçoivent du sexe quelques modifications que nous ne devons pas passer sous silence. Les organes qui les forment ne sont pas aussi développés que chez l'homme, phénomène qui ne tient pas seulement à ce que sa stature est moins élevée, comme on pourrait le croire, mais à une disposition originelle. Les poumons et le cœur d'une femme d'une certaine stature sont moins volumineux que chez un homme de la même taille. La poitrine est toujours plus étroite chez la première que chez le second, d'où l'on peut aisément conclure, même sans être anatomiste, que les organes qu'elle renferme sont moins considérables. Les mouvemens de la respiration ainsi que ceux du cœur sont plus fréquens chez la femme; circonstance qui pourrait tenir à la petitesse de sa taille : car le sang ayant moins d'espace à parcourir, doit en effet achever plus promptement son cours, et le recommencer plus fréquemment; et comme les mouvemens de la respiration sont en rapport avec ceux de la circulation, on conçoit qu'ils doivent être aussi plus souvent réitérés. Mais à cette cause indubitable je pense qu'on doit joindre encore l'extrême sensibilité de la femme.

La perspiration cutanée se fait avec plus de facilité à travers la peau souple et perméable de la femme, qu'à travers la peau dure de l'autre sexe. La nutrition n'offre rien de bien remarquable; si ce n'est que le tissu cellulaire est ordinairement pénétré de sucs graisseux. L'absorption, les sécrétions et les excrétions ne présentent à l'observateur aucun de ces traits différentiels qui méritent de fixer son attention.

QUATRIÈME SECTION.

Des maladies propres aux femmes, et du caractère que leur sexe imprime aux affections qu'elles partagent avec l'homme.

Si la femme a reçu de la nature une foule de dons précieux, elle paie avec usure ces brillans avantages. Indépendamment des maladies qui lui sont communes avec l'homme, et auxquelles elle est beaucoup plus exposée que lui, à cause de la faiblesse de sa constitution, elle est encore en butte à une foule de maux qui lui sont particuliers. Au nombre de ceux-ci nous devons placer toutes les affections qui se rattachent aux organes de la génération. Les inflammations aiguës et chroniques de ces nombreux organes. Les leucorrhées, les cancers, les polypes utérins, les hémorrhagies utérines, les aménorrhées, les déviations des règles, les tumeurs fibreuses de l'utérus et de l'ovaire, les hydropisies enkystées de ces parties, les chutes, les renversemens, les déplacemens, les hernies de l'utérus; tous les accidens de la grossesse, de la parturition et de l'allaitement; les inflammations des mamelles, les cancers de ces glandes; l'hystérie, la fureur utérine, la chlorose; affections si multipliées, et par leurs variétés et par leur traitement, que leur histoire a exigé plusieurs volumes.

Mais ce serait une omission grave que de ne pas signaler les modifications que la constitution de la femme imprime aux maladies qui lui sont communes avec l'homme. Or, l'extrême développement des organes de l'innervation donne aux causes qui agissent sur ce système un surcroît d'énergie; ces causes sont en outre plus multipliées pour elles, les névroses seront donc beaucoup plus fréquentes chez les femmes. L'aliénation mentale et ses diverses variétés, l'épilepsie sont en effet bien plus ordinaires chez elles que chez les hommes. En outre, les phlegmasies des organes thoraciques ou abdominaux se compliqueront facilement d'accidens nerveux. Aussi voyons-nous le délire, les convulsions, les soubresauts de tendons, la carphologie accompagner très-souvent ces affections. Lorsque la femme est douée d'une sensibilité exaltée, ces symptômes sont moins redoutables; mais ils annoncent ordinairement un grand danger; je ne pense pas qu'ils arrivent simplement par sympathie; il existe dans ces cas une altération quelconque dans l'encéphale ou ses dépendances; des recherches ultérieures la dévoileront peut-être un jour.

QUATRIÈME DIVISION.

Des idiosyncrasies, des goûts et des répugnances, ou des sympathies et des antipathies.

Indépendamment des modifications organiques dont nous venons de parler, il en est une foule d'autres qu'on ne peut considérer comme pathologiques, puisqu'elles permettent le libre exercice de toutes les fonctions. Ces modifications sont aussi multipliées que les individus, puisqu'on peut dire que chaque individu vit à sa manière, qu'il est doué de sa constitution propre. Cette manière d'être fait que telle personne est affectée par un agent quelconque différemment que telle autre. Ces individualités n'ont pas échappé aux gens du monde, et c'est cet état particulier dont ils veulent parler lorsqu'ils disent que leur médecin *connaît ou ne connaît pas leur tempérament.* Mais ils ont singulièrement exagéré l'importance de cette connaissance, dont ils font découler tout le succès des traitemens qu'on leur administre pendant leurs maladies. La médecine est conjecturale et douteuse, disent-ils, puisqu'il faudrait, pour qu'elle fût certaine, que chaque médecin connût *tous les tempéramens*, ce qui est impossible. Ils ignorent que les bases les plus positives de la thérapeutique reposent sur tout autre chose; que la connaissance de la maladie, de ses causes, de ses périodes, etc,; de l'âge, du sexe, de la force du sujet, sont les vrais fondemens d'un traitement rationnel et presque constamment heureux. Ils ignorent que les règles de la nature sont simples, fixes, invariables, faciles à connaître pour l'observateur attentif et judicieux ; qu'enfin les exceptions qui méritent quelque attention sont extrêmement rares ; qu'elles se bornent à un petit nombre d'objets, qu'elles influent peu sur l'action des moyens qu'on emploie, et que le médecin en est toujours promptement informé par les questions qu'il adresse avec art.

Ces individualités ont peut-être plus d'influence encore relativement à la matière de l'hygiène que par rapport à la thérapeutique, et sous ce rapport elles méritent d'être connues. Les idiosyncrasies paraissent dues à la texture originelle ou acquise des divers organes de notre économie, à leur composition chimique, à leur genre de sensibilité; mais quelles sont les diverses combinaisons de ces élémens? c'est ce qu'on ignore; et comme une foule d'autres phénomènes naturels, nous sommes réduits à ne les connaître que par leurs effets.

C'est avec raison qu'on a cherché à distinguer les idiosyncrasies acquises de celles qui sont congéniales ou héréditaires; les premières peuvent dépendre de l'imagination, de l'habitude, de l'éducation, ou de quelque circonstance fortuite; les secondes tiennent à une organisation primitive. Les unes sont bien plus faciles à détruire que les autres. C'est encore une distinction digne d'éloges, que celle qu'on a établie sur l'état de santé ou de maladie. Les idiosyncrasies résident dans les organes auxquels sont confiées les fonctions de la vie individuelle, ou dans ceux qui président à la vie de relation. On a peut-être confondu mal à propos le mode particulier dont s'exécute chaque fonction chez les divers individus, ce qui caractérise proprement l'idiosyncrasie, avec les sympathies et les antipathies que présentent quelques personnes pour certains objets. Les idiosyncrasies sont des anomalies des fonctions organiques, tandis que les goûts ou les répugnances paraissent plutôt des aberrations des sens. Quoi qu'il en soit, il est des individus dont la digestion est prompte et rapide au-delà de l'ordinaire; certaines substances, indigestes pour la généralité des hommes, sont digérées par quelques-uns avec la plus grande facilité, tandis que d'autres, d'une digestion ordinairement facile, sont réfractaires aux forces digestives; la quantité d'alimens, de boisson, qui suffit à l'un, serait trop exiguë pour un autre, et donnerait une indigestion à un troisième. La circulation est chez quelques hommes d'une vitesse extrême; il est des individus qui offrent plus de cent pulsations par minute; il en est d'autres qui en offrent à peine vingt-cinq. C'est surtout chez les vieillards que j'ai rencontré cette disposition. J'ai observé un grand nombre de sujets qui dans l'état de santé avaient le pouls dur et fort; d'autres, irrégulier, inégal, intermittent. On sent combien il est important de connaître ces idiosyncrasies. La respiration présente la plupart de ces anomalies; il est des personnes qui ont plus de vingt mouvemens d'inspiration et d'expiration par minute, il en est d'autres qui en ont à peine quatorze; chez les uns la poitrine se dilate, se soulève; chez les autres le diaphragme s'abaisse et refoule les viscères abdominaux; quelques individus engloutissent une grande quantité d'air, tandis que d'autres n'en introduisent que fort peu dans leurs poumons. Les sécrétions ne sont pas sujettes à de moindres variétés, tant pour la rapidité que pour la quantité des matières sécrétées. L'exhalation cutanée, pénible pour quelques hommes; est très-facile et très-abondante chez d'autres, tantôt sur toutes les parties à la fois, tantôt sur quelques-unes seulement. C'est ainsi que la sueur peut être très-abondante aux aisselles, aux pieds, etc., qu'elle y peut même présenter une âcreté, une odeur remarquables. Les excrétions alvines offrent les mêmes différences; il est des gens qui ne vont à la garde-robe que tous les trois jours, et d'autres qui s'y rendent plusieurs fois dans la journée. La manière de remplir ces fonctions varie donc chez la plupart des individus, et constitue des idiosyncrasies.

Pour le cerveau, on sait que l'intelligence varie du plus au moins, qu'elle diffère selon les objets; que l'un a plus de sagacité et de moyens pour la poésie, la peinture, la musique, l'autre pour les mathématiques, un troisième pour les sciences naturelles, un quatrième pour l'art militaire, etc.

Un sommeil prolongé est nécessaire à celui-ci, quelques instans suffisent à celui-là. Pour la vue, on a observé des personnes qui ne pouvaient supporter diverses couleurs. Un jeune homme tombe épileptique en voyant du rouge, celui-ci prend une couleur pour une autre, celui-là voit tous les objets incolores; la vue d'un troisième se trouble en fixant une étoffe rayée. — L'oreille perçoit des sons inégaux; un musicien entend d'un côté d'une octave plus bas que de l'autre, un second entend une octave plus haut, celui-ci n'entend que lorsqu'on parle bas, celui-là que lorsqu'on bat la caisse; la cornemuse, selon Rousseau, produit une incontinence d'urine chez un garçon, la vielle produit le même effet; le bruit de l'eau sortant d'une pipe occasionne des convulsions à Bayle; la musique cause l'épilepsie ou un rire convulsif; le son d'une cloche produit l'évanouissement, etc. — Le velours, le duvet de la pêche, font éprouver des frissons ou des nausées. — Le goût est exposé aux plus nombreuses et aux plus singulières irrégularités; on a vu des hommes manger du cuir, du fil, de la poix, de la chaux, de la terre, des cendres, du charbon, du sel, du vinaigre, des excrémens, et ce qui est plus horrible, de la chair humaine. L'état de grossesse occasionne fréquemment des perversions semblables, et les traits en abondent chez les auteurs. D'un autre côté, les mets les plus savoureux deviennent l'objet d'une profonde aversion. — Ainsi que les autres sens, l'odorat est sujet à des bizarreries extraordinaires; on a vu des nausées, des vomissemens, des syncopes et la mort être le résultat de l'impression de certaines odeurs. L'odeur des viandes est en horreur aux Indous; le bouillon d'écrevisse fait trouver mal un homme robuste, les émanations des chats, des souris, des rats, provoquent les mêmes accidens; Haller s'aperçoit à peine de l'odeur des cadavres en putréfaction, et ne peut supporter celle des vieillards; ce grand homme sent les pommes qui sont chez son voisin, et éprouve une invincible aversion pour le fromage; celui-ci est obligé de sortir d'un appartement où des femmes sont assemblées, une atmosphère de cerises est insupportable à celui-là; la rose donne des convulsions à un cardinal; l'ail, le tabac, l'assa-fœtida, la corne brûlée, font les délices d'une petite-maîtresse, le musc occasionne une aphonie, le citron de l'agitation et des nausées, l'ambre des convulsions. On ne finirait pas si l'on voulait citer tous les exemples de sympathies et d'antipathies qu'ont observés les auteurs, et qu'on peut voir chaque jour. Nous devons ajouter que certaines perceptions sont nulles, quoique le sens à qui elles sont confiées paraisse parfaitement sain.

Les organes des mouvemens ne sont pas exempts de ces sortes d'irrégularités, les uns avec des muscles forts en apparence peuvent à peine se mouvoir, et les autres avec des muscles grêles sont infatigables. Enfin les organes de la génération sont peut-être plus encore que tous les autres exposés à ces espèces de caprices.

CINQUIÈME DIVISION.

Des changemens que l'habitude apporte dans l'organisme.

L'un des plus puissans modificateurs de l'organisme, c'est l'habitude. Elle exerce une telle influence sur l'économie animale, qu'on la considère vulgairement comme une seconde nature, et que des philosophes ont été jusqu'à penser que ce pouvait bien n'être que la nature elle-même. Il est cependant aisé de prouver que nos fonctions sont le résultat de l'organisation, et non de l'habitude: qu'on respire, qu'on digère, qu'on dort, parce que telle est la nécessité attachée à notre existence; mais que si l'on parvient à respirer un air d'une certaine nature; que si l'on digère des alimens doués de certaines qualités, si l'on dort plus ou moins, ou à des heures réglées; ces modifications peuvent dépendre de l'habitude. Il est donc facile de distinguer ce qui est intimement lié à notre organisation primitive, et indépendant de la volonté, de ce qui tient à la réitération des mêmes actes, pour lesquels la volonté a été nécessaire. Mais l'habitude née de la volonté et du choix de l'homme, prend chez lui un tel empire, qu'elle finit par maîtriser son choix et sa volonté. Elle se met souvent à la place de la nature; elle devient une puissance et une loi organique à laquelle la nature même se soumet. C'est par son influence toute-puissante qu'on peut espérer de changer l'organisation première en faveur de quelques individus.

La répétition d'abord volontaire des mêmes actes ou des mêmes impressions, déterminant une manière d'être particulière, qui se concilie avec la santé, constitue donc l'habitude. L'habitude une fois contractée est tellement impérieuse, qu'on ne peut s'y soustraire sans s'exposer aux dangers les plus imminens. Un besoin irrésistible, une inquiétude inexprimable, nous entraînent malgré nous vers nos impressions ou nos actes habituels. Si l'on s'obstine à vaincre sans précaution ces penchans tyranniques, on est souvent frappé de maladies graves et même de la mort. Aussi le meilleur conseil que l'on puisse donner, est de n'en contracter aucune; car qui peut être assuré de pouvoir toujours les satisfaire? mais nous verrons que ce conseil n'est pas aussi facile à suivre qu'on pourrait le croire; qu'une multitude de circonstances sociales font prendre une foule d'habitudes plus ou moins pernicieuses par elles-mêmes, puisqu'elles peuvent déterminer des changemens organiques fâcheux; ou bien indifférentes, mais que l'on ne saurait abandonner sans danger. Nous verrons aussi que l'art lui-même soumet les individus à diverses habitudes, qui peuvent leur devenir salutaires, par les modifications organiques qu'elles produisent,

Les êtres organisés sont seuls susceptibles de prendre des habitudes, et l'homme est de tous les animaux, celui qui se laisse le plus facilement façonner par elle. Cette flexibilité lui permet de varier ses actes à l'infini, et de recevoir les impressions les plus diverses. Il vit sous le pôle et sous les régions tropicales. Néanmoins, les sexes, les âges, les constitutions ne sont pas tous également susceptibles de contracter des habitudes, et ne peuvent pas s'en défaire aussi facilement, lorsqu'une fois il les ont prises. On a remarqué avec raison qu'on s'habituait d'autant plus facilement, qu'on avait moins contracté d'habitudes; qu'ainsi l'enfance était, de toutes les époques de la vie, la plus apte à prendre des habitudes. La vive sensibilité dont cet âge est doué, et que nous avons reconnu être la source de son inconstance, la flexibilité de son organisation le rendent très-propre à recevoir de nouvelles impressions. La femme, dont la constitution offre avec l'enfant beaucoup d'analogie, sera très-susceptible de changemens; aussi passe-t-elle avec la plus grande facilité d'une impression à une autre, et est-ce sur elle que la mode exerce son empire de la manière la plus despotique. Les jeunes gens et les hommes chez qui domine l'appareil de l'innervation ou l'appareil circulatoire partagent cette aptitude avec les femmes et les enfans. Les autres constitutions se plient plus difficilement aux habitudes; mais la vieillesse est certainement la condition qui leur est le moins favorable. L'organisme qui a acquis de la dureté, de la résistance, s'est plié dans diverses directions, qui ne peuvent plus être changées sans un grand concours d'efforts, et même sans danger. C'est pourquoi le vieillard considère tout changement comme un supplice, et toute innovation comme funeste. Un climat constant imprime aussi des habitudes tenaces, qu'on ne retrouve pas chez les habitans des climats tempérés, où les vicissitudes atmosphériques se succèdent d'un moment à l'autre avec la plus grande rapidité.

Bien que quelques végétaux paraissent susceptibles de contracter des habitudes, il est sûr cependant que cette susceptibilité réside dans l'appareil de la sensibilité. On a dit d'une manière trop générale, ce nous semble, que l'habitude émoussait le sentiment, et perfectionnait le jugement. Il est vrai que des sensations réitérées émoussent la sensibilité, lorsqu'elles sont fortes; mais lorsqu'elles ne surexcitent point nos organes, elles développent au contraire la faculté de sentir. D'ailleurs, qu'est-ce que le jugement? n'est-ce pas le sentiment des rapports et des différences? Comment ce sentiment serait-il perfectionné si les impressions sont diminuées? On dit que le sauvage entend ses ennemis à une très-grande distance, tandis que le musicien, qui apprécie des fractions de notes dans un orchestre nombreux, n'entend pas une personne qui parle à dix pas de lui; que le peintre qui reconnaît les nuances les plus fugitives des couleurs, ne distingue les objets qu'à une très-faible distance: ces faits sont spécieux. Mais remarquons que ce ne sont ici que des modifications de la manière de sentir. Le sauvage qui s'est exercé toute sa vie à entendre de fort loin, n'a acquis cette aptitude que par l'habitude; l'habitude n'a donc pas émoussé chez lui le sentiment; de même que le musicien n'a acquis la faculté d'apprécier les nuances les plus légères de ton, que par la répétition des mêmes actes. L'objet de l'exercice est seul différent, il est d'ailleurs des musiciens qui ont l'ouïe très-fine. C'est aussi par l'exercice que le peintre parvient à discerner les couleurs les plus fugitives; mais ce n'est pas parce qu'il a appris à distinguer les teintes les plus fugaces, qu'il a la vue courte, il en est qui l'ont extrêmement longue, et l'habitude de regarder de près y fait beaucoup moins que l'organisation première du globe de l'œil. D'ailleurs on peut avoir la vue courte, et être cependant très-sensible à la lumière. Pour que la preuve fût sans réplique, il faudrait que l'artiste fût en même temps peu impressionné par les rayons lumineux ; ce qui est tout-à-fait faux ; et pour peu qu'on exagérât la proposition, que l'habitude émousse le sentiment et perfectionne le jugement, on pourrait aller jusqu'à dire que moins on y voit, mieux on juge des couleurs, ce qui tombe dans l'absurde.

Si l'on surexcite les organes par des agens trop violens, alors on émousse la sensibilité. Les sons trop forts rendent sourd à la longue ; la lumière trop vive empêche d'être sensible à une lumière plus faible, et peut produire la cécité. Le goût se blase par l'usage d'alimens trop épicés ; l'odorat par des odeurs flagrantes ; et le toucher par le contact de corps rudes ou d'une température trop élevée. Si ces impressions sont modérées, ces sens acquerront une grande perfection.

Les habitudes sont ordinairement périodiques ; on conçoit que des impressions qui dans le principe coûtent à soutenir, que des actes qui ne peuvent être produits qu'au détriment d'autres actes, ne peuvent se reproduire qu'après un intervalle de repos, sans quoi la sensibilité s'épuiserait bientôt, et la vie pourrait être compromise.

L'habitude exerce son influence sur toutes les fonctions ; l'appétit revient à des heures réglées ; on mange plus ou moins selon l'habitude qu'on en a contractée ; certains alimens, certaines boissons deviennent d'une nécessité indispensable. Beaucoup de personnes ne peuvent se passer de café, de liqueurs alcooliques, etc.

L'estomac s'accoutume aux substances les plus délétères, et tout le monde connaît l'histoire de Mithridate.

On s'habitue à respirer un air impur, au point qu'un air plus salubre devient insupportable. Un prisonnier a passé trente ans dans un cachot infect; il n'y mangeait que du pain, n'y buvait que de l'eau; on le tire de ce cloaque; il ne peut soutenir ni la clarté des cieux, ni l'impression d'une atmosphère pure, ni des alimens plus substantiels; il tombe malade, et ne recouvre la santé que dans son cachot. Les naturels des climats insalubres sont à l'abri des maladies qui enlèvent les étrangers.

La peau s'habitue à être exposée ou soustraite au contact de l'air. Un Européen demande à un Indien comment il fait pour aller nu. — C'est que je suis tout visage, répond celui-ci. Couvrez-vous outre mesure, vous ne pourrez ôter quelqu'un de vos vêtemens sans tomber malade. Les productions de la peau, insensibles en apparence, sont susceptibles de divers phénomènes produits par l'habitude. Un moine jette le froc, laisse croître ses cheveux, il devient fou; il recouvre la raison lorsqu'on lui rase la tête.

Certaines excrétions ne prennent pas moins d'empire. L'évacuation du mucus nasal sollicitée par l'usage du tabac fait naître un sentiment tellement irrésistible de besoin, que la privation des alimens est plus facile à supporter que celle de ce narcotique. Il en est de même pour le tabac à fumer. Les urines, les matières alvines sont rejetées à des heures fixes.

Les sens ne sont pas moins influencés par l'habitude.

Un prisonnier plongé dans un cachot profond et obscur finit par distinguer tous les objets qui l'entourent. L'ouïe n'est pas moins susceptible d'éducation que la vue. Le goût et l'odorat se perfectionnent par l'usage, et le tact surtout peut acquérir une finesse surprenante. On sait combien ce sens est exquis chez les aveugles qu'on exerce à s'en servir pour suppléer à la vision.

Le sommeil est périodique; on s'endort et l'on s'éveille aux heures accoutumées.

La mémoire se développe par l'exercice ainsi que toutes les autres facultés intellectuelles. C'est sur cette vérité que sont fondés tous les systèmes d'éducation. Par l'habitude, les mouvemens acquièrent une précision extrême; les muscles se développent. La force et l'adresse sont les résultats de la répétition des mêmes actions. Les déperditions spermatiques peuvent être un besoin périodique; l'avortement peut devenir habituel. Enfin, des maladies deviennent aussi périodiques et habituelles, et les médicamens auxquels on s'accoutume perdent en général leur effet.

SIXIÈME DIVISION.

Des dispositions héréditaires.

En communiquant les bienfaits de l'existence, on transmet souvent des maladies auxquelles l'inconduite, les excès ou des circonstances indépendantes de la volonté ont exposé durant la vie. C'est un véritable crime que de procréer un être infirme, débile, à charge à lui-même, à la société, en butte à tous les maux, lorsqu'on sait que l'on porte en soi les germes de certaines affections héréditaires. La loi qui réprime les vices et punit les crimes, devrait avoir prévu les cas où un individu aurait le droit de se reproduire. Le législateur a sans doute reculé devant les difficultés qui se sont présentées à lui. Quel sera le point où il sera permis ou défendu de se marier? Quel sera au juste le degré de santé nécessaire pour avoir le droit de contracter les nœuds du mariage? Aucune règle fixe ne pouvant être établie, il a craint qu'un arbitraire odieux ne s'emparât de la loi pour l'interpréter à sa manière. Il a mieux aimé s'en rapporter à la conscience des parens, à celle de ces êtres disgraciés, et peut-être à l'aversion bien juste que la nature inspire pour ces espèces d'union. Mais peut-il avoir oublié que le cœur de l'homme est maîtrisé par le plus vil intérêt, que cette passion sait vaincre toutes les résistances, toutes les répugnances? Et qu'importe à l'égoïsme qu'il donne naissance à des monstres, s'il y trouve son avantage? Ces raisons d'intérêt sont tous les jours cause des unions les plus disparates, les plus mal assorties, et donnent naissance à des enfans voués à un éternel malheur.

La plupart des maladies chroniques qui altèrent profondément le tissu des organes, peuvent se transmettre par voie de génération. Le rachitisme est celui qui frappe le plus le vulgaire, à cause de la difformité qui en résulte. Les scrofules passent de génération en génération; les tubercules du poumon ou phthisie pulmonaire, les dartres, la goutte, la gravelle et mille autres affections dégoûtantes et douloureuses se communiquent comme un héritage funeste. Honte à celui qui lègue à ses enfans une si déplorable disposition avec connaissance de cause!

Ces dispositions sont en général très-difficiles à reconnaître dès l'enfance, avant que leurs premiers effets se fassent remarquer; il est cependant quelques signes qui peuvent les signaler. C'est à la pathologie qu'il appartient de les décrire. Pour nous, nous devons nous borner à dire que lorsqu'un père ou une mère présentent les caractères d'une maladie susceptible de se transmettre par l'hérédité, il faut appliquer tous ses soins à soustraire l'enfant aux causes qui auront pu déterminer ces maladies chez les parens. Si c'est la mère qui en est affectée, il est de la plus haute importance d'ordonner un allaitement étranger, seul cas peut-être où il soit avantageux. Dès les premières années de la vie, si les moyens de fortune le permettent, il faudra envoyer l'enfant dans un climat favorable, et par conséquent opposé à celui où vécurent ses parens; il faut lui donner une autre éducation, une profession différente, et le soumettre à un régime contraire. Nous ne pouvons entrer ici dans tous les détails des dispositions héréditaires, des diverses professions qui y disposent, et de celles qui les contrarient; c'est au médecin judicieux à faire ces applications.

Mais un des moyens les plus sûrs de prévenir ces funestes inconvéniens, c'est d'unir des individus de constitutions diverses. Si l'on reconnaît la prédominance de certains appareils et l'imminence de certaines affections, il sera très-rationnel d'unir l'individu qui les présentera avec un autre qui offrira la prédominance et la prédisposition contraires. Une personne douée de la prédominance de l'appareil circulatoire s'unira avantageusement avec celle qui caractérisera la prédominance de l'appareil digestif; celle chez qui dominera l'appareil encéphalique avec les deux premières. Enfin, c'est un devoir pour celle qui ne possède qu'une constitution atonique de s'allier avec un individu d'une constitution robuste, etc. Le législateur a donc fait sagement lorsqu'il a interdit le mariage entre les proches. En effet, il existe dans chaque famille une physionomie particulière qui annonce assez des dispositions héréditaires analogues que ne ferait que développer encore une union entre parens. Les habitans d'un même pays offrent aussi beaucoup de traits de ressemblance; il sera donc utile pour eux de contracter des alliances dans des climats différens. Le sang bouillant de l'habitant du midi devra se mêler avec le sang glacé des habitans du nord. Les religions qui interdisent le mariage de leurs prosélytes avec d'autres sectaires, sont aussi cause que des infirmités sans nombre se transmettent parmi les coréligionnaires. Les juifs sont remarquables par un certain air de famille; ils sont sujets à plusieurs maladies héréditaires. L'intérêt, le fanatisme et la superstition s'unissent donc pour le malheur des hommes!

SEPTIÈME DIVISION.

De la vie, de sa durée, de la mort.

Nous l'avons déjà dit, mais une vérité d'une importance si majeure ne saurait être trop répétée : la vie n'est pas un principe inconnu dans sa nature, qui milite contre l'action habituelle des corps extérieurs ; la vie n'est pas seulement dans la faculté de sentir, puisqu'on vit sans sentir. *La vie n'est*, selon nous, *que le jeu, l'action des organes ;* c'est le résultat de l'organisation. Divers élémens matériels, combinés dans un tel ordre qu'ils se meuvent, qu'ils agissent, telle est la vie ; et ce jeu, ce mouvement, n'est point un être à part, c'est le résultat de l'organisation dans un certain état ; il cesse, si cette organisation se détériore. D'après cette définition, la mort n'est pas la cessation des fonctions, mais bien la destruction de l'organisme. Ainsi le principe vital, la force vitale, les propriétés vitales, ne sont rigoureusement que des manières abstraites de parler, pour désigner certains phénomènes de l'organisation. On a dit, dans des ouvrages de physiologie tout récens et fort estimables, que la digestion était le résultat d'une force vitale ; que la composition du chyle, son absorption, sa conversion en sang ; que la métamorphose de ce dernier en bile, en salive, en lait, en sperme, étaient l'effet d'une *action vitale, d'une force inconnue,* inhérente à nos organes, et qui présidait à ces phénomènes. Mais pourquoi réclamer l'assistance d'une force particulière, être purement imaginaire? Ces diverses actions ne sont que le résultat de la matière diversement organisée : ainsi, au lieu de reconnaître des propriétés vitales, des forces vitales, un principe vital, ne reconnaissez que des *actions organiques*, et bannissez de votre langage des mots pour le moins oiseux et vides de sens, s'ils ne sont dangereux par les idées fausses qu'ils expriment. Le foie sécrète de la bile, non parce qu'il est doué d'une force vitale qui nous échappe, mais parce qu'il n'est pas organisé pour sécréter du sperme ou du lait. Mais, dira-t-on, pourquoi cesse-t-il son action lorsqu'on ne rencontre aucune altération dans son tissu ou dans ses élémens? Nous avons déjà répondu à cette question dans le commencement de cette partie, nous n'y reviendrons pas; mais ceci nous conduit naturellement à examiner comment arrive la mort.

L'action des organes de la sensibilité est le principal phénomène de la vie, et sans doute sa condition indispensable; c'est elle qui enchaîne toutes les autres. D'après les expériences de tous les genres, il résulte, en dernière analyse, que c'est du cerveau ou de ses annexes que dépendent toutes les actions organiques.

La mort naturelle serait celle où tous les organes se détériorant simultanément, parviendraient, d'une manière lente et graduée, au point de ne pouvoir agir. La vie cesserait rigoureusement alors par les progrès de l'âge. Mais les organes ne vieillissent pas, ne s'usent pas tous également. Chez les uns, l'appareil circulatoire s'altère le premier, et nous avons exposé comment la mort arrivait dans ce cas; chez quelques autres, c'est l'appareil de la respiration, et chez un grand nombre, c'est l'appareil de l'innervation. Dans ce dernier cas, les impressions et les actes de l'intelligence s'affaiblissent, s'éteignent, et l'idiotisme sénile précède la cessation complète de l'action encéphalique, et conséquemment la mort.

Bichat disait que le poumon était presque toujours la cause de la mort, qu'il fût primitivement ou secondairement affecté, et cela en envoyant au cœur, au cerveau, à tous les organes, un sang impropre à les exciter. Je ne sais pas s'il n'est pas plus naturel de placer cette cause dans le cerveau, dont l'action nous paraît être la source de la vie. Quoi qu'il en soit, la respiration, la circulation et l'innervation sont dans un rapport tellement intime, elles exercent l'une sur l'autre une telle influence, que l'une d'elles ne saurait être complétement interrompue sans entraîner la mort des autres, la mort générale. La rupture du cœur et des gros vaisseaux est en général sur-le-champ mortelle. La cessation prolongée de la respiration est presque aussi incontestablement suivie de la mort; le sang, n'étant plus vivifié par le contact de l'air, arrive au cœur et au cerveau privé des qualités nécessaires à l'entretien de leur action. La cessation primitive de l'innervation arrête aussi, quoique plus lentement (à moins qu'elle ne soit complète), l'action des poumons et celle du cœur; soit qu'elle agisse directement sur eux, comme le veulent quelques physiologistes, soit qu'elle n'agisse que par l'intermédiaire des mouvemens mécaniques de la respiration. Les autres fonctions, qu'on peut nommer secondaires, parce qu'elles n'existent que pour celles-ci ou par elles, telles que la digestion, l'absorption, l'exhalation, les sécrétions, les excrétions, n'occasionnent pas, par leur suspension, la mort d'une manière aussi prompte, aussi inévitable; ce n'est que lorsque cette suspension a duré pendant quelque temps, qu'elle influe sur l'une des trois fonctions principales dont nous venons de parler, ou sur toutes les trois, que la mort survient. Cela posé, il sera facile de se rendre compte du passage de la vie à la mort, dans la plupart des circonstances. La cessation de la vie sera instantanée dans les ruptures du cœur, dans la solution complète de la moelle épinière, etc. Dans le cas où la maladie d'un autre viscère amenerait la mort, on peut encore se rendre compte de ce qui se passe alors. Si, par sa nature, cette maladie transmet vers le cerveau quelque principe délétère qui en suspende l'action, comme dans les cas d'empoisonnement par les narcotiques, la mort se concevra tout aussi facilement que si le cerveau était primitivement affecté. Les divers cas d'asphyxies seront encore plus faciles à saisir. L'individu asphyxié par un gaz délétère reçoit dans le cerveau, par la voie de la respiration et de la circulation, l'influence pernicieuse de ce gaz; celui qui le sera par la privation d'air, ne recevra dans le cerveau qu'un sang privé des qualités vivifiantes, incapable de stimuler convenablement cet organe, qui tombera dès-lors dans le collapsus, et ne réagira plus sur les autres parties; de là l'agonie, la mort. Il en sera de même de toute maladie qui empêchera la respiration; une péripneumonie, une pleurésie, etc. Les maladies des organes digestifs agiront à peu près comme dans le cas d'empoisonnemens. L'alimentation est la source principale de la réparation; celle-ci n'ayant plus lieu, un sang pauvre ne pourra plus porter vers le cerveau des matériaux réparateurs; alors celui-ci languit, ainsi que les autres fonctions qui lui sont subordonnées; la mort en est le résultat, et d'autant plus facilement que la douleur aura déjà altéré le principal organe de la vie. Les maladies des membres occasionnent ces phénomènes avec beaucoup plus de lenteur; il sera même nécessaire qu'elles soient considérables. La circulation me paraît encore dans ce dernier cas la cause de tous les accidens; elle puise dans l'endroit malade des principes funestes*, qui, dirigés vers le cerveau, font naître l'agonie; ou bien encore cet organe s'épuise par la douleur, ou bien l'épuisement survient par les pertes que le malade éprouve. Enfin, pour les maladies sans siége reconnu, il est vraisemblable qu'elles agissent directement sur l'encéphale: telles sont l'épilepsie, la manie, l'hystérie, etc. En nous résumant, nous pensons que le cerveau est le siége de l'agonie, de la mort, qu'il soit primitivement ou secondairement affecté.

* Ceci n'est point une conjecture; des ouvertures de corps récentes m'ont prouvé que les veines voisines d'un foyer purulent contenaient souvent du pus.

D'après cet exposé, il sera facile de concevoir comment l'organisation se détériore, et comment il peut arriver que cette détérioration ne soit pas manifeste pour nos sens, non-seulement dans quelque organe, mais encore dans toute l'économie animale.

La mort n'arrive pas toujours par les progrès de l'âge; dans l'état social, elle est bien plus fréquemment le résultat de quelque accident fortuit. Ces accidens paraissent être tout aussi bien dans le but de la nature que la mort sénile. Elle arrive aussi plus tôt ou plus tard, selon une foule de circonstances auxquelles nous sommes exposés. Une explication bien entendue des lois hygiéniques, en faisant éviter soigneusement les causes de destruction, et rechercher les moyens de conservation, peut singulièrement retarder le terme fatal de notre existence. Mais la plus heureuse des conditions pour vivre long-temps, c'est, sans contredit, une constitution saine et robuste.

L'espace de temps qui s'écoule depuis le moment de la naissance jusqu'à la mort, n'est pas le même pour tous les individus. Buffon, M. de Laplace et plusieurs autres savans ont publié des tables des probabilités de la vie humaine, où ils font connaître le temps qu'on peut raisonnablement espérer de vivre. Nous ne retracerons pas ici ces tables de fatalisme, dont on ne peut révoquer en doute la justesse des calculs; mais nous pensons que ces calculs ne sont nullement applicables à la médecine. Il n'y a pour elle de véritables probabilités que celles que l'on tire de la constitution particulière du sujet, de son âge, de son sexe, des circonstances où il se trouve placé, du climat qu'il habite, de sa profession, de ses habitudes, de son régime, enfin de saconduite, relativement aux divers objets de l'hygiène. Il est clair, d'après cela, que nous considérons comme ayant une longue carrière à parcourir, l'individu jeune, doué d'une bonne constitution, jouissant d'une fortune qui le met au-dessus du besoin, faisant usage d'un régime alimentaire sain et modéré, respirant un air pur, ne négligeant aucun objet de propreté, exerçant tour à tour tous ses organes, faisant alterner l'exercice et le repos, le sommeil et la veille, bannissant toute inquiétude, ne contractant aucune habitude, enfin, jouissant sagement, sans excès, de toutes les facultés dont la nature l'a pourvu.

DEUXIÈME PARTIE.

DES MOYENS QUE NOUS POSSÉDONS POUR MODIFIER L'ORGANISME.

Les corps qui sont propres à remplir nos besoins dans l'état de santé ont reçu le nom de *moyens, agens, puissance, matière* de l'hygiène. Ces corps produisent sur nous un effet différent selon leur nature, leur quantité et les circonstances de notre organisation précédemment exposées. Ces agens viennent du dehors, et agissent sur nous, soit en s'introduisant dans notre économie, soit simplement par les impressions qu'ils exercent sur la surface de notre corps. Mais il est un autre ordre de puissances hygiéniques; celles-là dépendent de l'action même de nos organes; elles résultent des sécrétions et des évacuations; de l'exercice des sens, de l'encéphale des organes locomoteurs, et du système reproducteur.

Tout corps destiné à remplir nos besoins dans l'état sain, et plusieurs actes spontanés de notre organisme, sont donc les puissances, les agens de l'hygiène.

Nous commencerons par exposer les agens du premier ordre, en suivant toujours la méthode physiologique.

CHAPITRE PREMIER.

DE LA BROMATOLOGIE,

OU DES MOYENS DE L'HYGIÈNE DONT LA PREMIÈRE INFLUENCE S'EXERCE SUR LA DIGESTION.

Par le mot *bromatologie* nous entendons l'exposition de tout ce qui concerne les alimens. Nous y comprenons les assaisonnemens et les boissons.

Il n'est pas aussi facile qu'on pense de tracer une ligne de démarcation entre l'aliment proprement dit, et la boisson. On pense généralement que la différence de l'état de cohésion, l'état de solidité ou de fluidité, suffit pour établir la distinction ; mais beaucoup d'alimens sont liquides : le lait et le bouillon sont plus généralement regardés comme des alimens que comme des boissons. Si l'on dit que ce doit être la faculté de nourrir qui les sépare l'un de l'autre, quelques gens répondront que l'eau même suffit à la réparation, qu'elle sert à l'accroissement de notre corps, qu'elle contient des matériaux alibiles, et que *le vin apaise la faim*, comme l'a dit Hippocrate. Si l'on avance que l'aliment est plutôt destiné à apaiser la faim, et la boisson à étancher la soif, on répliquera que beaucoup d'alimens éteignent la soif, tels que certains fruits, etc. Entre les alimens et les assaisonnemens, la ligne est plus difficile encore à établir. Les mêmes substances étant tour à tour considérées comme alimens ou comme assaisonnemens. Dans cet état d'incertitude, nous n'avons cherché qu'à éviter les répétitions, en faisant la répartition qui nous a paru la plus naturelle.

L'exercice de nos fonctions entraîne des pertes continuelles que nous devons sans cesse réparer : la nature nous offre dans le règne organique ces moyens de réparations, et les subtances qui jouissent de cette propriété ont reçu le nom d'*alimens*. Ces substances ne se bornent pas à entretenir la vie en réparant nos pertes, elles servent encore à notre accroissement. Le règne anorganique ne fournit aucune matière alimentaire, à moins qu'on ne veuille attribuer cette qualité à l'air atmosphérique, auquel quelques auteurs ont donné le nom de *pabulum vitæ*, expression exacte si l'on considère la continuité de son action réparatrice sur l'économie animale, mais qui perd cette exactitude, si l'on se borne à reconnaître comme alimens les substances introduites dans l'appareil digestif. Dans ce dernier sens, l'air interposé dans les molécules alimentaires peut être favorable à la digestion, mais, n'ayant par lui-même aucune qualité nutritive, ne peut être regardé comme un aliment. Les alimens dont la connaissance constitue une des parties les plus importantes de l'hygiène, doivent être considérés sous divers rapports. Examiner 1° *leurs principes constituans ;* 2° *leur influence sur l'économie animale ;* 3° *les moyens d'augmenter ou de diminuer cette influence pour la faire servir au profit de l'individu sain ou malade.* Cette partie constitue plus particulièrement le *régime* et la *diète.*

PREMIÈRE DIVISION.

Des alimens en général, et des principes que la chimie leur reconnaît.

Une des divisions les plus naturelles des matières alimentaires, c'est sans contredit celle qui est tirée de leur nature végétale ou animale. Malgré les efforts de quelques médecins pour rapprocher et faire reconnaître comme identiques les substances végétales et animales, il existera toujours, pour les esprits non prévenus, une différence bien marquée entre elles, non-seulement sous le rapport de l'organisation, mais encore sous celui de leur composition chimique, et surtout sous celui de leur influence sur l'économie animale; certes il n'est personne qui ne sache qu'une diète purement végétale exerce sur l'homme une influence bien différente de celle qui résulte de la diète animale. Qui ne connaît le régime de Pythagore, et qui ne sait que l'usage du régime végétal fatigue par sa continuité les organes digestifs, ralentit la circulation, produit peu de chaleur animale, diminue l'activité de la nutrition, amollit le courage, détruit les passions, affaiblit l'activité de l'esprit, énerve les organes reproducteurs, et finit par donner au corps une constitution lâche et molle, prédispose aux maladies chroniques, au scorbut, aux scrofules? Qui ne sait que la diète animale fortifie tous les organes, vivifie toutes les fonctions, excite la digestion, accélère la circulation, produit une abondante chaleur, active la nutrition, les sécrétions, etc., anime les facultés de l'intelligence et celle de la génération, développe le tempérament sanguin, et prédispose à toutes les phlegmasies et aux maladies aiguës de toute espèce?

Ces vérités n'ont-elles pas été reconnues par les médecins et les philosophes de tous les âges, et les chefs de gouvernement n'ont-ils pas souvent fait tourner à leur avantage ces utiles observations? Cependant toutes les parties des végétaux ne produisent pas les mêmes résultats. Il en est qui produisent une alimentation tonique, stimulante, fort analogue à celle que nous avons dit appartenir aux substances animales, et dans celles-ci quelques-unes de leurs parties se rapprochent par leurs effets des substances végétales. Il est donc nécessaire d'examiner avec quelques détails les principes qui constituent les êtres divers du règne organique.

PREMIÈRE SECTION.

Examen des principes immédiats tirés des corps organiques végétaux qui servent à l'alimentation.

D'après le travail de MM. Gay-Lussac et Thénard, sur un très-grand nombre de principes immédiats des végétaux, on sait qu'il en existe quelques-uns dans lesquels l'oxygène est à l'hydrogène dans un rapport plus grand que dans l'eau, et qui de plus contiennent du carbone; ces principes sont acides : qu'il en est d'autres où l'oxygène et l'hydrogène sont dans le même rapport que dans l'eau, quelle que soit la quantité du carbone qui entre dans leur composition; enfin que quelques-uns renferment plus d'hydrogène que l'eau. A ces trois classes, M. Orfila, dont nous suivrons la classification, en ajoute quatre autres, les alcalis végétaux, les matières colorantes, les principes immédiats non azotés et non compris dans les classes précédentes, enfin ceux qui sont azotés et que le même auteur nomme à juste titre *végéto-animaux*, lesquels nous fourniront une transition naturelle pour l'examen de la matière alimentaire animale.

§ I. — Acides végétaux.

Les acides ne se rencontrent jamais seuls dans les végétaux, ils sont presque toujours unis au mucilage, au sucre, à une matière colorante particulière, substances qui modifient singulièrement les propriétés des acides sur l'économie animale, et ces propriétés varient selon que telle autre substance domine dans l'aliment. Ici nous supposons que l'acide est le principe le plus abondant, le plus sensible au goût. Bien que ces acides ne soient pas les mêmes, cependant ils agissent sur nous à peu près de la même manière, et produisent *l'alimentation rafraîchissante*. Les acides végétaux sont jusqu'ici au nombre de vingt-quatre; mais un petit nombre seulement entre dans la composition de nos alimens. Les uns s'y rencontrent tout formés; ce sont les acides malique, oxalique, citrique; d'autres se forment plus souvent par la fermentation, comme l'acide acétique et l'acide zumique, ou mieux zymique, qui s'engendre lorsque les végétaux passent à l'acidité, qu'ils commencent à se pourrir. Le premier ne sert que comme assaisonnement, et le dernier paraît avoir une action funeste sur l'économie, puisque les substances où il se développe sont très-insalubres. Quant à ceux qui sont tout formés dans les végétaux, la nature les a répandus avec profusion dans les fruits, auxquels ils communiquent une qualité rafraîchissante, comme nous venons de le dire. Les acides isolés ne sont nullement nutritifs. Les fruits et les végétaux où ce principe domine sont les suivans : les oranges, fruit du *citrus aurantium* (famille des hespéridées). Ils contiennent beaucoup d'acide citrique, un peu de muco-so-sucré, et de l'huile essentielle dans l'écorce. — Le citron ne sert guère qu'en assaisonnement ou en boisson. — Les groseilles, *ribes rubrum* (famille des groseillers), qui contiennent à peu près partie égale d'acide citrique et d'acide malique, du mucilage et du sucre. — La groseille à maquereau, *ribes uva crispa*, n'est pas acidule. — Les cerises, fruits du *prunus cerasus* (rosacées) et de ses diverses variétés. — Les merises, les guignes et les bigarreaux à chair ferme et indigeste ne doivent pas être confondus avec les cerises acidules. — Les pommes, fruits des diverses variétés du *malus communis*, contiennent beaucoup d'acide malique, surtout avant leur parfaite maturité. — Les poires, *pyrus communis* (de la famille des rosacées, comme les précédentes), et ayant une composition analogue, ont aussi les mêmes effets. — Les feuilles de l'oseille, *rumex acetosella* (famille des polygonées); elles contiennent de l'acide oxalique, de l'acide tartarique et du mucilage. Ces divers fruits sont plus ou moins nutritifs, selon que leur parenchyme est plus ou moins dur, que les principes sucrés et muqueux sont plus ou moins abondans.

§. II. — Des principes immédiats des végétaux, dans lequels l'hydrogène et l'oxygène sont dans un rapport convenable pour former l'eau.

Ces principes sont au nombre de neuf; mais tous ne sont pas également propres à l'alimentation, c'est dans cette classe que sont placés le sucre, la fécule, la gomme, c'est-à-dire les matières alimentaires végétales les plus usitées.

1° Le sucre est une substance solide ou liquide douée d'une saveur douce, soluble dans l'eau, moins soluble dans l'alcool, d'une pesanteur de 0,83, susceptible d'éprouver une fermentation alcoolique, et ne donnant point d'acide mucique lorsqu'on le traite à chaud par l'acide nitrique. On en connaît plusieurs espèces. Le sucre de canne, *arundo saccharifera*, est sans contredit le plus employé; il entre dans nos alimens, dans nos boissons, dans nos médicamens. Il contient, d'après MM. Gay-Lussac et Thénard, de carbone 42,47, oxygène 50,53, hydrogène 6,90. Les expériences que M. Magendie a faites sur des chiens, l'ont conduit à conclure que le sucre, comme toutes les substances non azotées, ne nourrissait point qu'il était facilement digéré, mais qu'il formait un chyle incapable d'entretenir la vie au-delà de trente ou quarante jours. Ce qu'il y a de digne d'attention, c'est que l'usage prolongé de cette substance produit des altérations sur la cornée. Le docteur Stark, qui s'est soumis à un régime composé d'eau, de pain et de sucre, durant un espace d'un mois, avait diminué de trois livres à la fin de l'expérience. Nous pouvons dire par anticipation que ce résultat est à peu près applicable à toutes les substances qui ont la même composition. Le sucre séjourne peu dans les intestins, ne donne lieu à presque aucun résidu excrémentitiel; mais, quoiqu'il soit presque entièrement assimilé, il est faiblement réparateur; cependant plusieurs auteurs l'ont signalé comme éminemment nutritif. Des expériences plus récentes ont prouvé que ce n'était qu'une hypothèse. Son usage diminue l'exhalation intestinale et produit une assez grande quantité de chaleur animale. Enfin il produit l'espèce d'alimentation décrite plus bas sous le titre d'*alimentation tonique et peu réparatrice.* Lorsque le sucre est mêlé avec d'autres substances, il en favorise la digestion. Dans la nature il n'est presque jamais pur, il est presque constamment allié au mucilage avec quelque acide, quelque huile essentielle, quelque principe extractif, colorant, etc. Dans certains cas son action tonique est diminuée, dans d'autres elle est augmentée. La nature a placé le sucre en grande proportion dans une foule de substances. Après la canne dont on le retire, aucun végétal n'en renferme plus que la betterave. Viennent ensuite les châtaignes et le raisin, dont on a tenté de l'extraire. Voici les fruits les plus usités où domine le principe sucré.

Les figues, fruit du *ficus carica* (famille des urticées); elles contiennent beaucoup de mucilage, elles sont fort communes dans nos départemens méridionaux. Lorsqu'elles sont sèches, le mucilage est plus rapproché, et le sucre est aussi plus sensible au goût.

Les dates, fruit du *phœnix dactylifera* (famille des palmiers). Cette substance très-usitée chez beaucoup de peuples, contient avec le sucre une grande quantité de mucilage très-rapproché.

Les raisins, *vitis vinifera* (famille des vignes). Ces fruits sont acides dans la fraîcheur et surtout avant leur parfaite maturité; mais lorsqu'ils sont très-mûrs, et principalement lorsqu'on les a fait sécher, ils jouissent des mêmes propriétés que les précédens.

Les prunes et les pruneaux, fruits du *prunus domestica* (famille des rosacées), contiennent dans leur fraîcheur quelques acides; mais certaines espèces, au nombre desquelles il faut surtout mettre la reine-claude, ne renferment que du sucre et du mucilage. Lorsque ces fruits sont desséchés, ils ne contiennent plus que du mucoso-sucré.

Les abricots, fruits de l'*armeniaca vulgaris* (famille des rosacées), contiennent un principe muqueux et sucré très-abondant, et sont doués d'un parfum délicieux. Une opinion populaire leur attribue une propriété *fiévreuse*: leur abus pourrait en effet altérer peut-être les organes gastriques, en produisant des indigestions, ou en rendant les digestions laborieuses ; mais je doute beaucoup qu'ils pussent faire naître *la fièvre* par une propriété spéciale.

On doit joindre à ces fruits les suivans, qui contiennent en outre une certaine quantité d'acide.

Les pêches, fruit de plusieurs variétés de l'*amygdalus persica* (famille des rosacées). Elles contiennent, en général, un mucilage très-aqueux ; quelques espèces cependant ont une chair compacte qui doit en rendre la digestion plus difficile, telle que la pêche pavie, etc.

Les fraises, fruit pulpeux, succulent, de plusieurs variétés du *fragaria vesca* (famille des rosacées). Selon Schèele, elles sont composées de parties égales d'acide citrique et d'acide malique, de sucre, de mucilage et d'un arôme très-flatteur.

Les framboises, fruit du *rubeus idæus* (famille des rosacées), ont la même composition.

Les mûres, fruit du *morus nigra* (famille des urticées), contiennent, avec le sucre et le mucilage, de l'acide citrique et de l'acide tartareux.

Je ne passerai pas sous silence un fruit qui croît sur les montagnes de la Provence ; je veux parler du fruit de l'arbousier, *arbutus unedo* (famille des éricinées) ; il présente avec la fraise la plus grande analogie : il est rond et beaucoup plus volumineux, pulpeux, hérissé de petites aspérités, d'un goût assez agréable, mais moins parfumé que la fraise. La jujube est un fruit dont on fait aussi un grand usage en Provence, et qui doit être placé dans cette section ; son parenchyme est ferme et peu aqueux, même dans la fraîcheur; la digestion en est assez pénible. Je placerai aussi dans la même division le melon, *cucumis melo* (famille des cucurbitacées), très-sucré, très-mucilagineux, très-parfumé. Sa prétendue qualité fiévreuse est une erreur populaire; son abus seul pourrait déterminer des accidens. La pastèque, ou melon d'eau, *cucurbita anguria*, de la même famille, est un des fruits les plus savoureux dont la nature ait favorisé nos départemens méridionaux. Sa peau est d'un vert foncé, polie, veinée; son parenchyme est rosé, très-aqueux, fondant, muqueux, sucré, d'une grande fraîcheur. Ses graines sont noires. Rien n'est plus agréable ni moins dangereux que son usage. Il remplace avec le plus grand avantage les préparations de l'art, connues sous le nom de sorbets, de glaces, etc., dont le luxe, familier aux habitans des grandes villes de ces régions, est tout-à-fait ignoré des habitans des campagnes de ces contrées fortunées. Il semble leur avoir été prodigué pour étancher la soif qu'excite la chaleur de leur atmosphère.

Plusieurs fruits acides, ou même acerbes naturellement, perdent ces qualités par le moyen de l'art; la maturation dans des fruitiers, sur de la paille ou autrement, la coction, etc., leur font contracter des qualités qui doivent les faire ranger avec les précédens, lorsqu'ils ont subi ces modifications. Les nèfles, les coings, certaines poires, sont dans ce cas.

Ce serait une omission grave de ne pas parler du miel, matière éminemment sucrée, mais qui diffère du sucre pur par sa vertu légèrement laxative. Les peuples de la

Calabre font aussi usage de la manne fraîche, qui, dans cet état, est nutritive, et bien moins laxative que lorsqu'elle a vieilli.

2° *De la fécule amylacée.* — Ce produit immédiat existe à diverses proportions dans les graines de toutes les légumineuses et des graminées, dans les palmiers, dans les marrons, les châtaignes, les pommes de terre, les racines d'arum, de bryone, de plusieurs espèces de *jatropha*, d'*orchis*, etc. Il est en petits cristaux brillans, ou sous la forme d'une poudre blanche, insipide, inodore, inaltérable à l'air, insoluble dans l'éther et dans l'eau froide, soluble dans l'eau bouillante; sa dissolution concentrée se prend en gelée par le refroidissement, etc. L'amidon contient : carbone, 43,55; oxygène, 49,68; hydrogène, 6,77. Selon M. Th. de Saussure, il contiendrait en outre 0,40 d'azote; ce principe n'a pas été reconnu par MM. Thénard et Gay-Lussac, non plus que par Berzélius. S'il existe réellement, c'est à lui qu'on pourrait attribuer la qualité nutritive de la fécule. Lorsque cette substance est pure, elle est d'une digestion assez facile, forme peu de matières excrémentitielles, et donne un chyle réparateur. Il en résulte l'espèce d'alimentation décrite sous le titre d'*alimentation moyenne*. Les matières végétales qui contiennent le plus de fécule sont les suivantes : les graines de plusieurs espèces de froment, du genre *triticum* (famille des graminées). Le froment contient en outre du gluten en grande abondance : nous parlerons plus tard de ce principe.

L'orge, graines de plusieurs espèces de plantes du genre *hordeum* (graminées). Einhoff a trouvé que 3,840 parties de farine d'orge contenaient 2,580 parties d'amidon non entièrement privé de gluten. L'avoine, graines de l'*avena sativa* (graminées); elle contient aussi beaucoup de fécule; elle prend le nom de gruau lorsqu'elle est dépouillée de son enveloppe. Le riz, *oryza sativa* (graminées); il contient, selon M. Vogel, 96 parties de fécule, 1 de sucre, 1,50 d'huile grasse et 0,20 d'albumine. Le seigle, graines des *secale cereale* (graminées), d'après Einhoff, contient, sur 3,840, 2,345 d'amidon. Le maïs, graines du *zea mays*, en contient aussi une grande proportion. La pomme de terre, tubercule des racines de plusieurs variétés du *solanum tuberosum* (famille des solanées), renferme de 0,18 à 0,28 de fécule. Les châtaignes, fruits du *fagus castanea* (famille des amentacées), sont presque entièrement composées de fécule. Il faut ajouter à ces matières alimentaires le sagou, fécule sèche en grains arrondis, que l'on retire de la moelle de plusieurs palmiers. Le salep, qui provient des tubercules de quelques orchis; cette substance sert à la nourriture des peuples d'Orient. Il existe dans le commerce des pâtes telles que le tapioca, l'arow-root, le vermicelle, le macaroni, la semoule, etc., qui sont entièrement composées de fécule. Les haricots, les graines du *phaseolus vulgaris* et du *phaseolus nanus* (légumineuses), contiennent, sur 3,840 parties, 1,380 d'amidon. Cette substance alimentaire est très-usitée; elle est d'une digestion assez laborieuse, mais elle est très-nutritive. On lui a attribué, ainsi qu'aux autres plantes féculentes, la propriété de produire des gaz intestinaux. Des auteurs très-recommandables ont pensé que c'était à cause de la très-grande tendance de ces substances à fermenter; mais depuis que l'on convient que la présence des gaz intestinaux est due à une espèce de sécrétion de la membrane qui les revêt, ou plutôt à une véritable exhalation analogue à celle qui a lieu sur la peau et à la surface des poumons, ne pourrait-on pas croire que la présence de ces gaz n'est sollicitée que par le peu de digestibilité de cette substance? Les pois secs, *pisum sativum* (famille des légumineuses), contiennent, sur 3,840 parties, 1,265 d'amidon; lorsqu'ils sont jeunes, ils n'en contiennent pas; la fécule n'est qu'un résultat de la maturation. Les fèves, graines du *faba major* (même famille), contiennent 1,312 parties d'amidon sur 3,840. Les lentilles, graines de l'*ervum lens*, en renferment 1,265 sur la même quantité. Les pois chiches, graines du *cicer arietinum*, sont aussi très-féculens; c'est un aliment très-usité en Provence; on les réduit en farine, dont on fait une espèce de bouillie pour les enfans. Nous devons faire remarquer ici que le peu de digestibilité des légumineuses dont nous venons de parler est dû principalement à leur épiderme, substances tellement réfractaires aux forces gastriques, qu'elles sont rejetées dans les selles sans avoir subi la moindre altération.

3° *De la gomme.* — On a voulu distinguer la gomme du mucilage; mais, à supposer que cette distinction fût fondée, ces substances seraient tellement analogues par leurs effets sur l'économie animale, qu'on devrait la considérer comme nulle; elles produisent l'une et l'autre l'*alimentation relâchante*. La gomme est un produit immédiat des végétaux, incristallisable, insoluble dans l'alcool, donnant avec l'acide nitrique, à l'aide de la chaleur, de l'acide mucique (saccholactique), et n'étant pas susceptible d'éprouver la fermentation alcoolique. On en connaît plusieurs espèces. La gomme arabique, qui se trouve sur diverses espèces de *mimosa*, et quelques autres arbres. Elle contient : carbone, 42,23; oyxgène, 50,84; hydrogène, 6,93. On prétend qu'elle est très-nutritive; cependant elle ne renferme pas d'azote. On assure que la caravane qui part chaque année de l'Abyssinie pour le Caire, emploie la gomme arabique lorsque les alimens viennent à manquer. Les Maures de la Lybie et du Sénégal s'en servent comme d'un aliment. On a vu plus de cent hommes, enfermés dans une place assiégée, ne vivre que de gomme pendant deux mois. Malgré l'autorité imposante de Linnée, nous pensons que la gomme seule n'est pas très-nutritive, et qu'on ne pourrait vivre long-temps si l'on se bornait à son usage. Ce principe est très-abondant dans les matières alimentaires végétales; son action varie suivant la nature d'une foule de substances qui peuvent être combinées avec elle. Les matières où elle domine déterminent l'espèce d'alimentation décrite sous le nom de relâchante.

Les autres espèces de gomme sont : la gomme adragant et la gomme du pays. Les substances alimentaires où domine le mucilage dont on fait le plus fréquent usage, sont les suivantes : la carotte, racine du *daucus carota* (famille des ombellifères). Elle contient, outre le mucilage, du sucre et un principe résineux. La scorsonère, racine du *scorzonera hispanica* (famille des composées). Le mucilage est très-abondant et laiteux dans cette plante. Le salsifis, racine du *tragopogon pratense* (famille des composées). Le panais, racine du *pastinaca sativa* (famille des ombellifères) ; il contient du mucilage, du sucre et un principe aromatique. La betterave, *beta vulgaris* (famille des chénopodées). Le navet, *brassica napus* (crucifères) ; il contient en outre un principe âcre particulier à la famille des crucifères, et qui se dissipe par la coction. Le topinambour, tubercules charnus de l'*helianthus tuberosus* (famille des composées) ; il est peu usité dans nos cuisines. Les asperges, turions ou jeunes pousses de l'*asparagus officinalis* (famille des asparagées) ; elles contiennent un principe particulier découvert par M. Vauquelin, et nommé par lui asparagine : elles sont douées d'une action spéciale sur les organes urinaires. Quelques critiques obscurs, qui n'ont guère plus de bienveillance que de jugement et d'instruction, rejettent avec dédain l'action spéciale des alimens sur certains organes. Ils prétendent que ceux qui, comme nous, admettent cette action, sont imbus des préjugés gothiques dignes du dernier mépris. Rien n'est plus risible que le ton tranchant et supérieur qu'ils s'arrogent. Ils prétendent que si les alimens ou les boissons paraissent exciter plus particulièrement certains organes, ce n'est que parce qu'ils excitent l'organisme entier, et que tous les organes devant être excités, il est nécessaire que celui qu'on croit l'être d'une manière spéciale, le soit comme les autres. Il est bien vrai que l'ignorance et la crédulité ont décoré de vertus imaginaires une foule de substances; mais il n'est pas moins vrai que l'expérience la plus irrécusable prouve que beaucoup d'entre elles jouissent en effet de qualités spéciales. Il faudrait que ces auteurs fussent aussi dépourvus d'odorat qu'ils le sont de jugement, pour nier que les asperges agissent d'une manière particulière sur les organes urinaires. Nous devons mettre dans cette classe le chou, *brassica oleracea* (famille des crucifères), et ses diverses variétés. Le principe âcre qu'ils contiennent disparaît aussi par la cuisson. La laitue, feuilles radicales du *lactuca sativa* (famille des composées), et ses diverses variétés. L'épinard, *spinacia oleracea* (famille des chénopodées), contient du mucilage, de la fécule verte et un peu d'extractif. On a pensé qu'il était d'une digestion pénible, parce qu'on retrouvait la matière colorante dans les fèces; c'est une erreur; cette partie de la plante n'est pas assimilable, mais cette circonstance ne diminue en rien la digestibilité de cet aliment. La mâche, *valerianella oletoria* (famille des valérianées). L'artichaut, réceptacle des fleurs du *cynara scolymus* (famille des composées). On a cru, et les gens du monde s'imaginent que cet aliment jouit d'une propriété aphrodisiaque. Il est impossible d'admettre cette opinion, si l'on réfléchit que l'artichaut ne contient que du mucilage, un peu de principe sucré et d'extractif. Lorsqu'on le mange cru (à la poivrade), il est, à la vérité, d'une digestion plus difficile, excite l'estomac, et devient surtout stimulant par l'assaisonnement. Nous croyons, par exemple, que la propriété aphrodisiaque de cet aliment est une chimère. Le cardon, pétioles et côtes longitudinales du *cinara cardunculus*; les haricots verts et les pois verts doivent être rangés dans cette section; il en est de même du potiron, *cucurbita pepo* (famille des cucurbitacées) et du concombre, fruit du *cucumis sativa*, de la même famille, etc.

§ III. — Des principes immédiats dans lesquels l'hydrogène est en excès par rapport à l'oxygène.

Ces principes immédiats contiennent tous une très-grande quantité de carbonne. On avait cru jusqu'à ces derniers temps que les huiles fixes et les graisses fournies par les animaux, et le beurre, étaient des principes immédiats particuliers. M. Chevreul a publié des faits qui détruisent cette opinion; il prouve que ces substances sont composées de deux principes non acides qu'il a fait connaître sous les noms de *stéarine* et d'*élaïne*; que quelques-unes contiennent un principe odorant; que par la réaction des huiles et des matières grasses sur les alcalis, il se forme deux hydracides gras, qu'il nomme acide *margarique* et acide *oleïque*; que le blanc de baleine est un principe immédiat qu'il désigne sous le nom de *cétine;* que l'huile du *delphinus globiceps* contient un acide qu'il nomme *delphinique* (*voyez* les ouvrages de chimie). Nous ne pouvons examiner ici que les substances grasses considérées dans leur ensemble. Ce qu'il y a de remarquable dans l'analyse de la graisse, c'est qu'elle n'y découvre aucun atome d'azote. La graisse est plus abondante dans certaines parties des animaux que dans d'autres; c'est ainsi qu'elle pénètre le tissu sous-cutané, l'épiploon, les environs des reins, la base du cœur, etc. Lorsque la graisse est interposée dans les fibres musculaires, elle les assouplit, les attendrit et en rend la digestion plus facile, bien qu'elle soit elle-même d'une digestion pénible, ainsi que l'ont démontré les expériences du docteur Starck. La graisse et les autres substances de cette sous-division ne sont pas très-réparatrices; elles produisent l'*alimentation relâchante.* La graisse est incolore ou jaunâtre; elle est inodore ou d'une odeur agréable ou nauséabonde; sa consistance varie, sa saveur est fade; elle ne rougit pas l'infusion de tournesol quand elle est pure; elle est plus légère que l'eau. Elle fond par une douce chaleur, se décompose par une chaleur plus forte; elle fournit du gaz hydrogène carboné, oxide de carbone et du charbon. Exposée à l'air, elle se colore, acquiert de l'odeur, rancit, et se transforme en acide sébacique. Lorsqu'elle est ainsi altérée par l'air, elle peut avoir une influence fâcheuse sur l'économie animale. Les graisses les plus communes qui se rencontrent dans nos alimens, ou qu'on y mêle à volonté, sont celles de mouton, de bœuf, de porc, d'oie, etc. Mais la substance grasse dont on se sert le plus est sans contredit le beurre. Il est formé de stéarine, d'élaïne, d'acide butirique (principe odorant) et d'un principe colorant. Il est presque trivial de faire observer que le beurre récemment préparé est sans contredit le plus convenable; il est désagréable et malfaisant lorsqu'il n'est pas frais. Les huiles grasses ou fixes sont ensuite les plus employées, ou libres, ou mélangées avec d'autres principes; on les retire par l'expression à l'aide ou sans l'aide de chaleur, des substances suivantes :

De l'olive, fruit de l'*olea europæa* (famille des jasminées); il vaut mieux pour l'usage que les olives n'aient pas fermenté. On sait que le péricarpe de l'olive est le réceptacle de l'huile; ce qui n'a pas lieu pour les autres végétaux dont on l'extrait aussi.

On retire encore une huile fixe de l'amande douce *amydalus communis* (famille des rosacées); des noisettes, fruit du *corylus avellana* (famille des amentacées); des noix, fruit du *nuglans regia* (famille des térébenthacées); des graines de pavot, *papaver somniferum* (famille des papavéracées); de la graine du hêtre, *fagus sylvatica* (famille des amentacées); du cacao, *theobroma cacao* (famille des malvacées). Cette dernière substance entre dans la composition du chocolat, sorte d'aliment très-usitée et dont l'action sur nous varie singulièrement, selon les substances secondaires qu'on lui associe. La cannelle, la vanille et les autres aromates le rendent très-excitant; il sort par conséquent de la classe des relâchans. Les graines que nous venons de citer, et que l'on nomme émulsives, à cause de leur propriété de former un liquide blanc, opaque, doux, avec l'eau chaude qui dissout l'huile unie à la gomme, sont d'une digestion assez facile dans leur fraîcheur, et sont assez nourrissantes.

§ IV. — Des alcalis végétaux.

Cette classe ne fournit aucune substance alimentaire.

§ V. — Des matières colorantes.

On a fort peu analysé jusqu'ici les matières colorantes, et celles que la chimie a fait connaître n'entrent pas dans nos alimens. Il est vraisemblable que la plus grande partie des matières colorantes n'est pas assimilée, si l'on en juge par la couleur des alimens qu'on retrouve dans les matières alvines, telles que celle des épinards, etc.; cependant on ne peut nier qu'une partie ne passe aussi dans la circulation dans quelques cas; et le phénomène de la coloration des os par la garance n'est ignoré de personne. On a fait trop d'expériences à ce sujet pour qu'il soit nécessaire de s'y arrêter davantage.

§ VI.

M. Orfila réunit dans cette classe les principes immédiats qui ne contiennent pas d'azote, que l'on ne peut rapporter aux matières colorantes, et dont les proportions d'oxygène, d'hydrogène et de carbone ne sont pas encore connues. Nous y rencontrons la gelée, matière tremblante, que laisse déposer le suc de la groseille, de la mûre, et celui de presque tous les fruits acides mûrs, il suffit de laver cette gelée pour l'obtenir pure; elle est incolore, mais retient toujours un peu de la couleur du fruit qui la fournit; elle a une saveur agréable; elle perd la propriété de gélatiniser par l'ébullition prolongée; elle fait la base des confitures connues sous le nom de *gelées;* elle est adoucissante et relâchante; mais le sucre et les arômes qu'on y ajoute la rendent légèrement excitante; elle est peu nutritive.

§ VII. — Principes immédiats végéto-animaux.

En premier lieu, nous trouvons dans cette classe *l'asparagine*, matière découverte par MM. Vauquelin et Robiquet; c'est un des principes constituans des asperges, auquel elles semblent devoir leur action sur les organes urinaires. Ce principe ne paraît pas être nutritif. Vient ensuite le gluten, principe découvert par Beccaria, et qui se trouve dans le froment, le seigle, l'orge et dans beaucoup d'autres céréales. M. Proust l'a rencontré dans beaucoup de semences. Il est mou, solide, d'un blanc grisâtre, très-visqueux, collant, insipide et doué d'une odeur spermatique; il est très-élastique et susceptible d'être étendu en lames minces. Plusieurs de ces propriétés sont dues à l'humidité qu'il renferme; car si on le fait dessécher, il devient d'un brun foncé, fragile, très-dur et demi-transparent; sa cassure est vitreuse. C'est au gluten que la farine de froment doit sa propriété de fermenter et de lever, et par conséquent de faire de bon pain. Cette propriété est d'autant plus prononcée que le gluten est plus abondant. Cette substance, qui se rapproche beaucoup de la fibrine, est très-nutritive; elle produit une alimentation au-dessus de la moyenne pour la faculté réparatrice, mais s'en rapproche par ses autres effets.

M. Braconnot regarde le tissu des champignons comme un principe immédiat particulier, auquel il donne le nom de *fungine;* cette substance, très-nutritive, peut être comparée à la précédente pour ses effets sur l'économie animale; elle est seulement d'une digestion plus pénible, sans doute à cause de la texture dense et serrée de l'aliment dont elle forme la base.

Si le tannin se rencontrait dans les alimens, il leur communiquerait les propriétés astringentes et toniques qui le distinguent; il n'est nullement nutritif.

PREMIÈRE SECTION.

Examen des principes immédiats tirés des corps organiques animaux qui servent à notre alimentation.

Dans l'état actuel de la science, on ne peut pas établir d'une manière générale la composition des divers principes immédiats des animaux; on peut seulement dire que la plupart d'entre eux sont formés d'hydrogène, d'oxygène, de carbone et d'azote. Nous allons examiner ceux de ces principes qui servent à l'alimentation, en suivant l'ordre établi par M. Thénard et suivi par M. Orfila.

§ I. — Principes immédiats qui ne sont ni gras ni acides.

C'est dans cette section que nous trouvons les matériaux les plus réparateurs, ceux qui sur un petit volume fournissent le plus de substances alibiles. Ils produisent la plupart l'espèce d'alimentation que nous avons décrite sous les noms d'*alimentation tonique et très-réparatrice*. Ces principes sont au nombre de dix, mais tous ne servent pas à notre nutrition; la fibrine, l'albumine, la gélatine, le caséum, et surtout l'osmazôme *, jouissent seuls de cette propriété. Tous contiennent de l'azote. Distillés, ils fournissent un produit liquide, un solide et un gazeux; ils renferment de l'eau, du gaz acide carbonique, du sous-carbonate d'ammoniaque, de l'acétate et de l'hydro-cyanate d'ammoniaque; une huile épaisse, noire, fétide et pesante; du gaz hydrogène carboné, du gaz oxide de carbone, du gaz azote, un charbon volumineux, léger, brillant, difficile à incinérer. Ils se putréfient dans l'eau et dans l'air humide, se conservent dans une atmosphère desséchée.

1° La fibrine se trouve dans le chyle, dans le sang et dans les muscles dont elle fait la base. Elle est solide, blanche, molle, élastique, insipide, inodore, plus pesante que l'eau, sans action sur le sirop de violettes;

* Plusieurs chimistes prétendent que l'osmazôme n'est point un principe immédiat des corps organiques animaux, mais seulement le résultat de l'altération de la gélatine par la chaleur; ou bien celui de la combinaison de l'acide lactique, du lactate de potasse avec une matière animale. (MM. Berzélius, Grindel, etc.)

elle devient d'un jaune plus ou moins foncé, dure et cassante par la dessiccation; elle contient 53,360 de carbone, 19,685 d'oxygène, 7,021 d'hydrogène, 19,934 d'azote; elle est éminemment nutritive; elle renferme beaucoup de matériaux réparateurs. La chair musculaire, qui en est principalement composée, et qui contient en outre de la gélatine et de l'osmazôme, est sans contredit l'aliment le plus propre à nous nourrir. Il développe l'*alimentation tonique et fortement réparatrice.* Mais les chairs de tous les animaux, et même celles de diverses parties du même animal, ne jouissent pas au même degré de cette propriété : elles pèsent plus ou moins sur l'estomac. Ainsi les chairs blanches sont beaucoup moins nutritives et développent moins de chaleur. Les chairs coriaces sont d'une digestion pénible; les chairs molles et flasques sont aussi peu propres à l'alimentation; mais les chairs tendres sans être molles, succulentes comme celles des muscles lombaires, etc., sont très-nutritives, surtout lorsque l'ébullition ne leur a pas enlevé la plus grande partie de leurs sucs.

2° *De l'albumine.* — Elle se trouve en grande quantité dans le blanc d'œuf, dans le sérum du sang, etc. C'est surtout dans les œufs que nous la rencontrons le plus fréquemment comme matière alimentaire. Elle est très-nutritive, mais développe moins de chaleur que la fibrine; sa digestibilité n'est pas la même, selon qu'elle est crue, médiocrement cuite, ou totalement concrétée par la chaleur. Dans ce dernier cas, elle est d'une digestion très-difficile. Les œufs ne sont pas entièrement composés d'albumine, et le jaune d'œuf contient cette substance dans un état particulier. Il renferme, selon M. John, de l'eau, une huile douce, de la gélatine, du soufre, un atome d'acide phosphorique; le blanc, outre l'albumine, contient un peu de gélatine, de la soude, du sulfate de soude et du phosphate de chaux. On a beaucoup discuté pour savoir si le blanc de l'œuf était plus facile à digérer que le jaune. Malgré le respect dû à Tissot et aux médecins qui sont entrés dans cette discussion, je pense que cette question puérile ne mérite pas d'être agitée. Les œufs sont de toutes les substances alimentaires celle qui subit les préparations les plus variées; celles qui ont pour effet de mélanger le blanc et le jaune méritent la préférence. C'est ainsi que Hallé tranche la difficulté.

3° *De la gélatine.* — Ce principe s'obtient en traitant par l'eau bouillante la chair musculaire, la peau, les ligamens, les tendons, les aponévroses, les membranes, les os, etc. La gélatine est demi-transparente, incolore, inodore, insipide, plus pesante que l'eau, sans action sur les couleurs bleues végétales. Sa consistance varie beaucoup; elle se conserve bien quand elle est sèche, mais se décompose facilement à l'état de gelée. Elle est formée de 47,881 de carbone, de 27,207 d'oxygène, de 7,914 d'hydrogène et de 16,998 d'azote. La gélatine est nutritive, mais moins que les substances précédentes; comme elle devient très-volumineuse par l'addition de l'eau, elle occupe beaucoup d'espace, sans contenir beaucoup de matière réparatrice. Les chairs des jeunes animaux renferment une grande quantité de gélatine, ce qui leur donne un moelleux fort agréable. Il ne faut cependant pas que ce principe soit trop abondant; dans les animaux trop jeunes, il domine tellement, que les chairs sont comme muqueuses; alors elles sont insipides, rebutantes, peu nutritives, d'une digestion difficile, et quelquefois excitent le vomissement. La gélatine est assez difficile à digérer; elle produit l'*alimentation relâchante*, mais nourrit beaucoup plus que la gomme et les substances grasses.

L'ichthyocolle, ou colle de poisson, membrane interne de la vessie natatoire des différens esturgeons, etc., sert quelquefois pour faire prendre en gelée celles de nos matières alimentaires auxquelles on veut donner cette forme, et qui la revêtent difficilement.

4° Le *caseum* se rencontre dans le lait; il est blanc, opaque, solide, inodore, insipide, plus pesant que l'eau; on l'obtient en abandonnant le lait à lui-même. C'est la matière dominante des diverses espèces de fromage. Lorsqu'il est frais, il est d'une digestion facile, nourrissant, développe peu de chaleur; il produit la troisième espèce d'alimentation. Le caséum, plus ou moins mêlé avec la crème, plus ou moins ancien, plus ou moins altéré par le sel et autres ingrédiens, et par la fermentation, constitue tous les fromages, dont l'action sur l'économie animale varie infiniment, selon ces diverses circonstances, au point qu'elle peut être ou relâchante ou très-tonique, et même stimulante, et offrir toutes les qualités intermédiaires.

Le lait est la première nourriture de l'homme ainsi que des autres mammifères; mais il en conserve l'usage dans les autres périodes de la vie. Le lait de femme est son premier aliment. Il varie dans sa composition selon l'espace de temps qui s'est écoulé depuis l'accouchement. Il est beaucoup plus séreux dans les premiers mois, où il semble que l'enfant ait besoin d'une alimentation moins forte. Il prend de la consistance à mesure que l'époque de l'accouchement s'éloigne, et que le nourrisson grandit. Ce phénomène laisse assez apercevoir le but de la nature, et indique combien on a tort de donner à un nouveau-né un lait trop vieux, trop compacte pour ses organes délicats. Le lait de la femme, dont la composition chimique est à peu près la même que celle du lait de vache, contient cependant plus de sucre de lait et de crème, et moins de caséum. Cette composition varie aussi d'une manière remarquable selon les alimens que prennent les nourrices.

Le lait de vache est celui dont on fait le plus fréquent usage. Il est formé, d'après Fourcroy et M. Vauquelin, d'eau, d'acide acétique libre, de 0,02 de sucre de lait, d'une matière animale analogue au gluten fermenté, d'hydro-chlorate et d'hydro-phthorate de potasse, d'hydro-chlorate de soude. Il renferme de plus 0,08 de matière butireuse, 0,006 de phosphate de magnésie, de chaux et de fer; 0,1 de caséum. Abandonné à lui-même, il se sépare en trois parties : la crème, la matière caséeuse et le petit lait. La crème étant en grande partie composée de beurre, jouit à peu près des mêmes qualités alimentaires; quant au sérum on ne s'en sert guère séparément qu'en médicament, et nous venons d'examiner le caséum. Dans les pays méridionaux on se sert beaucoup du lait de chèvre; il est analogue au lait de vache; mais le beurre en est beaucoup plus solide et plus blanc; il est aussi moins gras, moins onctueux; je le crois d'une digestion plus facile. Le lait de brebis contient au contraire un beurre plus mou et plus abondant. Le lait d'ânesse, que l'on préconise avec si peu de discernement en médecine pour *certaines affections chroniques* de la poitrine, est d'une composition semblable à celle du lait de femme; il contient un peu moins de crème et un peu plus de caséum. — Le lait est réparateur et d'une digestion facile; il produit les phénomènes de l'alimentation relâchante, mais il nourrit plus que les gommes et les matières grasses.

Nous voici parvenus à la matière la plus réparatrice; elle tient sans contredit le premier rang sous ce rapport, c'est l'osmazôme: ce nom lui a été imposé par M. Thénard. Cette substance avait été décrite par Thouvenel pour la première fois. Qu'elle soit un principe immédiat ou non, elle se trouve dans la chair musculaire du bœuf, dans le cerveau, dans les champignons, dans quelques autres végétaux; on l'a rencontrée aussi dans les huîtres. C'est un extrait brun rougeâtre, aromatique et très-sapide; elle se putréfie difficilement, elle est soluble dans l'eau et l'alcool. Elle donne au bouillon sa saveur et sa couleur; elle le rend très-nutritif. On trouve une partie d'osmazôme contre sept de gélatine, dans cette espèce d'aliment. La chair des jeunes animaux est privée de ce principe, et c'est à son absence qu'on doit attribuer leur qualité moins tonique et moins réparatrice. Ce n'est que lorsqu'ils atteignent l'âge adulte que leur chair se pénètre d'osmazôme ; le bœuf, le mouton, le chevreuil, le lièvre, parmi les quadrupèdes; le pigeon, la perdrix, le faisan, la bécasse, la caille, le canard, l'oie, et généralement tous les animaux dont la chair est noire, contiennent ce principe. L'analyse en a démontré l'existence chez la plupart d'entre eux, l'analogie doit la faire supposer dans les autres. Toutes ces viandes produisent l'alimentation tonique et éminemment réparatrice. Cette substance seule ou toute autre très-réparatrice suffirait-elle pour entretenir la vie, pour calmer la faim et conserver la santé? Il est vraisemblable que la vie serait conservée par l'usage exclusif de l'osmazôme ; mais il est vraisemblable aussi que la santé serait promptement dérangée, soit par une alimentation trop riche, par un excès d'embonpoint, de pléthore, ou par toute autre cause. En voyant avec quelle parcimonie la nature a mis dans nos alimens les substances très-nutritives, et comme elle a eu soin de les entourer ou de substances correctives ou de substances purement excrémentitielles, on ne peut nier qu'elle n'ait eu l'intention de préparer un certain travail à l'appareil digestif. Ce serait donc aller contre ses vœux que de donner les substances très-nutritives dans un isolement complet. Un état de délabrement et de faiblesse extrêmes pourrait exiger cette sorte d'alimentation, qui doit être proscrite dans l'état sain. Il est vraisemblable que les intestins, accoutumés à exercer leur action sur une certaine masse alimentaire, éprouveraient plus souvent le besoin d'alimens; il faut que ces viscères soient occupés pendant un certain temps.

§ II. — Principes immédiats ou acides.

Nous avons eu occasion de parler des premiers; nous n'y reviendrons pas. Quant aux seconds, ils se rencontrent fort peu dans les substances alimentaires : ainsi nous croyons superflu de parler ici de l'acide lactique, butirique, caséique, sébacique, etc.

§ III. — Des alimens considérés dans les diverses parties des animaux.

Les généralités que nous venons d'établir suffisent sans doute pour apprécier les diverses qualités plus ou moins réparatrices des différentes parties des animaux. Nous croyons cependant utile de nous y arrêter un instant.

Les qualités des diverses parties des animaux varient selon leur composition, selon que tel ou tel principe y domine. Les organes parenchymateux, les tissus cutané, cellulaire, musculaire, membraneux, tendineux, aponévrotique, ligamenteux, glanduleux, cartilagineux, osseux, etc., sont en effet composés de principes différens.

Le *cerveau* des animaux, presque entièrement formé d'albumine, partage avec cette substance les propriétés que nous lui avons reconnues. On trouve dans le cerveau 80,00 parties d'eau, 4,53 d'une substance grasse blanche, 0,70 d'une substance grasse rouge, 1,12 d'osmazôme, 7,00 d'albumine, 1,50 de phosphore combiné aux matières, 5,15 de soufre, de phosphate acide de potasse, de phosphate de chaux, de magnésie, et une légère quantité d'hydro-chlorate de soude. Le cervelet, la moelle de l'épine et les nerfs ont à peu près la même composition. Ces derniers renferment moins de matières grasses et plus d'albumine; ils contiennent de la graisse ordinaire.

L'analyse chimique du poumon n'a pas encore été faite. On se sert fort peu de cette partie comme aliment; cependant la classe peu fortunée du peuple, et par cela même digne d'intérêt, en fait souvent usage. C'est surtout le poumon de veau qu'elle emploie, ce mets est connu sous le nom de *mou de veau.* Dans les pays méridionaux on fait usage du poumon d'agneau; ces parties sont nourrissantes, peu difficiles à digérer, mais elles sont d'une mollesse peu attrayante et d'un goût peu flatteur.

Le foie est un aliment bien plus usité et que quelques personnes mangent avec délices. D'après les expériences de M. Braconnot, il résulte que cent parties de foie de bœuf ont fourni : tissu vasculaire et membranes 18,94; parenchyme 81,06. Cent parties de parenchyme ont donné : eau 68,64; albumine 20,19; matière peu azotée, soluble dans l'eau et peu dans l'alcool 6,07; huile phosphorée, analogue à celle du cerveau 3,89; hydro-chlorate de potasse, sans trace d'hydro-chlorate de soude 0,64; phosphate de chaux ferrugineux 0,47; sel acidule, formé d'un acide combustible uni à la potasse

0,10; et un peu de sang. On voit que l'albumine est dans le foie le principe le plus abondant; aussi cet organe jouit des mêmes propriétés nutritives que le cerveau; il me paraît devoir être d'une digestion plus pénible, car son tissu est plus compacte et plus dense que celui de cet organe.

La rate est un viscère dont on fait rarement usage comme aliment. Sa composition diffère peu de celle des organes précédens, du moins si l'on s'en rapporte aux analyses peu exactes qui en ont été faites. Il résulte de ces expériences que cet organe contient une grande quantité d'albumine, une petite quantité de fibrine, une petite quantité de matière colorante, analogue à celle du sang; une petite quantité de gélatine; une matière animale indéterminée, soluble dans l'alcool; de l'hydro-chlorate de soude; du carbonate d'ammoniaque et de la soude, de la potasse, etc. Ses propriétés diffèrent donc peu de celles du cerveau et du foie; la mollesse de son parenchyme doit la rendre d'une digestion plus facile.

Le ris, organe semblable au thymus, et par sa structure et par son siége, n'a pas été soumis à l'analyse. Ce viscère est d'un goût très-agréable, d'une digestion facile et doué de qualités fort réparatrices.

Nous passerons sous silence les glandes lymphatiques; mais les reins, vulgairement appelés *rognons*, que les gens du monde s'imaginent souvent être des testicules, méritent de fixer notre attention. Non plus que l'organe précédent, ils ne paraissent pas avoir été soumis à l'analyse chimique. Leur tissu dense et serré les rend réfractaires aux forces digestives d'un grand nombre d'individus; et l'on doit avouer qu'il faut un estomac assez robuste pour en opérer la digestion; à cela près, c'est un mets fort agréable et fort réparateur.

La peau, dont la partie dominante est la gélatine, jouit exactement des mêmes propriétés que ce principe animal.

Le tissu lamineux composé de gélatine, d'un peu de fibrine, de phosphate de chaux et de soude, résiste quelquefois à l'action de l'appareil digestif, à cause de sa texture et de la graisse qu'il contient toujours; il est d'ailleurs très-nutritif.

Les membranes séreuses et muqueuses sont formées de gélatine, comme la peau. Parties constituantes des intestins, on les consomme peu comme alimens; cependant on sert quelquefois, sous le nom de fraises de veau, les intestins de cet animal. Beaucoup de personnes ont de la répugnance pour ce mets, qui n'a d'ailleurs aucune qualité particulière. Il se digère avec facilité, lorsqu'il n'est pas trop gras, et nourrit beaucoup.

Fourcroy pensait que les tendons, les ligamens, les aponévroses, étaient presque entièrement formés de gélatine. Ils partageraient donc les propriétés des substances précédentes, si ce n'était que leur tissu très-serré en rend la mastication difficile et la digestion laborieuse. Quelques personnes ont une prédilection pour ces substances, qui sont loin d'être succulentes.

Les muscles contiennent toujours des vaisseaux lymphatiques et sanguins, des nerfs, des aponévroses, des tendons, du tissu cellulaire, de la graisse, etc. Ils sont formés d'eau, de gélatine, d'osmazôme, d'albumine, de fibrine, d'un acide libre; selon Berzélius, d'acide lactique, de sels de soude, de chaux, d'ammoniaque, de potasse, d'oxide de fer, etc., etc. Ainsi que nous l'avons déjà dit, MM. Berzélius, Grindel et autres savans, pensent que l'osmazôme n'existe pas dans la chair musculaire. L'un regarde ce principe comme une combinaison d'acide lactique et de lactate de potasse, avec une matière animale; et l'autre comme une altération de la gélatine.

Si l'on soumet à l'ébullition de la chair musculaire du bœuf, l'osmazôme, la gélatine et les sels solubles se dissolvent, la graisse se fond, l'albumine se coagule et s'élève en écume. Il résulte de cette opération le bouillon, solution de principes animaux très-nourrissante, très-réparatrice et très-facile à digérer.

Nous ne parlerons ici des os que parce qu'ils contiennent une grande quantité de gélatine, qu'on parvient à extraire à l'aide d'une forte ébullition.

On peut en faire des gelées, des crèmes, des blancs-mangers, du bouillon et d'excellentes tablettes de bouillon. M. Darcet est parvenu à extraire trente parties de gélatine pour cent, à l'aide de l'acide hydro-chlorique. Le nombre des bouillons produits par les os est à celui de la viande comme trois est à deux. Cent livres de viande ne donnent que cinquante livres de bouilli; elles fourniraient soixante-sept livres de rôti; il y a donc près d'un cinquième à gagner en faisant usage de rôti. Cent livres de viande fournissent cinquante livres de bouilli et deux cents bouillons d'un demi-litre. Cent livres de viande, dont vingt-cinq sont employées à faire le bouillon avec trois livres de gélatine d'os, donneraient deux cents bouillons et douze livres et demie de bouilli; et les soixante-quinze livres restantes fourniraient cinquante livres de rôti. On voit donc que par ce moyen on a une quantité égale de bouillon d'une qualité supérieure et cinquante livres de rôti, plus douze livres et demie de bouilli.

On a préparé ce bouillon avec le quart de la viande qu'on emploie ordinairement; on a remplacé par de la gélatine d'os les trois autres quarts qui ont été donnés en rôti. La différence pour le bouillon n'a pas été aperçue, et le rôti a paru très-agréable à la place du bouilli. Mise à l'état de tablette avec une certaine quantité de jus de viande et de racines, la gélatine d'os fournit un excellent aliment. (*Annales de chimie*, tome XCII, page 300.)

§ IV. — Des alimens considérés dans les animaux entiers.

La qualité des alimens qui mérite la première de fixer notre attention est leur digestibilité. Cette qualité est influencée par des causes générales qui la font varier, non seulement dans les diverses familles, mais dans les différentes espèces et dans le même individu. La densité, la ténacité des tissus est une des principales causes du peu de digestibilité des matières alimentaires; cependant une mollesse extrême des chairs, leur flaccidité ou leur état muqueux trop prononcés, les rendent également réfractaires aux forces digestives. C'est ainsi qu'un âge trop avancé ou trop jeune rend les chairs trop denses ou trop molles, et conséquemment peu propres à servir d'alimens. Il est cependant bon d'observer que les bœufs dont on fait usage journellement ont vieilli dans les travaux champêtres, et n'en font pas moins une bonne nourriture. Le sexe des animaux influe beaucoup sur leur qualité nutritive; les femelles sont généralement plus tendres que les mâles. On m'objectera peut-être que les vaches ne valent pas les bœufs, et que les brebis sont inférieures aux moutons; mais qu'on veuille bien faire attention que les bœufs et les moutons sont des animaux fort imparfaits auxquels notre sensualité a fait perdre, par une opération cruelle, les attributs de leur sexe, et que, pour que la comparaison fût exacte, il faudrait opposer la chair de la génisse à celle du taureau, celle de la brebis à celle du belier, celle de la chèvre à celle du bouc; nul doute que l'avantage ne restât aux femelles. L'influence des organes de la génération sur l'économie entière est frappante. Dans les animaux qu'on n'a point mutilés les chairs sont dures, coriaces, résistantes, exhalent une odeur pénétrante et sont fortement colorées au moment de leurs amours; la plupart de ces chairs ne sont pas supportables; celles des animaux soumis à la castration sont tendres, imbibées de sucs graisseux qui leur communiquent un goût exquis; elles ne répandent qu'une odeur légère, sont d'une digestion facile et fort nourrissante. L'état d'embonpoint et de maigreur fait différer dans les animaux les qualités dont nous parlons, ceux qui sont maigres ont en général les chairs sèches et dures, ceux qui sont gras sont préférables; cependant lorsqu'ils le sont trop, ils sont difficilement digérés; telles sont les différences inhérentes à l'animal lui-même, qui font varier ses qualités nutritives. Il en est d'une autre nature et qui sont hors de lui; celles-là sont relatives aux climats, aux localités, aux exercices, à la nourriture habituelle auxquels il est soumis, etc. On a cru remarquer que ceux qui vivaient dans les pays chauds avaient des chairs compactes et sèches; que ceux des pays humides étaient gras et gélatineux, et que dans les contrées tempérées ils étaient exempts de ces inconvéniens. Je ne sais jusqu'à quel point cette opinion est conforme à la véritable observation; mais l'on ne saurait révoquer en doute que les animaux ne varient selon les lieux; qu'ainsi le mouton ne soit préférable dans nos départemens méridionaux et dans quelques régions de Normandie, que dans les autres pays de France. Les poulardes du Mans paraissent être aussi d'une qualité supérieure; mais ces différences ne tiennent-elles pas à la nature de leurs alimens. Le thym, le romarin, le serpolet, et une multitude de plantes aromatiques qui parfument les montagnes de la Provence ne sont-ils pas propres à communiquer aux bestiaux qui paissent dans ces régions une saveur délicieuse?

L'epèce d'alimens que prennent les animaux exerce

sur leur propre composition une telle influence, que cette seule circonstance détermine notre choix dans les viandes que nous destinons à notre réparation. Une répugnance naturelle, résultat vraisemblable de notre organisation, nous fait rejeter la chair des zoophages, qui sont coriaces, compactes, et exhalent une odeur repoussante, tandis que notre goût nous porte à donner la préférence aux animaux qui ne se nourrissent que de plantes.

L'exercice, le repos auxquels se livrent les animaux, déterminent aussi dans leurs chairs d'importantes modifications. Ainsi les animaux libres qui courent ou volent beaucoup, ont en général des chairs plus fermes que les mêmes espèces qui vivent dans nos basses-cours, dans une profonde oisiveté. Le sanglier et le porc diffèrent singulièrement, et le lapin de champ ou de garenne ne peut se comparer avec le lapin de clapier. Notre gourmandise a mis à profit cette observation, et on en a fait une application qu'on pourrait appeler barbare. N'a-t-on pas imaginé de crever les yeux à des animaux, de les renfermer dans une étroite prison, pour leur ôter ainsi toute espèce de liberté de mouvemens, et leur faire acquérir un embonpoint destiné à flatter nos sens? Du même principe, que l'exercice durcit les animaux, il suit que les parties qui sont les plus exercées, sont les moins agréables et les moins faciles à digérer; c'est pourquoi les ailes de nos volailles de basse-cour sont préférables. Cet effet de l'exercice n'est cependant pas sans exception. Les bœufs que nous mangeons ont ordinairement beaucoup marché avant d'être tués, et l'on prétend que cet exercice les améliore. Les lièvres, les lapins de champ, et autres animaux sauvages sont préférés à nos animaux domestiques de la même espèce. Leur chair présente une odeur et une saveur remarquables qui décèlent un principe excitant qui doit en favoriser la digestion.

A. *Des mammifères.*

Le bœuf, *bos*, *bos taurus*, L., est l'animal dont la chair est le plus employée dans nos climats; il paraît être originaire des régions tempérées de l'Europe; il est très-nourrissant et se digère avec assez de facilité. Le veau est ce même animal dans les premiers mois de sa naissance, la chair en est réparatrice et nullement excitante.

Le mouton, *vervex*, *ovis aries*, est, après le ruminant dont nous venons de parler, celui dont on fait le plus fréquent usage. Dans les départemens méridionaux, il remplace le bœuf dans la plupart de ses préparations. Ce quadrupède est le belier châtré; on le dit originaire d'Asie. Buffon prétend, sans doute à cause de sa douceur et de sa faiblesse, qu'il ne doit son existence qu'à la protection que l'homme lui a accordée; c'est une singulière protection que celle d'engraisser un animal pour le manger. Elle ne ressemble pas mal d'ailleurs à la protection que les grands accordent aux petits. Sa chair est dense et très-nourrissante. Selon Sanctorius, elle augmente la perspiration cutanée; il ne faut pas qu'il soit au-dessous de cinq ans pour être mangé. Ceux qui paissent dans les lieux secs, élevés, ou sur les rives de la mer, sont en général préférables. L'agneau qui a tété pendant six mois est un aliment fort délicat, et qui jouit des mêmes qualités que le veau. La chair de la chèvre est peu usitée, elle est dure et peu digestible, mais celle du chevreau est agréable et facile à digérer.

Le cochon, *sus, sus scrofa*, L., paraît être funeste aux Orientaux; car presque toutes les religions de ces contrées le proscrivent. Sa chair est plus dense et plus serrée que celle des animaux précédens. La graisse qu'il est susceptible d'acquérir est aussi plus ferme; elle s'accumule surtout au-dessous de la peau, où elle forme une couche plus ou moins épaisse qui a reçu le nom de *lard*. Le porc est d'une digestion pénible et laborieuse, il faut être doué d'un estomac vigoureux pour en faire usage impunément. Sa chair convient aux personnes qui se livrent à des exercices violens; il paraît que les athlètes en faisaient usage, et qu'ils n'étaient pas exclusivement soumis au régime végétal, ainsi que l'ont prétendu quelques auteurs et que nous l'avons dit d'après eux. Dans l'été et dans les climats chauds, il est peu convenable. Sanctorius croit avoir remarqué qu'il augmente peu la perspiration. On se sert de la graisse de porc pour la préparation de quelques alimens, c'est le *saindoux* qui est employé à cet effet; le saindoux est la graisse accumulée dans l'épiploon. On mange aussi le sang de cet animal. Le sanglier, *sus scrofa aper*, L., ou cochon sauvage, partage avec le cochon domestique les mêmes inconvéniens et les mêmes avantages; cependant l'arôme dont il est pénétré, comme toutes les bêtes qui vivent dans l'indépendance, le rend plus agréable pour certaines personnes, et plus facile à digérer; il n'y a guère que la hure qui soit fort délicate.

Le chevreuil, *cervus capreolus*, L., est un aliment fort exquis. Les meilleurs sont ceux des pays secs, élevés, et qui ne sont âgés que d'un an ou dix-huit mois. La chair du cerf, *cervus nobilis*, L., quand il est jeune, est tendre, sapide et nourrissante, surtout lorsqu'il habite les lieux élevés. Les pousses encore tendres de ses bois se mangent en friture, et par la saveur présentent beaucoup d'analogie avec les champignons.

Le lièvre, *lepus timidus*, L., est très-nourrissant et d'une saveur agréable. La faculté qu'Hippocrate lui attribue d'augmenter les urines est tout aussi illusoire que celle qu'on lui supposait d'engendrer le sang mélancolique. Sa chair était proscrite par les lois de Moïse, elle est encore en horreur parmi les Orientaux; pourquoi...? Le lapin, *lepus cuniculus*, L., est originaire, dit-on, des climats chauds. Sa chair est blanche, moins sapide et moins ferme que celle du lièvre, avec lequel il offre d'ailleurs une grande ressemblance; il est nourrissant et de facile digestion. Nous ne parlons pas d'autres mammifères fauves dont on fait rarement usage, tels que la loutre, le hérisson, le renard, et nous passons sous silence une foule d'espèces qui ne sont pas usitées parmi nous.

B. *Des oiseaux.*

La plupart des réflexions générales que nous avons faites au commencement de ce paragraphe s'appliquent aux oiseaux.

Le coq, *phasianus gallus*, L., oiseau domestique, est originaire de l'Inde. Sa chair est blanche, d'une digestion facile lorsqu'il ne s'est pas livré aux plaisirs de l'amour, auxquels il est fort enclin; il est nourrissant et peu excitant. La poule, sa femelle, lorsqu'elle n'a pas pondu, est douée des mêmes qualités; mais après avoir pondu, sa chair est dure et coriace. Les poulets qui n'ont pas un an sont un mets délicieux, et l'un des plus usités sur la table des gens aisés. La castration qu'on leur fait subir augmente singulièrement leur volume et leur embonpoint, et rend encore leurs chairs plus tendres et plus délicates.

La pintade, *numida meleagris*, L.; le dindon, *meleagris gallo-pavo*, L., sont un peu moins délicats que les précédens gallinacés, mais sont néanmoins fort nourrissans. Le paon, *pavo cristatus*, L., résiste davantage à la dent et à l'estomac, il est peu usité de nos jours. Le faisan, *phasianus colchicus*, L., originaire des bords du Phase, dont il a pris le nom, fournit un aliment très-recherché, il est d'une digestion facile, et riche en matériaux réparateurs. Il a besoin d'un commencement de décomposition pour être plus agréable et plus aisé à digérer, ce qui doit le rendre insalubre. Le canard, *anas bos-*

chas, L., oiseau aquatique qu'on élève dans nos basses-cours, et qui vit aussi à l'état sauvage. Beaucoup de personnes préfèrent celui qui vit en liberté. Les muscles pectoraux, tendres et succulens, sont les parties les plus savoureuses. Cet aliment est moins estimé que les précédens. L'oie, *anas anser domesticus*, L., animal domestique et sauvage, ce dernier est préférable; la chair de l'oie est pesante et d'une digestion laborieuse, elle ne convient qu'aux personnes qui se livrent à des exercices pénibles; les gens de lettres doivent s'en abstenir. On ne la présente pas sur les tables un peu délicates. Le pigeon, *columba domestica*, L., oiseau domestique et sauvage, dont les variétés sont très-multipliées. La chair en est noire, d'une digestion facile, très nourrissante et tonique, ainsi que toutes les viandes noires. Tels sont dans nos pays les oiseaux qu'on élève dans nos basses-cours. Outre ceux-là, un grand nombre vivans dans l'indépendance paient tribut à nos tables.

L'alouette, *alauda vulgaris*, L., est d'un goût exquis, et se digère avec facilité. La caille, *tetrao cothurnix*, L., est plus délicieuse encore; elle est quelquefois tellement couverte de graisse, qu'elle devient pénible à digérer. L'ortolan, *emberiza hortulana*, L., renchérit encore en délicatesse sur la caille; savoureux, succulent, il restaure et fortifie. La gélinotte, *tetrao bonasia*, L., habitante des coudraies et des lieux plantés de pins, est tendre et d'une saveur exquise; c'est un aliment assez rare dans nos climats. L'outarde, *otis tarda*, L., est loin d'être aussi agréable que les oiseaux précédens, elle est dure et sèche. La perdrix, *tetrao perdix*, L., dont on connaît trois espèces, est un aliment qui jouit d'une estime méritée. Le *tetrao rufus* ou perdrix rouge, qu'on prise beaucoup dans ce pays, est moins recherché que la grise en Provence, où il abonde. La grive, *turdus viscivorus*, L., dont Lucullus faisait ses délices, est un mets délicat, nourrissant, d'une digestion facile. Le merle, *turdus merula*, L., est moins agréable au goût que la grive. Le coq de bruyère, *tetrao uro gallus*, L., est d'un goût fort agréable, mais il se digère avec assez de difficulté. Le pluvier doré, *charadrius pluvialis*, L., le râle d'eau, *rallus aquaticus*, L., la bécasse, *scolopax rusticola*, L., la bécassine, *scolopax gallinago*, L., sont des oiseaux fort estimés; ils sont plus ou moins faciles à digérer, ils sont réparateurs et toniques. L'étourneau, *sturnus vulgaris*, le cul-blanc, *tringa glareola*, le vanneau, *tringa vanellus*, quoique moins agréables que les précédens, partagent cependant la plupart de leurs qualités. Une foule de bec-figues, de passereaux, de petits oiseaux, servent encore d'alimens; nous ne trouvons pas à propos de les citer dans un ouvrage élémentaire. Quelques oiseaux aquatiques, tels que la sarcelle, la foulque ou poule d'eau, l'hirondelle de mer, le cygne, sont assez rarement employés. Moïse en avait interdit l'usage; il est vrai de dire que leur chair est moins savoureuse, moins nourrissante que celle des autres oiseaux.

C. *Des poissons.*

C'est peu que l'homme ait rendu les habitans de la terre et des airs tributaires de ses besoins, il poursuit les animaux jusqu'au fond des mers, et sait en tirer des alimens aussi utiles qu'agréables. On a attribué à la classe entière des poissons des qualités spéciales. Il est certain que, généralement parlant, ces animaux sont d'une digestion facile, et abondent en matériaux réparateurs, qu'ils sont peu toniques, et semblent jouir d'une certaine vertu aphrodisiaque. Cette vertu peut être mise en contestation. Les auteurs qui l'admettent, et en particulier M. Chaussier, se fondent sur ce que les peuples ichthyophages ont ordinairement beaucoup d'enfans; mais ce fait peut tenir à d'autres causes, et d'ailleurs on peut avoir beaucoup d'enfans, sans être pour cela très-porté aux plaisirs de l'amour. Il s'en faut cependant que tous les poissons aient les mêmes propriétés. Ceux dont le tissu est dense et serré sont nourrissans, mais d'une digestion laborieuse; ceux dont la chair est tendre et légère sont promptement digérés et doivent être préférés pour les estomacs faibles. Il en est dont la chair est compacte et onctueuse, qui se digèrent avec beaucoup de difficulté. Le poisson doit être mangé très-frais, la raie seule peut-être fait exception à cette règle. Haller pensait que les poissons nourrissent moins que les autres animaux; Cullen combat cette proposition qui avait été aussi émise par Hippocrate.

L'esturgeon, *acipenser sturio*, L., offre deux variétés dont la première est très-estimée comme aliment, et la seconde, *acipenser huso*, fournit l'ichthyocolle. Ce poisson, originaire des mers, où il n'a qu'un à deux pieds de long, remonte les fleuves où il prend jusqu'à neuf pieds d'étendue et un poids de trois cents livres. Les muscles dorsaux sont les plus savoureux; il est assez difficile à digérer, surtout lorsqu'il est gras; les laitances en sont recherchées. On prépare les œufs d'esturgeon sous le nom de *caviar*, ce mets fait les délices de quelques peuples, bien qu'il ne soit pas très-salubre. L'alose, *clupea alosa*, L., poisson facile à digérer et très-agréable. Le barbeau, *cyprinus barbus*, L.; il est fade, visqueux, peu agréable, d'une digestion assez facile. La brême, *cyprinus brama*, L., poisson d'eau douce, gras, onctueux, d'une digestion pénible. La bondelière, *cyprinus ballerus*, L., est considérée comme un des meilleurs poissons. La vandoise, *cyprinus leucisus*, L., est d'une saveur agréable, d'une digestion facile. Le brochet, *esox lucius*, L., est ferme, pénible à digérer, et pourtant assez estimé; on en recherche beaucoup le foie; ses œufs sont émétiques. La perche, *perca fluviatilis*, L.; celle de mer est préférable, elle est tendre et succulente; ses œufs sont sains et agréables. Le saumon, *salmo salar*, L., remonte les fleuves après les grandes pluies; il pèse quelquefois jusqu'à 60 livres, il fournit un aliment très-recherché mais difficile à digérer. Les saumons de Laponie sont, dit-on, les plus exquis. L'ombre, *salmo thymallus*, L., est facile à digérer et agréable au goût. La truite, *salmo fario*, L., est un poisson délicieux qui cède avec la plus grande facilité à l'action de l'estomac. L'anguille, *muræna anguilla*, L. résiste davantage à cette action, elle est onctueuse et grasse, elle habite le fond des rivières. Elle ne peut vivre dans le Danube ni dans les rivières qui vont s'y rendre. Le goujon, *cobitis barbatula*, L., n'est point un poisson à dédaigner; il est léger, facile à digérer et d'une bonne saveur : on l'abandonne cependant au petit peuple. L'éperlan, *salmo eperlanus*, L., lui ressemble beaucoup; il est cependant plus délicat, plus agréable et surtout plus recherché. La carpe, *cyprinus carpio*, L., poisson d'étang, de rivière, de marais, facile à digérer, d'un goût agréable, mais plein d'arêtes qui croisent ses muscles en tous sens, et ne sont pas sans inconvéniens. La loche, *cyprinus gobio*, L., aliment médiocre. La lamproie, *petromyzon fluviatilis*, L., aliment d'une digestion pénible, prolifique, dit-on, très-estimé des anciens. Dans les Amazones, au rapport de la Condamine, il en est qui sont électriques comme la torpille. La lotte, *gadus lota*, L., poisson délicieux, d'un usage très-sain. La tanche, *cyprinus tinca*, L., aliment d'une saveur assez flatteuse, mais d'une digestion assez pénible. La morue, *gadus morhua*, L. Dans la fraîcheur, ce poisson est délicat, d'une digestion peu difficile : on préfère les mâles. Le merlan, *gadus ægelfinus*, L. Sa chair est tendre et légère : il est des personnes qui en font peu de cas, c'est un mets assez commun. On prétend que celui de la Méditerranée est plus délicat que celui de l'Océan.

L'anchois, *clupea encrasicolus*, L., plus employé comme assaisonnement que comme aliment. Les Grecs et les Romains en faisaient une sauce pour les autres poissons. Le hareng, *clupea harengus*, L., lorsqu'il est frais, est un mets assez agréable et assez léger à l'estomac; sous le nom de hareng saur, il sert comme assaisonnement. La sardine, *clupea sprattus*, L., est un poisson d'une extrême délicatesse, d'une saveur exquise lorsqu'il est frais, et qu'il a été pêché dans la Méditerranée, celles de l'Océan sont inférieures. On les emploie aussi comme assaisonnement. Le thon, *scomber tymnus*, L., d'un volume considérable, doué d'une saveur exquise, mais résistant aux forces digestives. On le marine, il est alors un excellent assaisonnement. Le dauphin, *delphinus phocœna*, de la famille des cétacés, L.*, est un mauvais aliment; on en retire une espèce de graisse et de lard. La raie, *raia*, L., est un aliment assez commun et d'un goût peu exquis; elle se digère avec facilité, surtout lorsqu'elle a subi un commencement de décomposition. Le maquereau, *scomber*, *scombrus*, L., pois-

* Dans un ouvrage sur l'hygiène nous pensons qu'il est convenable de rapprocher les uns des autres les objets qui jouissent de propriétés analogues. Les caractères de classification ne méritent ici que le second rang. On doit donc peu s'étonner de trouver les espèces, les genres, les ordres et même les classes intervertis. Ce n'est point une histoire naturelle que nous écrivons. Nous savons tout le respect qu'on doit aux nomenclatures : toutefois nous ne nous ferons aucun scrupule de laisser parmi les poissons un cétacé que le grand Linnée a placé parmi les mammifères. Trouverait-on plus convenable de placer le marsouin avec le bœuf et le mouton?

son de passage dont la chair est savoureuse, la laite en est très-estimée, très-délicate; il est d'une digestion assez laborieuse, et ne convient qu'aux gens bien portans. Le turbot, *pleuronectes rhombus*, L. Sa chair est blanche, ferme, succulente, facile à digérer. La sole, *pleuronectes solea*, L. Sa chair est compacte, et cependant se digère avec assez de facilité, elle est très nourrissante. Le rouget, *mullus barbatus*, L. Sa chair est blanche, sèche, peu agréable, on le croit très-aphrodisiaque, mais il faut se défier de ces sortes de réputations populaires. La limande, *pleuronectes limanda*, L., ressemble beaucoup à la sole; sa saveur est un peu moins agréable, sa chair plus molle et d'une digestion plus facile. La dorade, *sparus aurata*, L., est blanche, ferme, agréable et facile à digérer.

Tels sont les poissons les plus usités dans nos climats; nous en avons passé à dessein un grand nombre dont on fait un usage moins fréquent. De plus amples détails descriptifs sont du domaine de l'histoire naturelle, et ne doivent pas entrer dans un ouvrage de la nature de celui-ci.

Il existe encore quelques substances animales dont l'homme fait usage; dans les reptiles, on trouve la tortue, *testudo*, L., animal amphibie, ovipare: dont on distingue plusieurs espèces plus ou moins estimées. La chair de quelques-unes d'entre elles est très-délicate et très-nourrissante; plusieurs fournissent une huile qui peut servir à divers usages domestiques; elle est très-riche en gélatine, ce qui lui donne de l'analogie avec la chair de veau et des jeunes animaux. La grenouille, *rana*, L., diffère peu pour ses qualités alimentaires de la tortue. C'est surtout la grenouille aquatique, *rana esculenta*, dont on fait usage.

Il faut ajouter quelques crustacés et quelques mollusques à cette énumération. Nous rencontrons parmi les premiers l'écrevisse de mer, *cancer gammarus*, L., celle des ruisseaux, *astacus*, L., la langouste, *locusta*, L., la chevrette, *crangon*, L., leur chair est ferme, savoureuse, mais assez pénible à digérer; chez quelques personnes ces animaux déterminent divers accidens. Parmi les seconds, nous ne saurions omettre l'huître, *ostrea*, le coquillage qui jouit de la plus grande faveur, elle est nourrissante, excite l'appétit, est douée d'une saveur délicieuse. L'analyse chimique la plus récente y a découvert l'osmazôme. La moule, *mytulus*, lui est bien inférieure, quoique possédant des qualités analogues; elle produit quelquefois une éruption analogue à l'urticaire. Plusieurs autres coquillages sont fort employés sur les bords de la mer. On mange aussi dans les départemens méridionaux, le limaçon, *helix pomatia*, L. Sa chair est visqueuse, ferme, et difficile à digérer; cependant cet aliment, pour lequel les Parisiens éprouvent une grande répugnance, est d'une saveur très-flatteuse, et faisait un des mets favoris des Grecs et des Romains qui nous valaient bien.

DEUXIÈME DIVISION.

Des assaisonnemens.

On donne le nom d'assaisonnemens, *condimenta*, à diverses substances, en général peu nourrissantes par elles-mêmes, destinées à servir d'accompagnement et à relever la saveur des alimens. La sensualité à laquelle conduit infailliblement une civilisation trop avancée, a rendu nécessaires les assaisonnemens inconnus dans l'enfance de la société. Sans remonter à des époques fabuleuses si vantées par les poètes et par quelques philosophes, où les hommes, ou pasteurs, ou chasseurs, ou guerriers, menaient une vie sobre et frugale, et se livraient à des exercices qui leur procuraient un appétit qui pouvait se passer d'art culinaire; ne voit-on pas dans nos campagnes l'heureux cultivateur ignorer toutes les recherches de nos voluptueuses cités? Une vie longue et exempte d'infirmités est en général le prix de ce régime simple et sans art. Le vigoureux paysan brave l'intempérie des saisons, soutient des travaux pénibles, et conserve jusqu'à une vieillesse très-avancée ses organes sains et robustes et ses fonctions libres et intactes. A quoi doit-il cet heureux privilége, n'est-ce pas à la simplicité de son régime habituel? L'appétit chez lui est naturel, il est provoqué par les pertes qu'occasionnent l'exercice, la respiration d'un air pur; les alimens qu'il prend pour se réparer sont nécessaires, et n'ayant que leur saveur naturelle, ne l'obligent point à manger outre-mesure, en faisant naître chez lui un appétit factice. Il fait des pertes proportionnées à ses forces, il les répare de la manière la plus convenable. Chez ces individus, la vie doit nécessairement s'écouler exempte de maladies; s'ils en sont souvent frappés, ne sont-ce pas alors des causes étrangères qui leur donnent naissance? Comparez à ce genre de vie celui de l'habitant efféminé des villes: la respiration d'un air épais, le défaut d'exercice, l'ennui, les soucis de toute espèce, sont peu propres à développer chez lui de l'appétit, appétit qui lui serait d'autant plus nécessaire, qu'il s'abandonne ordinairement sans frein aux plaisirs énervans de l'amour. Dès-lors la nécessité de faire naître le désir de manger pour réparer les forces, a dû faire inventer une foule de moyens pour stimuler l'organe du goût. L'appétit artificiel qui résulte de l'emploi de ces moyens oblige à ingérer dans l'etomac un surcroît d'alimens qu'il ne parvient à digérer qu'avec la plus grande difficulté. Le désir des alimens étant ordinairement proportionné au besoin de l'estomac, il s'ensuit que si par artifice on parvient à augmenter ce désir, on introduira dans le ventricule plus de substances alimentaires qu'il ne lui en faut réellement, et qu'on lui fournira ainsi un travail au-dessus de ses forces. Une digestion mal élaborée en sera le premier résultat, et l'on imagine sans peine les conséquences d'une pareille digestion sur tous les organes de l'économie animale. Que sera-ce si ces mauvaises digestions se répètent tous les jours? les viscères et toutes les parties du corps ne seront plus entretenues que par un sang peu réparateur, s'altéreront dans leurs tissus, et conséquemment dans leurs fonctions. Mais ces digestions auront pour effet plus particulier de fatiguer l'organe principal dans lequel elles s'opèrent; l'estomac et les intestins se fatigueront, et de nouveaux excitans deviendront de jour en jour plus nécessaires : de là les embarras gastriques, les irritations, les inflammations aiguës et chroniques, les squirrhes, les cancers, etc., et toutes les maladies si fréquentes de ces viscères. Mais ces assaisonnemens n'agissent pas seulement en forçant à manger davantage, et en procurant ainsi de mauvaises digestions; presque tous doués de vertus très-irritantes, ils ont une action locale directe sur la membrane intestinale qu'ils irritent continuellement; cette irritation se transmet au cerveau par l'intermédiaire des nerfs, et l'excitent à leur tour; celui-ci réagit sur le cœur qui à son tour bat avec violence, la circulation s'accélère, le pouls devient fort et fréquent, et comme la circulation ne peut pas s'accélérer sans que les organes que le sang traverse (c'est-à-dire tous les organes) ne soient surexcités, et sans que leur action n'augmente, il en résulte que la perspiration cutanée, les sécrétions urinaires, spermatiques, etc., se trouvent en même temps augmentées. Plusieurs de ces substances ont d'ailleurs une action spéciale sur quelques organes. Avec quelle rapidité la vie ou plutôt l'organisme qui la produit, ne doit-il pas se détruire par toutes ces causes, la réparation étant d'ailleurs dans ces circonstances si imparfaite! Aussi une santé faible et délicate, des maladies chroniques de toute espèce, sont-elles le déplorable partage du voluptueux habitant des villes.

Si l'on jette un coup d'œil sur les substances qui, dans nos climats, servent d'assaisonnement, l'on s'assurera qu'elles sont presque toutes d'une nature très-excitante, non nutritive, ou d'une digestion très-pénible.

Elles sont tirées des trois règnes : le règne minéral fournit le sel marin ; le règne végétal est sans contredit le plus riche en productions de ce genre. Les substances qu'il procure sont, pour la plupart, abondamment pourvues d'huiles essentielles, ou d'un principe âcre et excitant ; ce sont des racines, des tiges, des feuilles, des écorces, des fleurs ou parties de fleurs, des semences. Il serait facile de les ranger dans cet ordre, ou bien encore par ordre de propriétés, ou de principes constituans. Nous préférons les exposer par lettre alphabétique. Le règne animal en fournit un petit nombre, encore cette propriété est-elle due à la manière dont on les apprête.

L'ail, les bulbes de l'*allium* (hex. mon. fam. des asphodélées).

Les anchois, *encrasicholi*, *engraules*.

Le beurre de vache; dans le midi, celui de chèvre.

La cannelle, seconde écorce du *laurus cinnamomum*.

Les câpres, boutons des fleurs du câprier, confits dans le vinaigre.

Les capucines, fleurs et graines du *tropœolum*.

Le cerfeuil, plante entière du *chœrophyllum sativum* et *odoratum*.

Les champignons, plusieurs espèces de la fam. des *fungi*.

On trouve dans les ouvrages de botanique, dans les écrits *ex professo* de Paulet, Bulliard, Persoon, dans la *Médecine légale* de M. le professeur Orfila, les caractères auxquels on peut distinguer les bons champignons des champignons vénéneux ; ces objets ne sont point du ressort de l'hygiène.

Les ciboules, *allium fistulosum*.

Le citron, fruit du *citrus*.

La civette, *allium schœnoprasum*.

Les cornichons, jeune fruit du *cucumis sativus*.

La crème, *cremor*, partie onctueuse du lait.

L'eau distillée de fleurs d'oranger.

L'échalotte, *allium ascalonicum*.

L'estragon, plante de l'*artemisia dracunculus*.

Le gérofle, fleur épanouie du *caryophyllus*.

Le gingembre, racine de l'*amomum zingiber*.

Les huiles, produit immédiat de plusieurs végétaux ; la meilleure est celle d'olives.

Les huîtres marinées, *ostreum*, de la classe des mollusques.

Le laurier-sauce, feuille du *laurus nobilis*.

Le miel.

La moutarde, graines du *sinapis nigra*.

La muscade, amande du fruit du *myristica moschata*.

Les ognons, bulbes de l'*allium cepa.*

Les olives, fruit de l'*olea* (jasmins).

Le persil, plante de l'*apium petroselinum.*

Le piment, fruit du *capsicum*, non mûr et confit dans le vignaigre.

Le poireau, bulbe et tige de l'*allium porrum.*

Les poivres, baies du *piper nigrum* (urticées).

Le raifort, racine du *cochlearia armoracia.*

Le romarin, feuilles du *rosmarinus officinalis.*

Le safran, stygmate du pistil des fleurs du *crocus sativus.*

Les sardines marinées.

La sauge, feuilles du *salvia officinalis.*

Le sel marin.

Le serpolet, plante du *thymus serpyllum.*

Le sucre, produit immédiat de la canne à sucre, de la betterave, etc.

Le thon mariné.

Le thym, branche du *thymus vulgaris.*

Les truffes, espèce de champignon.

La vanille, fruit de l'*epidendrum vanilla.*

Le verjus.

Les viandes fumées.

Le vinaigre, etc.

Il est cependant juste d'ajouter que plusieurs de ces substances unies aux matières alimentaires, facilitent leur digestibilité. Par leur secours, ces dernières séjournent moins dans l'estomac, fatiguent moins ce viscère, et annullent leurs propriétés délétères. Le sucre, par exemple, uni aux substances acides ou mucilagineuses, les rendent plus digestibles et plus nutritives. Plusieurs assaisonnemens jouissent aussi de certaines qualités nourrissantes ; ils sont en même temps alimens et assaisonnemens. Quelques-uns de ces derniers sont relâchans au lieu d'être excitans, comme nous l'avons dit d'une manière générale, tels sont les substances grasses, et quelques substances âcres, lorsqu'elles ont subi une coction préalable; ainsi tout n'est pas également à rejeter comme dangereux dans les assaisonnemens.

TROISIÈME DIVISION.

Alimens considérés sous le rapport de leur préparation et de leur conservation.

La plupart des substances dont nous venons de parler subissent une préparation avant d'être introduites dans notre économie, ce qui leur imprime de grands changemens, soit dans leur composition, soit dans leur action sur nos organes. Bien que notre intention ne soit pas de faire ici un traité d'art culinaire, nous ne pouvons nous dispenser d'indiquer les préparations principales qui corrigent diverses qualités insalubres de nos matières alimentaires, ou leur en communiquent qu'ils n'avaient pas, ce qui arrive souvent.

La plupart des fruits acidules et sucrés se mangent sans coction préalable; cependant, dans quelques cas, on les fait cuire avec de l'eau, ce qui diminue leur acidité, et leur principe acerbe, lorsqu'ils en contiennent, et produit un effet analogue à la maturation; on y ajoute alors du sucre en certaine proportion, ce qui les rend plus agréables, d'une digestion plus facile et plus nourrissans. On en fait ainsi ou des compotes, ou des marmelades, ou des gelées; toutes ces préparations sont fort salutaires. Quelquefois on leur ajoute une grande quantité de sucre qu'on fait évaporer ou cristalliser à la surface du fruit, ce qui les rend plus toniques. Dans quelques cas on conserve ces fruits dans l'alcool, ce qui leur donne une propriété excitante particulière, qui n'est pas sans inconvénient dans une foule de circonstances. Il faut être très-réservé sur l'usage de ces dernières préparations. La gomme et la fécule servent aussi à conserver les fruits; elles entrent dans la composition des pastilles et des dragées. Ces préparations sont fort innocentes, quand elles ne sont pas mêlées à des substances étrangères nuisibles, telles que des matières colorantes ou autres; l'abus qu'on en fait pourrait être seul préjudiciable. Ce n'est pas ici le lieu de traiter des divers sirops, qui se rapprochent des matières dont nous parlons, par leur composition. La plupart des fruits acidules et sucrés, ou muqueux et sucrés, sont employés avec le sucre, la crème, et l'eau à l'état de glace, à la confection d'un mélange aussi agréable par sa saveur que par la fraîcheur qu'il procure instantanément; on comprend que nous voulons parler ici des glaces et des sorbets; leur température les rend toniques, du moins par la réaction qu'elle excite. Leur usage modéré ne saurait nuire, à moins d'une prédisposition particulière. On fait avec le miel et les amandes une préparation connue dans les départemens méridionaux sous le nom de nougat; on en distingue deux espèces, le nougat blanc et le nougat rouge; on en fait aussi avec le caramel. Le premier est plus estimé; ces substances sont fort salutaires, prises avec modération.

On a tenté de conserver, pour l'hiver, des végétaux muqueux, tels que les haricots verts, les pois, les fèves, etc., mais ces substances, quelque bien conservées qu'elles soient, deviennent noires, coriaces, d'une saveur légumineuse, et d'une odeur aromatique; elles sont peu agréables au goût, malgré le soin avec lequel on les apprête, et leur usage ne doit pas être très-salutaire. Celles qu'on conserve dans le vinaigre ne servent que comme assaisonnemens. La fécule subit diverses préparations, la plus usitée (après celle qui constitue la panification, et dont nous parlerons à l'occasion du gluten), c'est la bouillie. Elle consiste à faire cuire dans du lait, et quelquefois dans du bouillon, de la fécule de froment, et dans quelques pays, de maïs ou de pois chiches. Si l'on en croit Zimmermann, rien n'est plus funeste que ces sortes d'alimens; ils favorisent les scrofules et le rachitisme, et prédisposent à toutes les affections de l'appareil digestif. Dans l'épidémie de dyssenterie qu'il observa, tous les individus qui se nourrissaient de cet aliment succombaient; cependant la bouillie n'est pas rejetée par tous les médecins. On a pensé qu'elle était nourrissante et d'une digestion facile. Je ne la crois pas tout-à-fait à l'abri des reproches que lui adresse le médecin helvétien. Quant aux préparations faites avec la fécule pure de pomme de terre, le sagou, le salep, le gruau, la semoulle, le vermicelle, etc., avec le bouillon, elles sont très-convenables dans les convalescences des maladies aiguës; elles nourrissent très-bien, et fatiguent peu les organes digestifs. Les plantes légumineuses subissent toutes une coction préalable qui les attendrit, et en favorise la digestion. Cette opération développe une plus grande quantité de mucoso-sucré. La sauce de ces divers végétaux, se prépare avec le beurre et la farine; on la fait avec l'huile et le vinaigre, assaisonnement bien plus commun dans le Midi que dans le Nord. On les prépare aussi avec le jus de viande, ce qui les rend très-nutritifs. Plusieurs substances végétales se mangent frites; cette préparation, par laquelle la graisse, le beurre ou l'huile, contractent de l'âcreté, irrite le ventricule, occasionne des renvois nidoreux, et un sentiment pénible de chaleur brûlante à l'estomac. Toutefois en bonne santé ces diverses préparations sont indifférentes.

Les olives se préparent de plusieurs manières : car fraîches, elles sont d'une amertume et d'une âcreté insupportables. On les cueille vertes, et on les fait lessiver; ou bien on les cueille mûres, on les pique pour laisser écouler la partie aqueuse que contient le péricarpe, et on les met dans l'huile. Ces préparations excitantes, d'une digestion assez pénible, sont plutôt des assaisonnemens que des alimens. Leur abus est sans contredit dangereux; il peut développer des affections gastriques aiguës ou chroniques.

Les amandes pilées mêlées avec le lait et le sucre constituent un mets très-agréable et très-nourrissant, que l'on nomme franchipane. On laisse évaporer le lait jusqu'à une certaine consistance. Avec le cacao, le sucre et la cannelle, ou la vanille et le gérofle, on prépare le chocolat, aliment nourrissant et assez facile à digérer; mais quelquefois très-excitant, lorsque les aromates qu'on y mêle y dominent. Il est souvent altéré par la fécule.

La fécule unie au gluten sert à préparer le pain, le plus

universel des alimens. A quelques variétés près, tous les peuples civilisés en font usage. La partie du monde où il est le plus généralement employé, c'est l'Europe, et nulle part plus qu'en France. Cependant, en France même, il est des provinces entières où le peuple est assez malheureux pour ne pouvoir se procurer cette espèce d'aliment. Dans l'Auvergne, le Limousin, le Périgord, la Bretagne, le Béarn, etc., on le remplace par les châtaignes, le sarrasin, le maïs, le mil, la pomme de terre, et autres substances féculentes. Le pain est le résultat du mélange d'une certaine quantité de farine et d'eau, dont on a favorisé la fermentation a l'aide d'un levain, fermentation qu'on a arrêtée à temps au moyen de la cuisson.

Toutes les substances végétales qui contiennent dans de certaines proportions, le gluten, le mucoso-sucré et l'amidon sont susceptibles de faire du pain. Mais aucune ne contient ces principes dans un degré plus convenable que le blé. Le seigle, l'orge et l'avoine renferment une quantité moindre de gluten, et donnent un pain d'une qualité inférieure au précédent. Il est lourd, compacte, bis, noir, d'une saveur peu agréable, d'une digestion pénible et difficile. Le pain fait de ces substances possède des qualités particulières; celui qu'on fait avec le froment dans lequel on a mêlé une certaine proportion de farine des céréales dont nous parlons, participe plus ou moins des qualités qui leur sont propres.

Le pain de blé, qui doit nous occuper principalement ici, exige une multitude de manipulations avant sa confection parfaite. C'est dans l'ouvrage du philanthrope

Parmentier qu'il faut lire les détails immenses, et pourtant pleins d'intérêt, qu'exige cette utile préparation. Vous y verrez d'abord le choix des grains, les procédés propres à les rendre féconds et de belle qualité. L'énu mération des précautions à prendre pour la préserver des vers et des insectes qui le dévorent lorsqu'il est ensemencé; celles qu'on doit prendre aussi pour le préserver des maladies qui l'assiégent, de la rouille, de l'ergot, etc. La manière de le recueillir, de le mettre en meule, de le battre, de le conserver, de le préserver des charançons et d'une multitude d'ennemis qui le détruisent. Les procédés capables de l'améliorer, de le faire gagner en qualité et en quantité. Vous y verrez aussi comment il convient de le faire moudre; vous y apprendrez à retirer la meilleure farine et la plus abondante; à vous garantir de la fraude, de la cupidité des marchands, des commissionnaires et des meuniers. Mais ces détails indispensables dans un ouvrage *ex professo* seraient surabondans et déplacés dans un livre tel que celui-ci.

Lorsque le blé a été réduit en farine par les divers procédés de mouture que nous ne devons pas exposer ici, il existe quelques moyens propres à faire connaître ses qualités. La farine participe des propriétés des grains d'où elle procède, ce qui donne lieu à du pain qui n'offre ni le même aspect ni le même goût; elle varie aussi suivant la quantité de ses diverses parties constituantes. Plus l'amidon et le gluten sont abondans, et plus le pain est blanc, de saveur agréable et de facile digestion. C'est la farine dite *de blé* qui le produit : la farine dite *de quatrième gruau* contient ces principes dans de moindres proportions, et ne donne qu'un pain bis et de qualité inférieure.

La meilleure farine est d'un blanc jaunâtre, douce, sèche et pesante; elle s'attache aux doigts, et pressée dans la main, elle reste en une espèce de pelote; elle n'a aucune odeur, sa saveur peut être comparée à celle de la colle fraîche : la très-petite quantité de son qu'elle renferme n'est nullement sensible. La farine de moindre qualité à un œil moins vif, est d'un blanc plus mat; quand même elle ne contiendrait pas plus de son que la première, le pain n'en serait pas moins un peu bis. Si on la serre dans la main, elle échappe entièrement, à moins, cependant qu'elle ne provienne d'un blé humide. Si le blé contient des semences étrangères, la farine est mélangée de couleurs variées, elle offre une odeur et une saveur propres à chacune de ces graines. Ces qualités de couleur, de saveur et d'odeur sont on ne peut plus marquées et faciles à reconnaître dans les farines altérées.

Les farines bises inférieures se reconnaissent parce qu'elles sont rudes au toucher, rougeâtres, et qu'elles contiennent une grande quantité de petit son.

Des divers procédés à employer pour reconnaître la qualité de la farine, le suivant est un des moins équivoques. On prend dans le creux de la main une certaine quantité de farine, et l'on en fait avec de l'eau fraîche une boulette d'une consistance qui ne soit pas trop ferme : si la farine a absorbé beaucoup d'eau, c'est-à-dire environ le tiers de son poids; si la pâte qui en résulte s'affermit promptement à l'air, qu'elle prenne du corps et s'allonge sans se rompre, elle est alors de bonne qualité. Si, au contraire, la pâte mollit, s'attache aux doigts en la maniant, qu'elle soit courte et se rompe facilement, la farine est alors de moyenne qualité, si même elle n'est altérée; ce dont on s'assure si la pâte est d'une odeur et d'une saveur désagréables.

La quantité de gluten que contient la farine est un bon moyen de s'assurer de sa qualité; la bonne farine doit en contenir quatre ou cinq onces par livres. M. Parmentier fit connaître ce moyen à M. Brocq, boulanger de l'École militaire, lequel détermina plusieurs autres boulangers, tels que MM. Roux et Destor, à répéter l'expérience en présence de leurs garçons, et depuis, ce moyen d'épreuve est devenu général.

La farine peut être altérée par des ingrédiens étrangers ou bien spontanément : nous traiterons dans la division suivante de ces sortes d'altérations et des moyens de les reconnaître.

Les diverses farines d'un même blé sont toujours mélangées ensemble par les boulangers. Il arrive aussi quelquefois qu'un des principes constituans dont nous avons parlé, étant en excès dans une espèce de farine, et en défaut dans un autre, on est obligé, pour les corriger réciproquement, de les mélanger dans de certaines proportions.

La farine confectionnée, il s'agit de la mettre en œuvre, mais on n'obtiendrait qu'un gâteau lourd et compacte, si on se bornait à la mélanger et à la pétrir avec de l'eau. Il est quelque pays où on fait un grand usage de cette espèce de préparation. En Espagne, en Sicile, et dans le nord de l'Europe, on mange du pain azyme, il paraît que les anciens Romains, au moins dans leurs guerres, n'en avaient pas d'autre; mais en France, et de nos jours, on emploie le pain levé. Pour l'obtenir, il est nécessaire de le pétrir avec une certaine quantité de *levain*. Ce levain est un morceau de pâte qui a subi un mouvement de fermentation; il est nécessaire que ce levain ne soit ni trop fait, ni trop peu. Le premier se crevasse, s'affaisse, s'aigrit, et donne un pain sûr et bis; le second ne fait pas lever la pâte, elle ne gonfle pas au four, le pain est mat, sans yeux, indigeste, et a le goût de la pâte.

Le levain est à son vrai point, quand la surface en est lisse, élastique, que le volume a doublé, qu'il exhale, lorsqu'on l'entr'ouvre, une odeur vineuse agréable. La connaissance exacte de ce point, l'art de le produire, l'appréciation de la quantité de levain, de farine et d'eau qu'il faut pour produire une pâte de bonne qualité, etc., constituent le principal mérite des boulangers.

Il paraît, d'après les expériences exactes qui ont été faites, que la qualité de l'eau influe peu sur celle du pain. L'eau de rivière, de puits, de fontaine, de pluie, l'eau distillée ont donné des pains qui ne différaient entre eux ni par le goût, ni par la blancheur, ni par la légèreté. Quant à la température que l'eau doit avoir, on croit communément qu'elle doit varier suivant les saisons et la qualité de la farine; qu'il vaut mieux qu'elle soit chaude dans les gelées , tiède dans les temps ordinaires, et à la température de l'atmosphère en été.

La quantité proportionnelle de l'eau ne peut être appréciée qu'approximativement ; elle varie suivant la qualité de la farine qu'on emploie, et celle du pain qu'on veut fabriquer. Elle varie, en général, d'un tiers à un sixième.

Lorsqu'on a arrêté et disposé convenablement le levain, l'eau, la farine et le sel, tant sous le rapport de leurs qualités que de leur quantité, on procède à leur mélange ; cette opération porte le nom de *pétrissage*, et se compose de cinq manipulations : 1° la *délayure*, qui consiste à délayer le levain dit *de tout point*, le plus exactement possible; 2° la *frase* qui est un premier mélange de la farine avec le levain délayé; 3° la *contrefrase* par laquelle on mêle la pâte d'une manière plus intime; 4° le *bassinage*, c'est-à-dire l'incorporation d'une certaine quantité d'eau pour favoriser la parfaite dissolution des dernières parcelles de farine ; 5° enfin le *battement* qui termine le pétrissage; celui qui l'opère saisit la pâte, la soulève, l'étend, la laisse tomber, enfin la bat de toute manière. Cette opération achevée, on met la pâte dans le tour, où elle repose un espace de temps variable. Bientôt on la divise, on la pèse, on la façonne, on la met en *panetons* ou sur *couche*, enfin on lui fait subir la cuisson. On met la pâte dans un four chauffé convenablement, elle y séjourne pendant un certain temps, après quoi on la retire en *pain* qui est le but des opérations que nous venons d'exposer succinctement.

Le pain bien fait doit être un peu plus large que haut, d'un beau jaune doré, lisse à sa superficie, sans gerçures ni crevasses; excepté celles qu'on a pratiquées avant l'apprêt, ou que la cuisson occasionne à l'un des côtés du pain sur toute sa longueur. A l'intérieur, la mie doit être blanche, spongieuse, élastique, parsemée de trous plus ou moins grands et inégaux, d'une odeur et surtout d'un goût agréables. Il est inutile d'ajouter qu'il est des pains de qualités bien différentes, ce qui tient à la nature des substances qu'on emploie dans leur confection.

Le pain de bonne qualité est un des meilleurs alimens dont on puisse faire usage; à lui seul il entretient la vie et la santé, il répare les pertes éprouvées, développe peu de chaleur animale, soutient les forces sans les augmenter sensiblement, et n'imprime, en géneral, à nos organes et à nos fonctions que des changemens peu appréciables. Il est peu de cas où il ne convienne; il ne prédispose à aucune affection, à moins qu'on n'en prenne une quantité excessive.

Le pain tendre pris en trop grande quantité occasionne des indigestions quelquefois mortelles et toujours fâcheuses, assure-t-on.

Le pain de froment n'est pas le seul dont on fasse usage. L'épeautre, le seigle, l'orge, le blé de Turquie, le sarrazin, etc., sont également réduits sous cette forme, et présentent nécessairement quelques différences dans leurs propriétés.

Le pain d'épeautre est blanc, léger, et de facile digestion. Celui de seigle reste frais plus long-temps que celui de froment; il est savoureux et d'un parfum agréable : bien fabriqué, il se digère aisément. Le pain de blé de *méteil*, c'est-à-dire de blé mêlé de seigle, participe des qualités de l'un et de l'autre, et tient le milieu entre le premier et le second. L'orge occupe le troisième rang; le pain qu'il donne est rougeâtre, sec, dur et collant. Il est loin d'être aussi bon que les précédens; on peut corriger ses défauts en mêlant la farine d'orge avec celle de froment. Dans une grande partie de l'Amérique on use du maïs, mais on ignore l'art de le réduire en pain. Le pain de maïs qu'on fait dans le Béarn est assez agréable au goût, et fait la nourriture principale des habitans de la campagne dans certains pays. Le pain de sarrazin est le plus mauvais de tous, il n'est supportable que lorsqu'on ne peut pas s'en procurer d'autre.

Il nous reste à dire un mot du pain de pommes de terre. Ce tubercule ne peut seul donner du pain; tous les essais tentés dans ce but ont été infructueux, mais par son mélange avec une certaine quantité de farine de blé, la pomme de terre peut donner un pain savoureux et nourrissant. Il a l'avantage immense de se conserver long-temps sans s'altérer; il est d'ailleurs d'une digestion plus facile que toutes les autres espèces de pain.

Les diverses préparations que notre sensualité fait subir aux matières animales sont pour ainsi dire innombrables. Nous ne parlerons ici que de leur décoction dans l'eau; de leur cuisson dans leur propre jus, ou avec une petite quantité d'eau, dans des vases clos; celle qu'on leur fait éprouver en les rôtissant; enfin celle qu'on leur donne en les fumant.

La décoction des viandes dans l'eau dissout la gélatine et l'osmazôme, c'est dire assez que cette préparation leur enlève la plus grande partie de leurs propriétés réparatrices. En effet le parenchyme fibreux et albumineux qui reste est presque sans saveur. Les viandes de bœuf et de mouton sont celles qu'on mange le plus souvent ainsi. Cet aliment n'est nullement excitant.

L'étuvée, la daube (improprement mode), est une manière très-avantageuse de préparer les viandes, en ce qu'elle conserve toutes leurs parties nutritives. Leur chair se ramollit, et devient très-facile à digérer. Elle est alors très-abondante en matériaux alibiles.

Le rôti a l'avantage de conserver aussi tous ses principes. Les viandes ainsi préparées contractent une qualité tonique et même excitante, que le médecin pourra utiliser dans beaucoup de circonstances.

On conserve les viandes en les soumettant à l'action de la fumée, en les imprégnant de sel, ou en les faisant macérer dans le vinaigre ou dans l'huile. Les chairs ainsi préparées sont insalubres; nul doute qu'elles ne donnassent lieu à une foule de maladies, et surtout au scorbut, si l'on en faisait sa principale nourriture. Elles pourraient déterminer des affections aiguës ou chroniques du canal digestif; il faut en user avec le plus grand ménagement. Les chairs de porc sont surtout celles que l'on conserve de cette manière; ces chairs, déjà indigestes et irritantes par elles-mêmes, acquièrent par ces sortes d'apprêts de nouvelles qualités malfaisantes.

L'art de conserver les matières alimentaires, tant animales que végétales, paraît avoir fait aujourd'hui de grands progrès; mais les procédés employés ne sont point encore rendus publics; et les résultats obtenus ont besoin d'être confirmés par de nouvelles expériences.

Nous devons placer ici les matières animales qu'on est dans l'usage de laisser faisander pour pouvoir les manger, telles que celles de chevreuil, de cerf, de bécasse, de faisan, etc.; elles peuvent piquer le goût des gens sensuels, mais leur emploi entraîne de nombreux accidens.

QUATRIÈME DIVISION.

Alimens considérés sous le rapport de leur altération spontanée, de leur falsification, etc.

Les alimens, tels que nous venons de les considérer, sont supposés sains et de bonne qualité, mais la cupidité porte souvent à les altérer par le mélange de diverses substances étrangères, et dans cet état ils ont sur l'économie animale l'influence la plus fâcheuse; d'autres fois le même mobile porte les marchands à débiter des substances qui se sont naturellement altérées; quelquefois cette altération n'est pas connue d'eux. Le médecin est souvent appelé par l'autorité pour constater et apprécier les effets de ces substances, et cet objet est loin d'être sans intérêt. Nous empruntons à M. le professeur Orfila ce que nous allons dire à ce sujet; on ne saurait recourir à une meilleure source. (*Leçons de médecine légale*, p. 445.)

L'altération des substances alimentaires reconnaît des causes très-variées : elle peut être le résultat de l'action de l'air, de l'humidité, ou des vases dans lesquels elles sont conservées, des ingrédiens qu'on y a mêlés pour masquer leur mauvais goût, etc. Nous ne devons parler ici que des substances alimentaires proprement dites, nous faisons abstraction des assaisonnemens et des boissons, encore parmi les premières ne parlerons-nous que des plus usitées dans nos climats.

A. 1° *Altération de la farine de froment.* On sait que cette farine desséchée est composée de fécule, de gluten, de suc gommeux, d'albumine, de phosphate de chaux, et d'une certaine quantité de son que l'on trouve même dans la fleur de farine. Cent parties de fleur de farine desséchée absorbent 0,47 d'eau, pour se transformer en une pâte ductile; 147 parties de cette pâte fournissent à l'analyse 0,90 de fécule, 0,34 de gluten non desséché (composées de six de gluten desséché et de vingt-huit d'eau), 0,19 d'eau combinée avec les autres principes de la farine, et trois à quatre parties de suc gommeux. On peut juger, jusqu'à un certain point, de la quantité de gluten contenu dans une farine, par la quantité d'eau que cette farine absorbe : plus il y aura de gluten, plus la proportion d'eau absorbée sera considérable. D'après MM. Barruel et Orfila, la fleur de farine contient (terme moyen) 28 parties de gluten non desséché, et 5 $\frac{1}{2}$ de gluten desséché.

1° *Altération de la farine par l'humidité.* La farine attire rapidement l'humidité de l'air, se pelotone et s'altère dans l'espace de quelques jours. Alors elle contient moins de gluten, et celui-ci est moins gluant.

2° Des insectes tels que la blatte, le charançon, etc., attaquent la farine par parties, et en détruisent le gluten. L'œil nu ou armé d'une loupe découvre aisément ces insectes ou leurs larves.

3° Le sable provenant de meules trop friables, peut être facilement reconnu en délayant la farine ainsi altérée dans de l'eau froide; il se précipite bientôt avec tous les caractères qui le distinguent.

4° Le sulfate de chaux ou plâtre, mêlé accidentellement ou volontairement à la farine, se reconnaît en faisant bouillir deux onces de farine pendant deux ou trois minutes dans une livre d'eau distillée : la farine est délayée par l'eau, tandis que le sulfate de chaux se précipite; on décante, puis on fait bouillir le précipité dans une quantité d'eau distillée suffisante pour le dissoudre. La dissolution filtrée fournit avec l'eau de baryte un précipité blanc de sulfate de baryte, insoluble dans l'eau et dans l'acide nitrique, et par l'oxalate d'ammoniaque un précipité blanc d'oxalate de chaux, soluble dans l'acide nitrique, et donnant de la chaux vive lorsqu'on le décompose dans un creuset à une chaleur rouge. Si la quantité de plâtre était trop peu considérable pour pouvoir être décelée par ce procédé, il faudrait calciner la farine dans un creuset pendant une demi-heure pour la transformer en charbon; par ce moyen, le sulfate de chaux passerait à l'état de sulfure que l'on reconnaîtrait au moyen de l'acide nitrique. En effet, cet acide dégagerait sur-le-champ du gaz acide hydrosulfurique, et dissoudrait la chaux, et le nitrate résultant étant filtré donnerait un précipité d'oxalate de chaux par l'addition de l'oxalate d'ammoniaque.

5° Le carbonate de chaux, ou craie, est quelquefois mêlé à dessein. On le reconnaît en délayant la farine dans l'eau bouillante; le carbonate de chaux se précipite, on décante pour l'obtenir à l'état pulvérulent. Il est solide et insipide; il se dissout avec effervescence dans l'acide nitrique affaibli. Le nitrate résultant donne un précipité d'oxalate de chaux blanc, soluble dans l'acide nitrique par l'oxalate d'ammoniaque, et laisse de la chaux vive par la calcination.

6° Pour découvrir la céruse (sous-carbonate de plomb), qui altère quelquefois la farine, on délaye celle-ci dans de l'eau bouillante, et l'on obtient la céruse à l'état pulvérulent; elle est solide, blanche, insipide et soluble avec effervescence dans l'acide nitrique : le nitrate résultant précipite en blanc par les alcalis et par les acides sulfurique et hydrochlorique; en jaune par le chromate de potasse, et en noir par les hydrosulfates.

7° Le sous-nitrate de bismuth ou blanc de fard se reconnaît à ses paillettes nacrées, à sa facilité à se dissoudre dans l'acide nitrique, et aux caractères suivans : mis sur des charbons ardens, il se décompose et fournit du gaz acide nitreux, reconnaissable à son odeur, et de l'oxyde jaune de bismuth. L'acide sulfurique concentré le décompose et en dégage l'acide nitrique sous forme de vapeurs blanches. Mêlé avec du charbon pulvérisé, et calciné pendant une demi-heure dans un creuset chauffé au rouge, il cède son oxigène au charbon, et laisse du bismuth métallique.

8° Dans le dessein de favoriser l'élévation de la pâte et la cuisson du pain, on y joint quelquefois du sous-carbonate de potasse. Pour retrouver cette substance, on agite pendant quelques minutes la farine avec de l'eau distillée à la température ordinaire; au bout de vingt-quatre heures, on décante le liquide qui surnage, et on voit qu'il verdit le sirop de violette, qu'il fait effervescence avec les acides, et qu'il précipite en jaune serin l'hydrochlorate de platine.

9° On s'assure de la présence de l'alun en mêlant une partie de farine avec six parties d'eau distillée, on agite de temps à autre; au bout de vingt-quatre heures, on filtre, et on voit que la liqueur a une saveur légèrement astringente; elle précipite en blanc par l'ammoniaque, le sous-carbonate de potasse et l'hydrochlorate de baryte; il se précipite du sulfate de baryte insoluble dans l'eau et dans l'acide nitrique. En évaporant le liquide, on obtient de l'alun cristallisé. Le jalap, qu'on ajoute pour empêcher l'effet astringent de l'alun, se retrouverait en traitant par l'alcool, qui en dissoudrait la partie résineuse, et la laisserait à nu en s'évaporant.

Pour ce qui est du mélange de la farine de vesce et de haricot avec celle du froment, on peut conclure que celle-ci mêlée avec un tiers de son poids de farine de vesce de première tamisation, donne du pain mat, d'une odeur et d'une saveur désagréables, analogues à celles des pois; que la farine de froment mêlée à un tiers de farine de haricot, fournit du pain mat, dont on peut faire usage sans inconvénient; que dans aucun de ces cas le gluten n'est détruit, mais qu'il est seulement divisé.

B. *Du pain.* Le pain confectionné avec les farines dont nous venons de parler contient les mêmes ingrédiens. On emploiera les mêmes procédés pour les reconnaître, après avoir fait macérer pendant vingt-quatre heures la mie de pain coupée par tranches dans une suffisante quantité d'eau distillée, qui dissoudra les sels solubles, et laissera précipiter ceux qui ne le sont point.

Si un levain trop acide a oxydé et dissous quelques parties de métal du vase qui les a contenues, vase de cuivre ou de plomb; pour mettre à découvert les sels solubles qui se seront ainsi formés, on mêlera le pain avec trois fois son poids d'eau et de vinaigre distillé; on filtrera la dissolution au bout d'une heure, et l'on examinera par les réactifs propres à déceler la présence des acétates de cuivre et de plomb. Ces réactifs sont indiqués dans tous les ouvrages de chimie. (Voyez la *Chimie médicale* de M. Orfila).

Si le pain était altéré avec du seigle ergoté, on pourrait le reconnaître aux taches violettes qu'il présente, ainsi que la pâte qui a servi à le former, mais surtout aux accidens qu'il occasionnerait.

C. *Falsification du chocolat.* Le bon chocolat ne doit présenter dans sa cassure rien de graveleux, il doit se dissoudre aisément dans la bouche, et produire un sentiment de fraîcheur. Lorsqu'on le fait dissoudre dans l'eau ou dans le lait, il ne doit communiquer à ces liquides qu'une consistance médiocre. Le chocolat du commerce est souvent falsifié par la fécule. On la découvre en faisant bouillir pendant huit à dix minutes une partie de chocolat avec six ou sept parties d'eau distillée, on décolore le liquide à l'aide d'une quantité suffisante de chlore concentré; il se forme un précipité jaunâtre, on le laisse déposer et on filtre; la liqueur ainsi clarifiée, est jaunâtre et contient la fécule; elle devient d'un très-beau bleu par l'addition d'une ou de deux gouttes de teinture alcoolique d'iode; l'amidon se découvre de la même manière. Il est difficile de reconnaître autrement que par la saveur et l'odeur les substances grasses ou altérées qui pourraient avoir été mêlées au chocolat.

D. Le *café* est souvent mêlé avec de la chicorée; il est alors amer et acidule; le café pur n'est qu'amer. En roulant ce mélange entre l'index et le doigt, après l'avoir humecté, il forme une petite boule, le café reste en poudre.

E. Le *beurre* est souvent mêlé à des pommes de terre, pour augmenter son poids. Ce mélange devient bleu en le triturant dans un mortier avec une petite quantité d'iode. Lorsqu'il est altéré par du suif, on le reconnaît à la saveur.

F. Le *lait* peut être altéré par l'eau, et cette fraude ne peut être reconnue par les moyens chimiques, les proportions de l'eau dans le lait pouvant varier beaucoup. Il peut l'être par la farine, que l'on reconnaît à la couleur bleue que lui communique l'iode avec laquelle on le triture, mais il faut que le lait en contienne une certaine quantité. Si dans l'intention de l'empêcher de cailler, on y avait mêlé une certaine quantité de sous-carbonate de potasse, on reconnaîtrait la fraude à la saveur alcaline du lait; il rétablirait la couleur bleue du papier de tournesol rougi par un acide, il ferait effervescence avec les acides.

Les alimens qui sont entrés en décomposition exercent sur l'économie animale la plus désastreuse influence. Si cette altération est peu prononcée, mais que l'usage de ces alimens soit long-temps continué, on verra se manifester tous les symptômes du scorbut. Si cette altération est profonde, elle peut produire tous les accidens de l'empoisonnement, tels que les vomissemens, la syncope, la gangrène des extrémités, etc. Les matières en putréfaction occasionnent l'inflammation des parties sur lesquelles elles ont été appliquées. Ce sont surtout les substances animales qui déterminent ces pernicieux accidens. Voici ce que le docteur Kerner, médecin à Winsberg, a publié au sujet des empoisonnemens qui résultent souvent des boudins fumés*.

* Orfila, *Leçons de Médecine légale*, page 318.

Plusieurs personnes ont éprouvé des accidens graves qui ont été quelquefois suivis de la mort, pour avoir mangé des boudins que l'on avait exposés à l'action de la fumée, aussitôt après leur confection, et que l'on y avait laissés quelquefois pendant des mois entiers. Ces accidens sont très-fréquens dans le Wurtemberg. Les boudins blancs ont paru plus actifs que les noirs, et leurs effets délétères proportionnés à la quantité consommée. C'est vingt-quatre heures après l'ingestion de cet aliment que se manifestent les symptômes de l'empoisonnement, rarement plus tôt, quelquefois plus tard; alors une douleur vive à l'épigastre, suivie de vomissemens sanguinolens se manifeste. Les yeux deviennent fixes, les paupières sont immobiles ainsi que les pupilles qui sont dilatées; la vue est double; la voix altérée ou impossible; la respiration gênée; les battemens du cœur paraissent suspendus; le pouls est faible : il survient des syncopes fréquentes; les veines du cou sont saillantes; la déglutition est très-difficile; les boissons tombent dans l'estomac; les alimens s'arrêtent dans l'œsophage; les sécrétions sont suspendues; les matières alvines sèches, dures, terreuses, non colorées par la bile; l'intelligence est intacte, quelquefois le caractère devient irascible; l'insomnie est rare; la soif très-vive, l'appétit souvent naturel; la peau est peu sensible, froide et sèche; la paume des mains est dure, coriace, ainsi que celle des pieds; rien ne peut rappeler la perspiration; l'émission des urines est difficile; les mouvemens sont lents et souvent suivis de syncopes. La mort arrive du troisième au huitième jour; dans le cas de guérison, la convalescence est extrêmement longue. Ce n'est qu'avec lenteur que les fonctions reprennent leur état normal. Dans quelques cas les symptômes varient; il y a diarrhée, délire, hydrophobie, vertiges, atrophie des testicules, etc.

A l'ouverture des corps on trouve les muscles contractés, le ventre dur et tendu, souvent le pharynx et l'œsophage enflammés; celui-ci quelquefois seulement à sa surface externe, à sa partie inférieure; on rencontre des plaques gangréneuses plus ou moins étendues dans l'estomac; quelquefois la membrane interne du ventricule se détache avec facilité; les intestins sont enflammés et gangrenés en divers endroits; parfois un sang noir pénètre le foie. Dans certains cas, la vésicule enflammée est remplie d'une bile sanguinolente. La rate, le pancréas, la vessie, sont souvent sains; ils ont été trouvés enflammés; les poumons sont hépatisés; le cœur est flasque, quelquefois phlogosé; dans un cas, l'aorte était rouge; le corps répand une odeur particulière. Kerner attribue cet empoisonnement à un commencement de putréfaction; il pense que ce principe porte son action sur les nerfs, cela est possible; mais en considérant cependant les altérations de tissus qui existent, il semble que l'action nerveuse est peu nécessaire pour expliquer la production des accidens.

Rien n'est plus funeste que les viandes qui proviennent d'animaux malades; on doit les éviter avec le plus grand soin. Les exemples d'accidens graves, causés par cette sorte d'alimens, sont très-fréquens chez les auteurs. Les gouvernemens ne sauraient être trop attentifs à empêcher la distribution de semblables substances alimentaires. Un auteur rapporte que douze jeunes gens moururent pour avoir mangé de la chair d'une vache morte, ayant des abcès. Une dysenterie épidémique ravagea Venise et Padoue, en 1599, parce que les habitans avaient fait usage de la chair de bœufs malades, que des bouchers avaient amenés de Hongrie. Une maladie pestilentielle fort meurtrière fut la suite de l'usage imprudent d'un grand nombre de poissons trouvés morts dans les lacs, etc. Rien ne serait plus facile que d'accumuler une multitude d'exemples de ces sortes d'accidens.

CINQUIÈME DIVISION.

Effets des alimens sur l'économie animale.

Les alimens commencent à produire leur effet presque dès le moment où ils sont introduits dans la bouche, ou du moins aussitôt qu'ils arrivent dans l'estomac. Ce qu'il y a d'irrécusable, c'est qu'un homme qui a faim se trouve soulagé, éprouve un bien-être général dès le moment où il a pris les premiers alimens. A peine, à dîner, le potage est-il introduit dans les premières voies, que le sentiment douloureux de la faim disparaît pour faire place au sentiment de satisfaction dont nous parlons. Les forces se rétablissent instantanément; il semble qu'une nouvelle vie se répande dans toutes nos parties.

Ce n'est cependant pas encore à l'assimilation qu'est dû cet effet, puisque aucune molécule alibile n'a pu être encore portée dans nos organes. Il faut admettre dans ce cas un *consensus* de l'estomac avec tous les organes de l'économie, une irradiation de sensibilité qui propage avec la plus grande vitesse les impressions que reçoit ce viscère central. Cette sensation peut être comparée à celle que les malades, affectés de phlegmasie de poumon, éprouvent lorsqu'un liquide adoucissant est introduit dans l'estomac; à peine ce liquide a-t-il parcouru l'œsophage, que la titillation incommode de la poitrine est remplacée par un sentiment de mieux très-marqué; la toux fréquente et sèche est tout à coup plus humide et suivie d'une expectoration bienfaisante. Le liquide ingéré est cependant loin d'avoir été porté sur l'organe malade. Quoi qu'il en soit, ce premier effet de l'alimentation ne suffirait pas pour réparer nos pertes et servir à notre accroissement; il n'ajouterait rien à notre propre substance, si les alimens étaient aussitôt et entièrement rejetés. Si la faim se trouve alors satisfaite, ce n'est pour ainsi dire que par espérance. Ce n'est qu'après bien d'autres modifications que l'alimentation s'opère. Les alimens après avoir été broyés par les dents, imprégnés de salive et mêlés d'air par l'acte de la mastication, descendent dans l'estomac, où ils subissent une préparation préalable par l'action que les sucs divers appelés dans ce viscère par la présence des alimens exercent sur eux, et peut-être aussi par l'action immédiate du ventricule lui-même. C'est cette action particulière de cet organe qui a fait abandonner toutes les explications physiques et chimiques que l'on avait données de la digestion stomacale, et quoiqu'il soit peu permis de douter qu'une foule de substances ne subissent une véritable fermentation, sensible par les dégagemens de gaz acétiques et carboniques, néanmoins cette opération, résultat de l'organisme mis en jeu, diffère essentiellement d'une fermentation ordinaire, puisque dans celle-ci le vase qui contient les matières ne jouit d'aucune action, tandis que dans celle-là l'organe contenant paraît agir presque seul. Quoi qu'il en soit, il résulte de cette première opération une bouillie épaisse qui a reçu le nom de chyme. Celui de l'homme n'a pas été analysé, seulement Van-Swiéten, Réaumur, Spallanzani, Scopoli, Brugnatelli, John, Carminati ont étudié la nature du chyme des animaux, mais leurs travaux laissent encore beaucoup à désirer. Néanmoins on peut conclure de leurs recherches, que le chyme résultat du mélange intime des alimens broyés, qui ont déjà subi une première altération, est différent dans les diverses races d'animaux, suivant l'espèce d'alimens dont ils ont fait usage; ce qu'il y a de plus remarquable dans la formation du chyme, c'est qu'il se développe de l'albumine qui n'existait pas dans les substances ingérées.

La pâte chymeuse passe bientôt de l'estomac dans le duodénum, mais après un intervalle différent, selon la nature, la quantité, la préparation des alimens et la disposition individuelle; là, cette pâte reçoit encore une modification exercée surtout par la présence de la bile et par l'action du duodénum ; ce changement nous est totalement inconnu. Des physiologistes ont pensé qu'il était presque nul, qu'il ne servait en aucune manière à former le chyle qu'on ne trouvait que dans les vaisseaux absorbans qui semblaient le former par une force spéciale; ils ont puisé leurs preuves dans ce qui arrive pour les végétaux, dont la séve n'existe nullement dans la terre, mais se forme dans les vaisseaux séveux. On ne peut nier que ces preuves ne soient fondées, cependant le travail de la digestion duodénale nous paraît avoir quelque utilité, et devoir faciliter au moins les opérations subséquentes. Après ces premières préparations une partie des alimens est saisie par les vaisseaux absorbans et convertie en chyle, qui est le fluide essentiellement réparateur.

L'examen du chyle de l'homme n'a jamais été fait; celui du cheval, analysé par M. Vauquelin, a donné de la fibrine, ou du moins une matière albumineuse fort analogue, une substance grasse qui donne au chyle l'apparence du lait, de la potasse, de l'hydro-chlorate de potasse, du phosphate de fer blanc et du phosphate de chaux. La composition du chyle varie suivant qu'il est pris dans telle ou telle autre partie : ainsi la matière fibreuse est d'autant plus parfaite que le chyle est plus près de son mélange avec le sang. M. Marcet a publié en 1810 un travail sur le chyle retiré du canal thoracique de chiens, qu'il avait soumis préalablement à un régime purement végétal ou à un régime animal. Voici ses résultats. Le chyle que fournit le règne végétal est liquide et presque toujours transparent, à peu près comme le sérum ordinaire; il est inodore, insipide et plus pesant que l'eau. Abandonné à lui-même il se coagule. Le coagulum est presque toujours inodore et ressemble à une huître; sa surface ne se recouvre pas d'une matière onctueuse analogue à la crême; distillé, il fournit un liquide contenant du carbonate d'ammoniaque et une huile fixe, pesante; il reste beaucoup de charbons dans lesquels on trouve des sels et du fer.

Le chyle que donne le régime animal est toujours laiteux, inodore, insipide; il se coagule aussi, mais le coagulum est opaque et d'une teinte rosée, il est surnagé par une matière onctueuse, crêmeuse; distillé, il donne beaucoup plus de carbonate d'ammoniaque et d'huile, mais il fournit trois fois moins de charbon. Il se décompose plus promptement que le précédent. Suivant M. Marcet, l'élément principal de la matière animale de ces deux espèces de chyle est l'albumine; ils ne renferment pas de gélatine. Mille parties fournissent de 50 à 90 parties solides. L'examen que M. Magendie a fait de ce fluide l'a conduit à des conclusions analogues. On peut voir par ces travaux que la matière réparatrice fournie par le régime végétal est infiniment moins riche et moins abondante que celle que nous tirons du règne animal, ce qui est parfaitement d'accord avec ce qu'avait appris la simple expérience.

On a beaucoup discuté pour savoir s'il n'y avait qu'une seule matière nutritive, si elle était la même dans tous les cas, ou s'il y en avait plusieurs. Beaucoup de médecins célèbres, à la tête desquels il faut placer Hippocrate, se sont déclarés pour la première opinion. Lorry pensait que le mucilage était cette partie essentiellement nutritive. On a cru devoir descendre dans de longs détails d'analyse chimique des substances diverses qui entrent dans notre composition et faire voir que cette composition était identique dans presque tous les cas, et analogue dans la plupart avec celle des alimens que nous prenons, pour en conclure que le principe nutritif était très-varié, n'était point uniforme. Je ne pense pas que ces objections soient fort concluantes : car il suffit pour les détruire de penser qu'un seul de ces principes immédiats des végétaux ou des animaux, et quelque peu d'analogie qu'il ait avec notre propre matière, suffit pour entretenir la vie. Après la digestion d'un aliment qui ne contient point d'albumine on en trouve cependant dans le chyle, etc. Ainsi ce n'est point par leur analogie avec notre substance que les végétaux nourrissent, ce n'est pas parce qu'il y a de l'albumine dans une substance qu'il s'en forme chez nous, mais c'est par un travail de l'organisation qui nous échappe. Il est bien vrai de dire que les alimens nourrissent plus, sont plus faciles à digérer, exigent moins de travail de la part de nos organes, à mesure qu'ils se rapprochent plus de notre nature; mais il n'en faut pas moins une altération préalable : l'albumine ne fait pas immédiatement l'albumine; la gélatine ne fait pas la gélatine, etc.; mais les principes de ces substances sont altérés, décomposés par l'acte de la digestion pour être recomposés, doués de la vie, et servir à notre réparation. S'il en était autrement il faudrait trouver dans nos alimens exactement les mêmes principes qui nous composent, et certes il n'en est pas ainsi; on sait bien qu'on peut se nourrir long-temps avec une même substance, et qu'il se forme au-dedans de nous de l'ammoniaque, de l'acide urique et une foule d'autres matières qui n'entrent jamais dans nos alimens. Ce n'est pas que je pense que le principe alibile soit toujours le même et surtout qu'il soit un corps simple; on ne peut avoir aucune certitude à cet égard, les travaux des chimistes ne nous ont pas encore éclairés sur ce point; mais je crois que chaque aliment contient plus ou moins de principes nutritifs, que nos organes combinent dans diverses proportions pour en retirer une substance analogue à la leur, et qui sert à les accroître et à les réparer. Maintenant par quel effort de la nature se fait la réparation, en quel moment et dans quel lieu de l'économie se fait l'animalisation de nos alimens? où, quand, et comment reçoivent-ils la vie et deviennent-ils aptes à nous nourrir? c'est ce que nous allons examiner en peu de mots.

Nous avons vu l'aliment entrer dans l'estomac, devenir chyme; puis chyle, nous allons le voir bientôt passer des vaisseaux chylifères dans le sang; recevoir l'influence de ce mélange, puis celle de l'air par l'acte de la respiration; enfin subir l'assimilation, lorsqu'il sera porté dans toutes nos parties par les vaisseaux capillaires. L'alimentation commence rigoureusement par la mastication et l'on doit dater du moment où la salive pénètre le bol alimentaire le commencement de l'animalisation de l'aliment. Dans l'estomac l'aliment se modifie encore, cette modification augmente dans le duodénum; mais elle est surtout visible dans le canal thoracique au moment où le chyle va se verser dans la veine sous-clavière, alors ce fluide a presque toutes les propriétés du sang. Après qu'il a passé par le poumon, il est entièrement vivifié, il ne lui reste plus qu'à être assimilé à nos organes. Cette animalisation de l'aliment est, comme on voit, un travail de l'organisation dont il est difficile de nous rendre compte par nos procédés chimiques. C'est donc par une affinité qui nous est inconnue, et dont la nature nous échappe, que chaque organe trouve dans le sang les matériaux qui doivent le réparer; c'est par cette même force, résultat de l'organisme, que les glandes trouvent dans un même fluide tant de fluides divers, et ce n'est nullement parce que des substances semblables résidaient dans la matière alimentaire. Cependant lorsque le régime auquel on est soumis n'est composé que de certaines substances, l'alimentation n'est pas la même; elle n'est pas la même lorsqu'on prend trop d'alimens, ou qu'on en prend trop peu.

Lorsqu'on prend trop peu d'alimens ou qu'on en est même totalement privé, on ne tarde pas à éprouver divers phénomènes dignes d'attention.

L'abstinence peut être complète ou incomplète, arriver dans l'état sain ou dans l'état de maladie; complète et dans l'état sain, elle ne saurait être de longue durée.

Le principal moyen de réparation, on pourrait même dire le seul (car l'absorption cutanée, si elle existe, et pulmonaire sont de faibles moyens réparateurs), c'est sans contredit l'alimentation. Lorsque la déperdition est plus active, c'est-à-dire que les sécrétions et les excrétions sont dans le plus haut degré d'activité, le besoin de réparer se fait sentir avec plus d'énergie. Les pertes occasionnées par la perspiration cutanée et pulmonaire, par l'excrétion des urines, des matières fécales, du sperme, par les dépenses de l'agent nerveux déterminées par les travaux de cabinet, etc., nécessitent une prompte réparation. On sait que ces pertes sont d'autant plus grandes, que les divers organes sont plus actifs et plus exercés. Un exercice violent et continu, les plaisirs de l'amour, les travaux du corps et de l'esprit exigent donc que les individus qui y sont soumis suivent un régime plus abondant et plus nutritif. La jeunesse est de tous les âges celui où toutes les fonctions s'exécutent avec plus d'énergie, et la force de la constitution la condition la plus heureuse à leur libre exercice. Il est donc facile de concevoir que l'abstinence aura des effets d'autant plus promptement pernicieux, que l'individu sera plus robuste et plus jeune. L'horrible tourment de la faim et de la soif si cruellement éprouvé et si éloquemment décrit par les naufragés de la *Méduse*, s'empare des malheureux privés d'alimens. Leur face pâle et cadavéreuse atteste que leur sang appauvri des matériaux réparateurs, circule incolore, séreux et peu abondant dans des vaisseaux affaissés sur eux-mêmes. L'épigastre est très-douloureux, les saillies et les dépressions des os se prononcent, les yeux sont hagards et brillans, l'haleine brûlante, la peau sèche et aride, un délire féroce s'empare du malheureux désespéré que l'excès des tourmens, la faiblesse que fait naître la privation, font bientôt tomber dans l'abattement le plus profond, trop heureux lorqu'une insensibilité totale lui sert de seuil au tombeau! Trois jours d'abstinence complète suffisent pour occasionner cette affreuse série de douleurs. Dans la vieillesse la peau est moins perspirable, plusieurs organes sécréteurs sont tombés dans l'inaction, les autres sont doués de peu d'activité; aussi dans cet âge, les accidens dont nous parlons sont-ils plus lents et plus modérés. Nous nous abstiendrons de citer ici la fiction déchirante que le Dante nous a transmise; elle est connue sans doute de tous nos lecteurs; l'expression de ces vérités se trouve dans l'aphorisme treizième du livre premier d'Hippocrate. *Senes facillimè jejunium tolerant, secundùm eos qui constantem ætatem degunt, minimùm adolescentes, ex omnibus verò præcipuè pueri, atque inter ipsos qui ad actiones obeundas promptiores existunt.* Mais l'explication qu'il en donne dans l'aphorisme suivant n'est pas en rapport avec la physiologie de nos jours; il attribue ces phénomènes à la somme plus grande de chaleur naturelle.

Lorsque l'abstinence n'est que partielle et dans l'état sain, elle a des effets différens sur l'économie suivant l'espèce d'aliment ou de boisson dont on est privé. On sent que nous ne pouvons parler ici que d'une manière générale, et qu'il serait impossible d'entrer dans de longs détails. L'usage ou l'abstinence de certaines substances a sur l'économie une influence extrême. Ce n'est pas avancer un paradoxe que de dire qu'on pourrait modifier, changer même la constitution par un régime exclusif long-temps soutenu. L'abstinence de la diète végétale, le régime animal exclusif, les boissons fermentées, les excitans augmentent la force physique; la tonicité, la fermeté des chairs, la contractilité des tissus, rendent les passions plus véhémentes, disposent à l'amour, à la colère, etc., et sans invoquer ici le témoignage fabuleux du centaure Chiron, qui, dit-on, nourrissait le fils de Thétis et de Pélée avec des cervelles de lions, ne sait-on pas que les animaux carnassiers sont plus forts et plus féroces que les herbivores, auxquels on a donné le nom de *paisibles* qu'ils justifient à tous égards? C'est, conduits par cette observation, que les chefs des sectes ont conseillé le jeûne, ou simplement l'abstinence de certaines substances à leurs prosélytes. La religion chrétienne impose à cet égard des lois rigoureuses, mais celles de certaines peuplades des Indes orientales et celles du pythagorisme étaient encore plus sévères. Les unes et les autres ont eu pour but, en affaiblissant le physique, d'influer principalement sur le moral, de rendre les hommes plus doux, plus indulgens, plus *humains;* et il est hors de doute qu'une abstinence médiocrement prolongée, qu'une diète végétale, lactée, que la privation des liqueurs fermentées n'éteignent l'aiguillon des passions. Peut-être ces législateurs, en prescrivant l'abstinence du régime animal, ont-ils encore eu d'autres intentions; ainsi il n'est pas douteux que la continuité du même régime ne prédispose à certaines maladies; il est donc fort avantageux pour la santé d'interrompre et de changer quelquefois son régime habituel. Une seconde raison d'une utilité non moins générale, qui peut avoir dirigé ces grands politiques, c'est la conservation des espèces qui servent à notre alimentation. Ils ont en effet établi le carême à la fin de l'hiver, moment où les animaux s'accouplent ou portent, pour favoriser leur reproduction. C'eût été s'exposer à une destruction rapide des espèces que d'en permettre la consommation à cette époque. La civilisation n'avait pas encore trouvé, dans ces temps, le moyen de multiplier les races pour ainsi dire à volonté.

Nous ne citerons pas d'histoire détaillée d'abstinence forcée dans l'état de santé; les descriptions de siéges prolongés qu'on peut lire dans tous les historiens, en fournissent assez d'exemples. Il n'est personne qui ne connaisse les affreux détails de celui de Paris par Henri IV, et le trait si touchant auquel il donna lieu de la part de ce véritable père du peuple. Un des effets les plus constans de ces abstinences prolongées, c'est de traîner à leur suite d'horribles épidémies. Il est vrai d'ajouter qu'une foule d'autres causes concourent à leur développement; il est donc vrai que la haine des rois attire sur les peuples la guerre, la famine et la peste, les plus cruels fléaux auxquels la nature humaine soit en proie!

Dans l'état de maladie, l'abstinence a d'autres effets; c'est dans cet état qu'on en trouve les exemples les plus extraordinaires. Dans les maladies aiguës, le dégoût des alimens est un état naturel et la privation des substances nourrissantes porte vulgairement le nom de *diète*. Dans les maladies chroniques, dans les cancers de l'œsophage, de l'estomac, des intestins, on a observé des abstinences très-prolongées. J'ai eu dernièrement sous les yeux à la division des incurables, à la Salpêtrière, une femme dont l'œsophage était comprimé et entièrement oblitéré par des glandes cervicales engorgées consécutivement à un cancer du sein amputé; chez cette femme, il fut impossible d'introduire le moindre aliment solide ou liquide par les voies supérieures, pendant près de deux mois avant sa mort. Cette malheureuse était assez bien portante et assez fraîche au moment où cet accident se manifesta. Le tourment de la soif s'empara bientôt d'elle, et c'est surtout ce qui excitait ses plaintes. Des bains généraux et des lavemens furent les seuls moyens de soulagement que je pus employer. Cette infortunée se vit périr, dans toute la rigueur de l'expression, par le supplice de Tantale.

Dans certaines névroses, on a observé des abstinences plus ou moins complètes pendant plusieurs jours, plusieurs mois, et même ce qui n'est pas vraisemblable, pendant plusieurs années. On lit dans l'Encyclopédie l'histoire singulière d'un anatomiste célèbre qui, vers la fin de ses jours, fut pris d'un sommeil insurmontable; il ne s'éveillait que tous les huit jours, et ne mangeait par conséquent que le jour de son réveil; c'était tous les vendredis, et comme il était fort pieux et qu'il savait quel était ce jour, il refusait de prendre tout aliment gras.

Enfin il dormit pendant un an, au bout duquel il mourut, sans doute d'inanition. L'état de sommeil peut donc aussi permettre une longue abstinence : en effet, dans cet état d'immobilité les pertes sont presque nulles, le besoin de réparation doit être peu impérieux, ce qui explique pourquoi les animaux dormeurs, tels que la marmotte, etc., restent une saison entière sans manger.

C'est ainsi que des femmes hystériques vivent pendant un temps infini en ne prenant presque aucun aliment; cela se conçoit facilement, si l'on remarque que ces personnes presque continuellement assises, ne se livrent à aucune espèce d'exercice du corps ou de l'esprit, et que dans cet état d'inaction, les pertes étant presque nulles, n'exigent pour ainsi dire aucune réparation. C'est une raison à peu près semblable qui explique l'existence prolongée dans une abstinence complète de ces mineurs qui se trouvent enfouis sous quelque éboulement de terrain. Ces individus ordinairement renfermés dans un espace étroit, où ils ne peuvent exécuter aucun mouvement, gisant au milieu d'une atmosphère basse qui favorise peu la perspiration, respirant à peine, peuvent supporter une longue abstinence; aussi parvient-on souvent à les retirer vivans de leur tombeau, après plusieurs jours de cette espèce de sépulture. Les expériences que M. Edwards a consignées dans son excellent traité *de l'influence des agens physiques sur la vie*, prouvent d'une manière directe ce que nous énonçons ici. Le peu de pertes que font les animaux renfermés dans des corps solides, puisque les mouvemens, la perspiration sont nuls, lui paraissent cause de la prolongation de la vie de certains animaux dans les lieux dont nous parlons, bien qu'ils soient privés de réparation *.

On lit dans l'histoire de l'Académie royale des Sciences, année 1769, un exemple d'abstinence que nous ne pouvons nous dispenser de citer : Un officier français, après avoir essuyé beaucoup de désagrémens, tomba dans une noire mélancolie, et résolut de se laisser mourir de faim; et il suivit son plan si fidèlement, qu'il resta quarante-cinq jours sans rien manger; seulement le cinquième jour il demanda de l'eau distillée. On lui donna une demi-chopine d'eau-de-vie d'anis qui lui dura trois jours; on lui représenta que c'était trop, alors il n'en mit que trois gouttes dans chaque verre d'eau, et la même quantité lui dura trente-neuf jours. Alors il cessa de boire, et ne prit absolument rien les huit derniers jours. Au trente-sixième il fut obligé de rester couché; il exhalait une odeur fétide, sa vue s'affaiblit. Toutes les représentations avaient été inutiles, et on le regardait comme perdu, lorsque le hasard ranima en lui la voix de la nature. Ayant vu un enfant entrer avec une beurrée, ce spectacle excita en lui un appétit si violent, qu'il demanda instamment de la soupe. On lui donna de deux en deux heures quelques cuillerées de riz; peu à peu on lui donna des alimens plus nourrissans, et sa santé se rétablit, quoique lentement. Il est intéressant de remarquer que pendant

* *De l'Influence des agens physiques sur la vie*, par W. F. Edwards, docteur en médecine, etc., pag. 13 - 24.

le jeûne il fut sans délire, mais que celui-ci revint avec les forces.

Mais lorsque la privation n'est pas complète, et qu'elle est de peu de durée, elle peut avoir des avantages incontestables pour la santé.

Sans adopter les idées, et chercher à dévoiler le but dans lequel l'auteur anonyme d'une apologie sur l'abstinence a écrit son livre, il est impossible de nier que des privations ne puissent devenir infiniment utiles. Elles favorisent l'animalisation de nos fluides; donnent aux organes digestifs plus d'énergie, et à tous nos viscères, à toutes nos fonctions, plus d'aisance, plus d'activité. Les philosophes, les moralistes de tous les siècles ont loué la tempérance, et, sans contredit, à très-juste titre. L'abstinence active aussi l'absorption interstitielle; voilà pourquoi la diète favorise si bien la résolution des maladies, et surtout celle des maladies aiguës. Les parties alimentaires, portées d'ailleurs par la circulation dans les organes malades, augmentent l'irritation locale, et par leurs qualités nutritives, et en apportant vers les viscères des matériaux propres à augmenter la congestion; l'abstinence empêche cet effet positif et favorise en outre l'absorption, car le sang n'étant plus entretenu par l'alimentation, prend dans les viscères de quoi se réparer. Il est superflu d'ajouter que le moral de l'homme est en général disposé avantageusement par l'abstinence.

Lorsqu'au contraire on ingère dans l'estomac une trop grande quantité d'alimens, il en résulte un grand nombre de phénomènes très-désavantageux. Ces accidens se manifestent aussitôt après les repas ou par l'habitude de manger trop. Dans le premier cas, l'individu éprouve tous les symptômes d'une indigestion ou seulement ceux d'une digestion pénible et laborieuse, des nausées, des vomissemens, des cardialgies, des diarrhées, etc. Dans le second, il se développe chez les grands mangeurs une constitution particulière. Je ne veux pas parler ici des personnes affectées de boulimie, mais seulement de celles qui dans l'état sain mangent outre mesure. Chez celles-ci, il est possible que prenant une grande quantité d'alimens, il y en ait cependant une quantité d'assimilée, le reste sort avec les excrémens; d'où vient que l'on dit communément que ce n'est pas ce qu'on mange qui nourrit, mais ce qu'on digère. Ces personnes restent maigres, leurs selles sont très-abondantes, et la quantité trop considérable de substance alimentaire ne tarde pas à déterminer sur les intestins quelque irritation chronique qui les conduit au tombeau, ou à détériorer leur constitution, et occasionner la presque totalité des maladies, mais surtout la goutte, etc. Ainsi il ne suffit pas de prendre une très-grande quantité d'alimens pour obtenir une alimentation abondante; il faut encore que l'estomac, le duodénum et les autres intestins soient disposés à les élaborer convenablement; il faut encore que les absorbans soient disposés à enlever au chyme la plus grande portion de ses principes nutritifs, enfin que nos parties soient disposées à se les approprier; l'alimentation ne pouvant avoir lieu sans le concours de la digestion, de l'absorption et de l'assimilation. Dans d'autres cas, les grands mangeurs absorbent une grande quantité de principe alibile, et leurs organes, et surtout le tissu cellulaire, se pénètrent d'une très-grande quantité de sucs nourriciers. Ce n'est pas que l'embonpoint soit toujours une preuve d'une nutrition active, au contraire cet embonpoint peut se rencontrer chez des personnes chez qui cette fonction est ralentie; la rapidité des mouvemens organiques peut seule rendre compte de l'activité de la nutrition. Si l'individu fait des pertes nombreuses dans tous les genres, les répare promptement par une digestion facile, rend peu d'excrémens, il faudra conclure que ses organes se décomposent et se réparent avec la plus grande facilité; ce qui sera la preuve la plus sûre d'une nutrition active. Mais les personnes qui mangent beaucoup, engraissent ordinairement par cela même qu'elles sont débilitées par les excès de table. Alors elles sont lourdes, peu irritables, assoupies, disposées à l'apoplexie, à toutes les congestions intérieures, et selon Morgagni à la rupture du cœur. Chez elles, l'absorption interstitielle est faible et languissante; aussi leurs phlegmasies se terminent-elles difficilement par résolution. En effet la diète a sur elles peu de prise; la graisse accumulée dans le tissu cellulaire supplée aux alimens que l'individu ne prend pas, et nuit à l'activité de l'absorption. Aussi n'est-il pas rare de voir succomber presque tous les vieillards fort gras qui ont le malheur d'être atteints d'une phlegmasie thoracique ou abdominale. Il est encore un accident fort commun parmi ces malades, c'est la gangrène par compression. Il survient chez eux avec la plus grande facilité des escharres gangréneuses aux tégumens qui recouvrent le sacrum, le coccyx, les trochanters, toutes les saillies osseuses sur lesquelles le décubitus peut s'opérer. En général une constitution molle et sanguine est celle qui se développe chez ces sujets, qui sont ainsi prédisposés à toutes les maladies propres à ce genre de tempérament.

Mais les alimens ne produisent pas seulement une modification considérable sur nous par leur excès ou par leur défaut. On peut distinguer, dans les substances alimentaires dont nous avons parlé, un mode différent d'agir pour chacune d'elles. L'action des alimens, comme celle des médicamens, est de plusieurs natures : 1° Elle est instantanée, et celle-là dépend du genre de changement que les molécules alimentaires, absorbées avec le chyle, et portées dans les divers systèmes d'organes, déterminent dans les mouvemens actuels de ces organes: elle peut être aperçue dès le moment de la digestion; 2° elle est durable, et celle-ci dépend des modifications qu'imprime à toute l'économie l'usage habituel et exclusif de certaines substances. Pour apprécier la première, il suffit d'examiner quels sont les changemens qui surviennent dans chaque fonction au moment de la digestion, ou dans les momens qui la suivent; c'est dans les modifications plus profondes de la constitution que l'on doit chercher les effets de la seconde. Pour apprécier ces divers phénomènes avec sévérité, il faudrait que quelque expérimentateur courageux et patient voulût se soumettre pendant long-temps à l'usage exclusif de quelque matière alimentaire. Mais qui oserait s'imposer de semblables privations, après la mort déplorable qui est devenue la malheureuse récompense des essais généreux faits en ce genre par des médecins anglais ? L'exemple du docteur Stark mériterait cependant d'être suivi, en y mettant toutefois la réserve qu'exige la conservation de l'individu. Ce serait seulement par ce moyen qu'on pourrait arriver à des données positives, et sous ce rapport il y a autant à faire pour la bromatologie que pour la matière médicale. Quelle que soit en effet la simplicité du régime que l'on suit dans l'état ordinaire de la vie, une foule de substances viennent détruire les effets que l'une d'elles pourrait produire. C'est ainsi que dans les mets les plus simples, le sel, le poivre, le vinaigre ou l'huile, le pain même et le vin qu'on y mêle, en modifient l'action à un tel point, que l'on sait à peine à quoi s'en tenir sur l'effet de cette substance, et que cet effet est bien différent, et quelquefois opposé, selon la quantité d'assaisonnement dont elle est accompagnée. Cet effet est loin d'être le même aussi selon la disposition actuelle de l'individu, selon l'état de son système digestif, selon son idiosyncrasie. Je connais un architecte distingué qui mange sans répugnance et sans accidens des œufs, lorsqu'ils sont médiocrement cuits, mais qui, au bout de quelques heures, tombe en défaillance, lorsque les œufs sont durs. Cette expérience a été souvent répétée par lui, et toujours les mêmes accidens se sont manifestés. Pour poser des règles générales en ce genre, il faut donc absolument faire abstraction de toutes ces influences ; il faut supposer que les assaisonnemens étant toujours les mêmes pour la qualité et pour la quantité, leur action, devenue habituelle, doit être comptée pour rien, et quant aux âges et aux constitutions, les supposer aussi dans un état moyen. Alors nous pouvons reconnaître plusieurs modes d'alimentation.

Il est des alimens qui nourrissent peu, qui donnent peu de matières excrémentitielles, et qui produisent un sentiment de fraîcheur. Il en est qui nourrissent peu, mais ne produisent pas ce sentiment de fraîcheur; ils rendent les selles liquides, abondantes, et semblent en général diminuer la tonicité des tissus, relâcher nos parties. Il en est encore qui nourrissent peu, et déterminent un sentiment de force dans l'individu, produisent beaucoup de chaleur animale, et resserrent les intestins. Quelques-uns nourrissent beaucoup, et produisent une alimentation relâchante. Une alimentation moyenne peut aussi être le résultat de l'usage de quelques alimens. D'autres nourrissent beaucoup, déterminent un sentiment général d'énergie physique et morale, une chaleur vive; ils sont toniques ou excitans. Enfin quelques alimens paraissent jouir de diverses propriétés spéciales. Autant qu'il est permis d'établir des règles générales, nous pensons qu'on peut rapporter à ces divisions les divers effets des alimens sur l'économie animale.

1°. *De l'alimentation rafraîchissante.* Cette espèce d'alimentation est produite par la classe des alimens dans lesquels domine un principe acidule. Ce sont en général des végétaux, et surtout des fruits. Lorsqu'on prend une quantité modérée de fruits acidules, ils sont en général digérés avec promptitude, et favorisent même la digestion des autres alimens; ils excitent l'appétit; mais, pris en trop grande abondance, ils peuvent occasionner des accidens; leur effet est alors de provoquer des selles copieuses, et de déterminer la production d'une grande quantité de mucus intestinal. Est-ce en excitant une *irritation?* Ces alimens ralentissent les mouvemens du cœur, des artères, et des vaisseaux capillaires; diminuent la chaleur animale; produisent un sentiment de calme et de fraîcheur. On conçoit bien que la respiration ne peut rester étrangère à cette influence; aussi s'exécute-t-elle avec plus de lenteur, et l'acte chimique qui s'opère pendant cette fonction perd-il son activité. On a expérimenté qu'il y avait alors une moins grande quantité d'oxygène d'absorbée. L'absorption intestinale et interstitielle est augmentée par l'usage des alimens acides. On a cru observer que les acides diminuaient promptement l'embonpoint. Les urines et les sueurs, selon les circonstances, se trouvent singulièrement favorisées par l'humidité abondante qui pénètre ordinairement les fruits acides, plutôt que par une qualité diurétique ou diaphorétique. Ces alimens contenant peu de matériaux réparateurs rendent la sanguification languissante et la nutrition peu active. Ils diminuent l'énergie intellectuelle et la vivacité des passions. Ils sont peu propres à donner aux muscles une grande contractilité; les personnes qui s'en nourrissent sont faibles et se fatiguent promptement.

Leur usage long-temps continué finirait sans doute par donner à la constitution une physionomie particulière ; mais personne, que je sache , ne s'est imposé la dure loi de ne se nourrir que de fruits acidules. Si la nécessité y pouvait contraindre dans quelque circonstance, on conçoit que l'organisme pourrait en recevoir une impression fâcheuse. L'émaciation, un affaiblissement général, en seraient infailliblement le résultat; la consomption et la mort de l'individu ne tarderaient pas à survenir. Mais cette espèce d'alimentation doit produire les effets les plus précieux dans quelques cas de maladies, et l'on comprend que celles qui réclament le traitement antiphlogistique pourront en recevoir une salutaire influence. La pléthore doit être mise au premier rang ainsi que toutes les maladies auxquelles elle prédispose; les irritations de toute espèce, mais en particulier celles du canal intestinal, seront avantageusement modifiées par l'usage des fruits acidules, qu'on pourra conseiller avec le même succès dans les hémorrhagies. Il est inutile de prévenir que ces substances seraient nuisibles dans l'accroissement et l'état des maladies, momens où la diète la plus sévère doit être observée; mais elles deviendront d'une application fort utile lorsque la maladie durera depuis un certain temps, et tendra vers son déclin. Certaines affections chroniques, accompagnées de fièvre hectique, ont été, au rapport d'Hoffmann, heureusement dissipées par l'usage de ces fruits, qui seront aussi très-avantageux chez les personnes mélancoliques et douées d'une vive irritabilité, comme le démontrent les observations de Vanswiéten. Personne n'ignore combien cette alimentation est encore propre à dissiper certaines espèces de scorbut. Mais il faut se garder de conclure que les substances acidules sont propices dans tous les cas; dans les maladies qui sont caractérisées par l'inertie de tous les systèmes organiques, telles que les scrofules et autres affections chroniques, il faudra éviter avec soin cette espèce d'alimentation; elle pourra nuire également aux personnes d'une constitution atonique.

2° *Alimentation relâchante et peu réparatrice.* Les substances qui produisent cette espèce d'alimentation sont, en premier lieu, celles dans lesquelles le principe mucilagineux prédomine; en second lieu, les huiles, le beurre, les corps gras en général, et le lait. Quelques-unes de ces substances sont plus nourrissantes les unes que les autres; et, dans les corps de la nature, elles se trouvent dans des proportions diverses et combinées avec d'autres matières, qui font singulièrement varier leur effet. Cela posé, voici les modifications que l'usage de ces substances imprime à nos fonctions et à notre constitution. La digestion de ces alimens est en général assez difficile; leur conversion en chyle ne s'opère qu'après un travail assez long; leur contact immédiat avec la surface gastro-intestinale produit un relâchement marqué dans son tissu, ce qui diminue l'énergie des forces digestives; aussi ces alimens sont loin d'être complétement assimilés, la plus grande partie sort par les selles qu'ils augmentent d'une manière remarquable; ils agissent à la manière des médicamens laxatifs. Leur usage débilite l'appareil circulatoire. Les contractions du cœur sont faibles et languissantes, et le système capillaire se ressent de cette atonie; ces substances produisent peu de chaleur animale. Dans la respiration, on peut observer les mêmes changemens, caractérisés par le peu d'activité des divers phénomènes de cette fonction, tant dans les organes inspirateurs que dans l'acte chimique produit par le contact de l'air atmosphérique. Cette alimentation produit en général l'embonpoint des individus qui y sont soumis, en diminuant l'action des absorbans, le corps prend, selon Hippocrate, une constitution humide. Les sécrétions et les exhalations sont manifestement frappées de débilité. D'après les expériences de Sanctorius, il est hors de doute que, pendant ce régime, la somme des excrétions ne soit considérablement diminuée. Bien qu'il se développe une grande quantité de graisse par ce genre d'alimentation, il est au moins douteux que la nutrition soit très-active. La sensibilité générale est diminuée, les impressions extérieures sont moins vives. Ce régime réprime les passions, rend le caractère doux, mais l'intelligence perd de son activité; les individus qui vivent sous son empire ne sont guère susceptibles des inspirations du génie. Ils sont généralement lourds et paresseux, mous et sans vigueur; quelle énergie peut développer une pareille alimentation? Quelle vivacité dans les mouvemens voulez-vous attendre de substances qui affaiblissent et relâchent les fibres en contact desquelles elles se trouvent? Leur usage habituel déterminera une sorte d'engorgement, d'empâtement général des viscères, une bouffissure universelle, un sang peu riche, une inertie invincible. La débilité de tous les appareils en sera le résultat, ainsi que les maladies auxquelles elle prédispose : les scrofules, les écoulemens muqueux chroniques, les engorgemens des glandes, les hydropisies, etc., enfin un caractère d'atonie, de chronicité difficile à méconnaître. L'alimentation dont nous parlons sera éminemment utile dans les affections où l'on remarque une surabondance de sang, une sur-excitation générale, une sécheresse prononcée dans les tissus. Ces maladies sont les mêmes que nous avons signalées dans le paragraphe précédent. On préférera ces alimens aux acidules, lorsqu'on voudra procurer une nourriture un peu plus abondante.

3° Il est encore une alimentation qui détermine des effets analogues, et que pour cette raison nous plaçons ici; c'est celle que produisent les substances gélatineuses. Elles opèrent dans l'économie une alimentation relâchante, mais nourrissent bien plus que celles dont nous venons de parler; c'est pourquoi il est nécessaire d'arrêter un instant notre attention sur elles. Ces matières étant tirées du règne animal et se trouvant abondamment dans les chairs des jeunes animaux tels que le veau, l'agneau, le poulet, etc., fournissent un ample produit de matériaux alibiles; elles sont d'une digestion plus facile que les précédentes, rendent le sang plus riche sans accélérer la circulation, réparent promptement nos pertes et conviennent généralement beaucoup dans les convalescences des maladies aiguës. On les proscrira sévèrement dans les maladies où les précédentes sont nuisibles.

4° *Alimentation tonique et médiocrement réparatrice.* Nous avons déjà vu que les substances végétales contenaient sous un même volume moins de parties nutritives que les substances animales; c'est donc parmi elles que nous trouverons les principes qui produisent le genre d'alimentation dont nous parlons ici. En effet le principe amer jouit à un très-haut degré de cette qualité tonique; le corps sucré lorsqu'il est pur et dégagé de mucilage, le principe âcre des crucifères, et celui qui développe la fermentation dans le *sauer-kraut* ou *choucroute*, produisent les mêmes résultats. Introduits dans l'estomac, les alimens dont nous traitons déterminent sur la surface gastro-intestinale un resserrement tonique qui lui donne plus d'énergie et favorise son action. La chylification s'opère avec facilité. Les selles sont plus compactes et moins abondantes. Les organes de la circulation acquièrent plus de vigueur, les battemens du cœur et des artères s'exécutent avec plus de force; mais cet état n'est pas aussi constant que lorsqu'il est la suite de l'usage d'alimens plus nourrissans. Ces substances développent cependant une certaine quantité de chaleur animale, surtout en les comparant à celles dont nous venons de traiter. La respiration n'est pas sensiblement influencée par elles. L'absorption devient plus active, l'accumulation de la graisse dans le réseau capillaire est plus difficile; les tissus deviennent plus denses et plus fermes. L'usage de ces substances active la nutrition, la rend plus facile dans la plupart des circonstances, bien que l'embonpoint diminue réellement. La sensibilité générale perd de son activité, mais l'intelligence acquiert de la force, et si les passions sont moins vives, ne deviendraient-elles pas alors plus constantes? Mais si ce n'est là qu'une conjecture, pourra-t-on révoquer en doute l'énergie nouvelle qui se manifeste dans les mouvemens, et pourra-t-on nier que sous l'influence d'un pareil régime la contractilité musculaire n'augmente d'une manière sensible?

L'action tonique et quelquefois excitante des alimens dont nous parlons, en prédisposant aux maladies inflammatoires, doit faire entrevoir de quel degré d'utilité ils doivent être chez les personnes dont les chairs sont molles, la peau blême, la force musculaire peu développée; qui sont affectées d'engorgemens glanduleux, de scrofules, d'écoulemens chroniques, enfin de toutes les maladies dont le caractère principal est la lenteur et l'inertie.

5° *Alimentation moyenne, c'est-à-dire plus ou moins réparatrice, mais aussi peu tonique que peu délayante.* Il est quelques principes qui me paraissent doués de la propriété de produire cette espèce d'alimentation. La fécule, si libéralement répandue dans la nature, l'albumine, lorsqu'elle est peu concrète, sont dans ce cas; elles sont nutritives, d'une digestion plus ou moins facile, réparent l'individu, développent peu de chaleur animale, soutiennent les forces sans les augmenter sensiblement, et n'impriment en général aux organes et à nos fonctions que des changemens peu appréciables; il est peu de cas où elles ne conviennent et ne semblent prédisposer à aucune affection, à moins qu'on n'en prît excessivement et d'une manière exclusive. Remarquons ici que cette alimentation paraît être celle que s'est proposée la nature, en mêlant dans les substances alimentaires qu'elle nous offre les principes qui jouissent des propriétés les plus disparates. Le principe acidule se trouve ici mêlé au principe muqueux ou au principe sucré; là c'est le mucilage au principe amer ou âcre; dans les animaux c'est l'osmazôme à la gélatine, etc., etc. Ces principes, qui se corrigent ainsi mutuellement, ne semblent-ils pas nous indiquer quelle conduite nous devons tenir nous-mêmes pour obtenir une alimentation moyenne? Cette combinaison ne nous engage-t-elle pas à mêler ensemble le régime végétal et le régime animal; celui qui nourrit peu avec celui qui nourrit beaucoup; le délayant avec le tonique et l'excitant? et à laisser seulement prédominer l'un ou l'autre, selon la nécessité des circonstances et la disposition individuelle?

6° *Alimentation très-réparatrice et tonique.* C'est surtout dans le régime animal que nous rencontrerons cette espèce d'alimentation; mais c'est principalement dans les viandes de bœuf, de mouton, de pigeon, de perdrix, de faisan, de caille, de canard, d'oie, de lièvre, de chevreuil, etc., etc., qu'on rencontre les principes propres à produire ce genre d'alimentation. C'est à l'osmazôme, matière éminemment nutritive, qui se rencontre dans la plupart de ces animaux lorsqu'ils sont adultes, que nous paraissent dus les effets dont nous allons parler. Ces alimens en présence avec la membrane de l'estomac semblent lui imprimer un surcroît d'activité: la digestion en est facile, et d'un petit volume de ces substances alimentaires les vaisseaux chylifères retirent une très-grande proportion de matériaux réparateurs; il se forme peu de résidu excrémentitiel; le sang est plus riche, son cours est accéléré; l'impulsion du cœur et des artères est plus forte et plus vive; sous l'influence de ce régime il se développe une grande quantité de chaleur. Il y a dans un temps donné plus d'absorption d'oxygène que durant la diète végétale; la respiration s'exécute plus librement; l'absorption acquiert une grande régularité; les organes augmentent de volume; mais c'est alors un véritable embonpoint; la nutrition est réellement plus active, ce n'est plus un boursouflement trompeur; les sécrétions et les exhalations redoublent d'énergie; la perspiration cutanée devient plus abondante, et les appareils glanduleux remplissent leurs fonctions avec la plus grande facilité. L'homme qui se nourrit ainsi est très-apte aux sacrifices qu'exigent les plaisirs de l'amour, auxquels il est alors fréquemment sollicité. Il est susceptible des passions les plus vives; l'ambition, l'audace, la colère, le courage, prennent plus d'empire; il devient capable des plus grandes actions, vertueuses ou criminelles. Les organes de la locomotion acquièrent une vigueur remarquable, et l'agilité et la force deviennent son apanage.

La constitution sanguine et même pléthorique doit être favorisée et produite par ce régime alimentaire; mais s'il est le plus généreux, il traîne aussi à sa suite un grand nombre d'inconvéniens. Les phlegmasies, les hémorrhagies, toutes les maladies aiguës avec excès de ton, résulteront de l'usage habituel de ces substances: elles seront d'autant plus violentes que l'individu sera plus jeune, plus fort, et plus nourri de ces alimens. On conçoit sans peine combien ils conviendront aux scrofuleux, aux constitutions atoniques, aux personnes faibles, soumises à un mauvais régime habituel, affectées d'engorgemens chroniques, d'écoulemens muqueux, d'hydropisie, etc.

7° Nous avons admis une septième espèce d'alimentation, celle qui *semble* porter son action plus particulièrement sur un système d'organes. Personne n'ignore en effet que certains alimens n'agissent plus particulièrement sur quelque appareil; c'est ainsi qu'on a attribué aux poissons des vertus aphrodisiaques. On a cru remarquer que les peuples ichthyophages étaient essentiellement procréateurs; les artichaux ont, je pense, usurpé la même réputation. Il n'est pas d'aliment en particulier, qui n'ait été doté par le vulgaire de quelques propriétés. Le médecin doit faire justice de ces préjugés, et ne doit admettre dans ce genre que ce qui est confirmé par des observations irrécusables.

Ce que nous disons ici aurait dû nous mettre à l'abri du reproche qu'on nous a adressé d'adopter avec facilité les contes populaires. Nous croyons avoir un des premiers signalé ces erreurs avec force ; mais la mauvaise foi et la malveillance aperçoivent-elles quelque chose? Elles s'approprient ce qui est bien, et mettent sur le compte d'autrui ce qui est mal.

Nous avons cru devoir réduire à ces divisions les divers modes d'alimentation. Mais nous le répétons, il est bien rare qu'on soit placé de manière à les éprouver sans mélange. Les alimens que nous prenons jouissant de plusieurs propriétés fort différentes, et ces alimens étant ordinairement très-multipliés, leurs effets se neutralisent réciproquement. Les considérations précédentes nous semblent seulement fort propres à faciliter l'étude des alimens et de leurs effets : il sera facile au lecteur de combiner par la pensée ces divers modes d'alimentation, lorsqu'il voudra se rendre un compte fidèle de l'action de quelque aliment qui renfermerait en lui plusieurs principes divers.

SIXIÈME DIVISION.

DES BOISSONS.

PREMIÈRE SECTION.

Des boissons et de leurs principes constituans.

On donne proprement le nom de boissons à des liquides destinés à étancher la soif. Ce n'était guère que pour satisfaire ce besoin, né de la perte des parties fluides du corps humain, que les hommes non civilisés faisaient usage de boissons. Leurs exercices, leurs travaux pénibles, la chaleur des pays qu'ils habitaient occasionnant des sueurs considérables, ils durent, pour réparer ces pertes, avoir recours à l'usage de l'eau, que la nature leur offrait en si grande abondance. L'ingestion des alimens solides faisant naître aussi le sentiment de la soif (sans doute, d'abord parce qu'il se fait alors sur la surface intestinale un travail qui y détermine l'afflux d'une grande quantité de fluides qui ont besoin d'être réparés, et qu'ensuite les alimens ont besoin d'être dissous pour être plus facilement absorbés), ils durent encore avoir recours au même moyen. Ce ne fut que beaucoup plus tard que l'homme imagina de se gorger de boissons excitantes, qui lui ravirent le plus beau de ses attributs, celui qui le distingue des autres animaux.

Le vin, et les autres liqueurs fermentées, ne sont que le produit de la civilisation. Ces boissons servirent alors à exciter les forces languissantes de l'estomac surchargé de mets, et non à apaiser la soif. C'est ainsi, comme le disait Rousseau, que tout dégénère dans la main de l'homme; mais l'état social ayant singulièrement modifié l'organisme, plusieurs de ces substances sont devenues des objets de première nécessité.

Leur influence sur l'économie animale varie selon beaucoup de circonstances; la nature, la composition des boissons tient le premier rang parmi ces circonstances, et c'est ce dont nous allons nous entretenir.

A. *De l'eau et des boissons dont elle est la principale base.* Après l'air, le corps le plus répandu dans la nature, c'est l'eau. A voir la profusion avec laquelle ce liquide a été prodigué, on conçoit sans peine de quelle immense utilité il est pour notre globe et pour les êtres qui l'habitent. L'eau est tellement nécessaire aux êtres organisés, que sans elle nous ne saurions concevoir la moindre organisation, et que même la plupart des corps inorganiques ne sauraient subsister. C'est sans doute d'après ces considérations, bien plus que par la simplicité de sa composition, qu'Aristote et les autres philosophes anciens, la considéraient comme un élément. L'eau est le principal agent de la végétation, qui est elle-même la source de la vie des animaux. De plus elle agit sur ces derniers et par son mélange atmosphérique (elle exerce alors son action sur les organes de la respiration et sur la peau), et par son ingestion dans le canal alimentaire où elle agit directement pour favoriser notre réparation et notre accroissement; c'est surtout sous ce dernier point de vue que nous l'envisageons ici.

L'eau est un liquide transparent, incolore, inodore; susceptible de mouiller et de dissoudre une quantité innombrable de corps. A la température de + 4° cent., un décilitre d'eau pèse un gramme. Lorsqu'on la chauffe, elle s'élève en vapeur à la température de + o 100° cent. et de + o 80° R., et à la pression moyenne de 28 P. Elle passe à l'état solide si on la fait refroidir, elle prend cet état à la température de o environ. On la trouve dans la nature à l'état solide, liquide et gazeux. Il n'est pas certain que l'eau soit incompressible; plusieurs expériences semblent prouver son incompressibilité, et d'autres sa compressibilité. L'eau est composée de 88,29 d'oxigène et de 11,71 d'hydrogène. Ce n'est pas ici le lieu d'exposer les expériences au moyen desquelles on démontre sa composition. L'eau réfléchit une grande partie des rayons lumineux qui tombent sur sa surface, aussi peut-elle servir de miroir; ces rayons sont réfléchis dans un angle égal à celui d'incidence; ceux qui ne sont pas réfléchis traversent le liquide, en se rapprochant de la perpendiculaire. C'est pourquoi un bâton plongé dans l'eau paraît brisé. Elle est susceptible de dissoudre l'oxigène qui lui communique des qualités particulières et même l'hydrogène; plusieurs corps de la nature la décomposent, tels sont le carbone, le bore, le phosphore, le fer, le zinc, le potassium, etc. Enfin on est parvenu à la recomposer.

La décomposition de l'eau est une des plus belles conquêtes de la chimie moderne; cette découverte extraordinaire est due au génie de Lavoisier; elle peut être considérée comme l'époque la plus brillante de cette science, qui depuis a fait de si immenses progrès.

L'eau qui doit être employée comme boisson doit présenter les caractères suivans : elle doit contenir de l'air et une très-petite quantité de sulfates, d'hydro-chlorates et de carbonates; elle doit être fraîche, vive, limpide, inodore; on s'assure qu'elle est aérée en élevant sa température : l'air se dégage sous forme de bulles; elle doit se troubler à peine par le nitrate d'argent et par la solution d'hydro-chlorate de baryte, parce qu'elle renferme peu d'hydro-chlorates, de sulfates ou de carbonates.

L'eau est la base principale d'une foule de boissons non fermentées dont on fait en France un fréquent usage dans l'état de santé. Ces boissons sont acidules ou simplement sucrées; les premières étanchent la soif, sont rafraîchissantes, comme nous le verrons plus bas; celles qui sont simplement sucrées produisent plus difficilement cet effet. On mêle à l'eau les sucs de groseilles, celui d'orange et celui de citron, qui font une boisson acidule très-agréable et très-saine. On fait aussi, à l'aide de quelques semences végétales émulsives, des espèces de lait végétal, d'émulsions très-douces, très-suaves et très-propres à calmer la soif et la chaleur. L'eau, la matière végétale connue sous le nom de mucoso-sucré, l'acide malique, citrique, tartarique, de la gomme et de l'huile, tels sont les principes qui constituent ces diverses boissons.

On fait encore, par infusion, des boissons fort usitées dans nos climats; ces infusions diffèrent des précédentes, en ce qu'elles contiennent un principe aromatique très-actif. Le thé dont on connaît plusieurs variétés, le café sont les principales substances qu'on emploie à cet usage. Lorsqu'on les mêle avec de la crème ou du lait, on peut s'en servir comme aliment.

B. *Du vin, et des boissons dont l'alcool est le principe actif.* Une quantité considérable d'eau entre dans la composition des vins rouges, ainsi qu'une quantité variable d'alcool qui leur donne une force plus ou moins grande; du mucilage, une matière végéto-animale, un atome de tannin, un principe colorant bleu, passant au rouge par son union avec les acides, de l'acide acétique, du tartrate acide de potasse, du tartrate de chaux, de l'hydro-chlorate de soude, du sulfate de potasse, etc.: tels sont les principes qui se présentent le plus ordinairement dans ce liquide. Les vins rouges ne contiennent pas de sucre, à moins que les raisins avec lesquels on les confectionne n'en renferment beaucoup, ou que la fermentation n'ait pas été poussée jusqu'au bout. Il est probable que certains vins renferment aussi une espèce d'huile qui leur donne leur bouquet, mais elle n'a pas été encore isolée. La qualité supérieure des vins ne dépend d'aucun des principes qu'on y découvre; elle est donc due à un corps inconnu jusqu'à ce jour.

Les vins blancs ne présentent rien de particulier dans

leur composition, si ce n'est qu'ils sont privés de la matière colorante.

Les vins mousseux doivent cette propriété à l'acide carbonique qu'ils tiennent en dissolution.

La bière contient moins d'alcool que le cidre, comme on le verra dans la table ci-jointe, et par conséquent moins que le vin; elle se transforme facilement en acide acétique, ce qui arriverait beaucoup plus promptement si elle ne contenait pas de houblon. Du reste, cette plante jouit encore de la propriété de communiquer à la bière une saveur amère assez agréable.

Le cidre contient avec beaucoup d'eau une proportion assez grande d'alcool ,07 ou ,08 environ; il passe promptement à l'aigre.

Le poiré présente à peu près les mêmes principes, et jouit de propriétés analogues.

L'hydromel est de trois sortes : la première est un mélange de miel et d'eau non fermenté, c'est simplement une eau miellée. La seconde est l'hydromel vineux, c'est une solution de miel dans l'eau à laquelle on a fait subir la fermentation vineuse. La troisième enfin se fait avec le miel et le vin, c'est l'hypocras des anciens. Le second et le troisième contiennent seuls de l'alcool dans de faibles proportions.

L'eau-de-vie obtenue des vins rouges par distillation est un liquide incolore, volatil, composé d'eau et d'alcool.

Les diverses liqueurs alcooliques dont on fait usage dans les repas pour exciter les forces digestives ou favoriser la dissolution des matières alimentaires, sont des eaux-de-vie de diverses substances végétales qui contiennent du sucre et du ferment, ou du moins une matière analogue à celui-ci, simples ou unies à un arôme et chargées de sucre; telle est la composition des divers ratafiats. On fait des eaux-de-vies avec les graines de plusieurs graminées, avec les pommes de terre, avec des cerises, du sucre.

Le principe qui fait *surtout* varier les effets des vins et des liqueurs fermentées sur l'économie animale, c'est l'alcool; et quoi qu'on ait avancé dans ces derniers temps, si fertiles en sottises de tous genres, nous persistons à croire que l'alcool est le *principe actif* du vin, et nous laisserons les auteurs récens se perdre en vaines conjectures sur l'action neutralisante des *matières résineuses*, etc. L'acide acétique, carbonique, tartarique, la potasse que quelques-uns d'entre eux renferment, modifient beaucoup moins leur action. Il serait bien à désirer que tous les vins eussent été examinés avec soin sous ce rapport. M. Brande a déjà donné dans les *Transactions philosophiques*, années 1812 et 1813, des recherches intéressantes sur l'état de l'alcool dans les liqueurs fermentées; depuis cette époque, il a examiné avec attention un grand nombre de liqueurs de cette espèce, et voici le résultat de ses expériences sur la quantité d'alcool qu'elles contiennent:

Proportion d'alcool pour cent par mesure.

1	Vins de Lissa	26,47
	— *id.*	24,35
	Moyenne	25,41
2	Vin de raisin sec	26,40
	— *id.*	25,77
	— *id.*	23,20
	Moyenne	25,12
3	— Marsala	26,03
	— *id.*	25,05
	Moyenne	25,09
4	— Madère	24,42
	— *id.*	23,93
	— *id.*	21,40
	— *id.*	19,24
	Moyenne	22,17
5	— de groseilles	20,55
6	— Andalousie Xerès	19,81
	— *id.*	19,83
	— *id.*	18,79
	— *id.*	18,25
	Moyenne	19,17
7	— Ténériffe	19,79
8	— Colures	19,75
9	— Lacryma-Christi	19,70
10	— Constance blanc	19,75
11	— *id.* rouge	18,92
12	— *id.* de Lisbonne	18,94

13	Vins de Malaga (1666)	18,94
14	— Bucillas	18,49
15	— Madère rouge	22,30
	— *id.*	18,40
	Moyenne	20,35
16	— Cap, muscat	18,95
17	— Cap, Madère	22,94
	— *id.*	20,50
	— *id.*	18,11
	Moyenne	20,03
18	— de Grappe	18,11
19	— Calcavilla	19,20
	id.	18,10
	Moyenne	18,65
20	— Vidonia	19,25
21	— Alba flora	17,26
22	— Malaga	17,26
23	— Hermitage blanc	17,43
24	— Roussillon	19,00
	— *id.*	17,26
	Moyenne	18,13
25	— Clairet	17,11
	— *id.*	16,32
	— *id.*	14,08
	— *id.*	12,91
	Moyenne	15,10
26	— Malvoisie de Madère	16,40
27	— Lunel	15,52
28	— Schiras	15,52

29	Vins de Syracuse.	15,28
30	— Sauterne.	14,22
31	— Bourgogne.	16,60
	— *id.*	15,42
	— *id.*	14,53
	— *id.*	11,95
	Moyenne.	14,57
32	— du Rhin.	14,37
	— *id.*	13,00
	— *id.* vieux.	8,88
	Moyenne.	12,08
33	— Nice.	14,63
34	— Barsac.	13,86
35	— Teut.	15,00
36	— Champagne.	13,80
	— Champagne.	12,80
	— *id.* rouge.	12,56
	— *id.* rouge.	11,30
	Moyenne.	12,61
37	— Hermitage rouge.	12,52
38	— Grave.	13,94
	— *id.*	12,80
	Moyenne.	13,37
39	— Frontignan.	12,79
40	— Côte-Rôtie.	12,32
41	— groseilles.	11,81
42	Vin d'oranges, fait par un fabricant de Londres, moyenne de six.	11,26
43	— Tokay.	9,88

44	— sureau.	9,87
45	Cidre, la plus haute moyenne.	9,87
	id. la plus basse.	5,21
46	Poiré, moyenne de quatre.	7,26
47	Hydromel.	7,32
48	Aile de Burton.	8,88
	id. d'Edimbourg.	6,20
	id. de Dorchester.	5,56
	Moyenne.	6,87
49	Bière forte.	6,80
50	Porter de Londres, moyenne.	4,20
51	*id.* petite bière.	1,28
52	Eau-de-vie.	53,39
53	Rhum.	53,68
54	Genièvre.	51,60
55	Whiskey écossais.	54,32
56	*id.* irlandais.	55,90

DEUXIÈME SECTION.

De quelques circonstances qui influent sur les qualités des boissons.

A. *Des différentes espèces d'eau.* — Pour être bonne à boire, il faut, avons-nous dit, que l'eau contienne une certaine quantité d'air, et quelques auteurs pensent qu'elle doit renfermer aussi du gaz acide carbonique. C'est à la présence de ces fluides élastiques que l'eau doit sa saveur; aussi lorsque l'ébullition et la distillation ont fait disparaître ces gaz, l'eau est-elle beaucoup plus fade et beaucoup plus pesante sur l'estomac. C'était donc une méthode vicieuse de purifier l'eau, que celle de la faire bouillir, ainsi que le pratiquaient les anciens. Si l'on se trouvait dans la nécessité de faire usage d'eau distillée ou d'eau bouillie, il faudrait avoir soin de l'agiter pendant un certain temps à l'air libre, pour lui rendre l'air qu'elle aurait perdu.

L'eau de pluie ressemble beaucoup à l'eau distillée, puisqu'elle est le résultat de l'évaporation. Il existe pourtant cette différence entre elles, que l'eau de pluie contient ordinairement des moucherons, des insectes, de la poussière, qu'elle a entraînés avec elle. Aussi Hippocrate avait-il observé qu'elle se putréfiait aisément, et conseillait-il de la faire bouillir et de la filtrer. Celles qu'on recueille au printemps avant que l'air soit peuplé d'insectes, et après que les pluies d'hiver ont lavé l'atmosphère, sont les meilleures, ainsi que celles qu'on reçoit sur les hautes montagnes. Les eaux d'orages sont les moins salubres. Il est nécessaire de les agiter avant de les boire.

La neige et la grêle n'étant à proprement parler que de la pluie gelée, l'eau qu'on en retire est très-pure, d'autant plus que leur température détruit la plupart des animalcules qui rendent la précédente insalubre. Elle n'a pas les inconvéniens qu'on lui a supposés, de produire certaines affections, et surtout le goître; mais étant privée d'air comme les précédentes, elle exige les mêmes précautions. Ceci est applicable à l'eau de glace. L'eau de neige contient, dit-on, quelques atomes de nitrate de potasse.

L'eau de source et de puits est généralement plus chargée de sels que les précédentes, ce qui la rend *crue, dure,* et peu propre aux usages domestiques; mais elle est exempte de matières animales, elle est limpide et savoureuse; la première est préférable en ce qu'elle est courante, qu'elle est soumise dans son cours à une espèce de filtration qui la purifie, et qu'elle se mêle à l'air atmosphérique.

L'eau de rivière est la plus pure, la plus légère, la plus exempte de matières salines de toutes les eaux, surtout si elle roule sur un lit de sable et de gravier. Cependant celles des fleuves, qui comme la Seine, après avoir parcouru des plaines fertiles, où elles se sont chargées de matières organiques susceptibles de se décomposer et d'en altérer la pureté, traversent encore des grandes villes où elles reçoivent mille immondices impures, peuvent être fort insalubres. Il faut avoir soin de les laisser reposer ou de les filtrer. Elles déposent ordinairement une boue noire et fétide. Il est préférable de les prendre à leur entrée dans les villes; des réglemens de police devraient même défendre d'en puiser au-dessous des villes et même dans leur enceinte.

L'eau des lacs est le résultat de la fonte des neiges, des pluies, des sources et des rivières qui vont s'y rendre. On a prétendu que cette eau devait contenir une foule de matières insalubres : rien n'est cependant plus faux. La limpidité des eaux des lacs de la Suisse est vraiment surprenante; on distingue à dix ou quinze pieds de profondeur une pièce de cinquante centimes au fond du lac de

Zurich, de Bienne, de Genève et autres. Parmi les merveilles que j'ai le plus admirées dans cette région favorisée de la nature, la beauté de ses eaux n'est pas celle qui m'ait le moins étonné. Le professeur Tingry a d'ailleurs prouvé par des expériences positives que l'eau du Rhône, au sortir du Léman, ne donnait qu'un résidu moitié moins considérable que celle qui provenait d'autres fontaines. Il est vraisemblable que toutes ces matières se déposent avec facilité.

L'eau croupissante des marais et des étangs est généralement très-impure, à cause des matières organiques en décomposition dont elles abondent. Si l'on était réduit à s'en servir, il faudrait l'évaporer ou la filtrer, et l'agiter ensuite.

L'eau de mer ne peut être utile comme boisson, qu'autant qu'elle a subi quelques préparations préliminaires; celle qui la débarrasse avec le plus de succès des sels qu'elle contient, c'est la distillation, opération qui exige beaucoup de combustible, et qui par conséquent n'est guère praticable pour les voyages de long cours. Lorsque l'eau de mer a été gelée, et qu'on fait fondre la glace, l'eau qui en résulte a les mêmes propriétés que l'eau de neige et de glace ordinaire.

B. *De quelques différences dans les vins et les liqueurs fermentées.* — Plusieurs circonstances font varier les qualités du vin. La couleur, la consistance, la saveur, le parfum en font singulièrement différer les espèces; mais ce qui leur imprime les différences les plus remarquables, c'est l'âge, et surtout le sol qui les produit. Sinclair divise les vins, 1° en ceux qui sont acides, 2° ceux qui sont doux et sucrés, 3° les vins *légers* ou d'entremets, *mild wines*, expression qui ne peut être rendue en français, opposée à l'âpreté, 4° en vins âpres et astringens ; nous reviendrons sur cette division lorsque nous parlerons des effets du vin sur l'économie animale.

1° Les vins blancs sont légers, ténus, moins alcooliques, moins nourrissans, mais plus apéritifs que les autres.

Les vins rouges sont plus alcooliques, résistent davantage aux forces digestives, nourrissent plus que les précédens.

Les vins paillets sont plus légers que les rouges, plus consistans que les blancs; ils sont très-salubres et d'une digestion facile.

Les vins jaunes, muscats et sucrés, sont très-toniques, très-alcooliques, et conséquemment très-excitans et très-nourrissans.

2° Les vins épais contiennent en général du sucre et du tartrate acide de potasse, de la matière colorante, un principe extracto-résineux; ils sont d'une digestion pénible; ils ont la propriété d'apaiser la faim ; les vins limpides et ténus se rapprochent des vins paillets et des vins blancs et jouissent des mêmes propriétés.

3° Pour la saveur, les vins sont doux, acides et piquans, ou âpres. Les vins doux doivent cette propriété à ce que l'on a empêché la fermentation par l'ébullition, ou bien à une grande proportion de sucre que contient le moût, ou que l'on ajoute après la fermentation; ils ont les mêmes qualités que les vins jaunes. Les vins acides et piquans sont ceux qui contiennent des acides acétique, tartarique ou carbonique ; ils sont rafaîchissans, participent aux qualités des boissons acidules. Les vins confectionnés avec des raisins qui n'ont pas acquis une parfaite maturité, sont âpres et acerbes ; ils contiennent beaucoup de sels, un peu de tannin, et sont moins alcooliques que les autres.

4° L'arôme des vins, dû à un principe encore ignoré, est loin d'être le même dans les différentes espèces. Il en est qui sont revêtus d'un parfum suave, tandis que d'autres exhalent une odeur désagréable et n'ont qu'une saveur plate et repoussante. Les premiers sont toniques et réparateurs des forces épuisées, si l'on en prend avec modération.

5° Il n'est personne qui ne sache que l'âge des vins fait singulièrement varier leurs qualités ; le vin nouveau dont la fermentation n'est pas achevée, est désagréable au goût, d'une digestion pénible, et produit des irritations gastro-intestinales. Le vin pour être potable doit avoir au moins un an. Les vins vieux perdent beaucoup d'alcool, ils sont donc moins excitans que les vins nouveaux ; ils perdent aussi beaucoup de leur matière colorante, mais ils acquièrent un parfum exquis, une saveur délicieuse. Ils sont bien préférables, non-seulement pour le goût, mais pour leurs effets sur l'économie animale, aux vins récemment préparés.

6° Mais c'est surtout le sol et le climat dans lesquels ils naissent, qui exercent sur les vins la plus grande influence. On peut dire d'une manière générale que les vins sont d'autant plus riches en alcool, en matière sucrée et en arôme, qu'ils ont pris naissance dans un pays plus voisin des tropiques. Les vins des régions tempérées perdent de ces qualités, et dans les pays du nord où la vigne peut encore croître, les vins ne possèdent presque aucune de ces qualités.

Les vins exotiques les plus généreux que nous connaissions sont ceux de Chypre, de Candie, de Stanchiou, de Chio, de Mételin, de Tokai, de Malaga, d'Alicante, de Tinto, de Xérés, de Rota, de Canarie, de Ténédos, de Schiras, d'Albe, de Verdée, de Moscadelle, de Montefiascone, de Pérouse, de Marciminien, celui du Mont-Vésuve, le Lacryma-Christi. Ces vins de Grèce, d'Espagne, d'Italie, etc., sont chargés d'alcool et en général de principes sucrés et d'arôme.

Nous avons dans le midi de la France des vins qui peuvent leur disputer ces qualités : ce sont ceux de Frontignan, de Lunel, de Côte-Rôtie, de l'Hermitage, de Tavel ; ceux de Provence si alcooliques et si nourrissans, tels que ceux de Lamarque, de Géménos, de Barbentane, de Caux, de Riez, de Roquevaire, d'Aubagne, de Cante-Perdrix, de Cassis, de Marignanes, de Cannes, de Saint-Laurent, de la Ciotat, de Cuers, etc., moins lèbres mais non moins dignes de l'être.

Mais ces vins sont trop capiteux pour l'usage ordinaire, et les vins de Bourgogne, de Champagne et de Lorraine, de Bordeaux et même les vins du Rhin, moins abondans en alcool, en arôme et en matière sucrée, doivent leur être préférés.

Il est peu de vins comparables à ceux du Clos-Vougeot, de Chambertin, de Nuits, de Beaune, de Pomard, de Volney, de Montrachet, de la Romanée, de Chasseigne, de Meurseault, les diverses espèces de vins de Bordeaux, et surtout ceux de Grave. Les vins du Rhône, principalement ceux de Condrieux; ceux du Doubs et du Jura, tels que ceux de Salins, de Port-Léné, des Arsures, de Byans, de Mercureau, de Troischâté, de Château-Châlons et celui d'Arbois, que nous ne pouvons passer sous silence, puisque ce fut lui qui sanctionna la paix de Henri IV et de Mayenne, et qui rendit la vie à l'illustre auteur de la Nosographie; ces vins, ainsi qu'une foule d'autres, donnent à la France une supériorité incontestable, sous ce rapport, sur tous les pays du monde. Ils sont beaucoup moins excitans que les vins étrangers et que ceux du Midi, et sont préférables pour l'usage habituel.

La bière varie aussi selon les pays où elle est confectionnée, mais bien moins à cause de la qualité des matières premières qui entrent dans sa composition, que par les proportions de ces matières et par les procédés que l'on emploie. Dans les pays privés de vins, on apporte en général plus de soin à sa fabrication. Le porter et la bière forte, dont les Anglais font usage, sont plus alcooliques et plus nutritifs que les bières de Paris qui sont généralement légères. La bière de la Belgique et de la Flandre approche beaucoup de la bière anglaise pour sa force et ses autres qualités.

Chacun sait que le cidre de Normandie est supérieur à tous les autres, et qu'aucun autre ne saurait lui être comparé, et pour la saveur, et pour ses effets sur l'économie animale.

TROISIÈME SECTION.

Des boissons considérées sous le rapport de leurs préparations et de leur conservation.

L'eau n'a besoin d'aucune préparation préliminaire; elle sort des mains de la nature, plus pure, plus convenable à l'homme que lorsque l'art lui a fait subir quelque opération pour l'améliorer. Cependant les anciens, avant de s'en servir, avaient coutume de la faire bouillir avec le plus grand soin et à grands frais dans des établissemens publics nommés *thermopolia*; c'étaient de vastes édifices, des espèces de cafés, dans lesquels on faisait bouillir l'eau, après quoi on la rafraîchissait avec de la neige ou de la glace, et on la vendait ainsi préparée, sous le nom de *decocta*. Juvénal et Martial en parlent comme comme d'un luxe emprunté de la Grèce, et fort à la mode de leur temps, à Rome. Hérodote raconte que le roi de Perse ne faisait jamais d'expédition qu'accompagné de grandes voitures à quatre roues, qui contenaient de l'eau de la rivière Choaspes, conservée dans des vases d'argent, après qu'elle avait été soumise à l'ébullition, et uniquement destinée à l'usage du monarque. Athénée prétend que cette eau était extrêmement légère, et très-agréable au goût. Les connaissances que nous devons à la chimie moderne nous empêchent d'approuver ces coutumes. L'ébullition dissipe l'air que l'eau contient, et l'évaporation en emportant une grande quantité de liquide, concentre les divers sels qu'elle tient en dissolution. Le meilleur moyen de conserver l'eau sans altération, lorsqu'on ne peut la renouveler fréquemment, consiste à charbonner fortement l'intérieur des tonneaux avant de les remplir; l'efficacité de ce procédé a été constatée par les expériences de Berthollet, qui les communiqua à l'Institut en 1803; et depuis, ce moyen ayant été mis en usage par plusieurs voyageurs, a reçu la sanction de l'expérience. Dans les maisons particulières, on a des fontaines de grès ou de pierre, dont la forme est très-variable, et qui sont extrêmement commodes pour la conservation de l'eau destinée aux usages domestiques. Nous ne devons pas nous arrêter ici sur la manière de préparer les diverses boissons aqueuses, acides, sucrées, émulsionnées, dont nous faisons usage; ces objets concernent particulièrement la pharmacie.

La nature nous présente une foule de sucs susceptibles d'éprouver la fermentation alcoolique. Ils contiennent tous de l'eau, du sucre, et du ferment, ou une matière fort analogue, qui fermente par le simple contact de l'air. Ces principaux sucs sont : celui de raisin, celui de pommes, celui que fournit l'orge qui a éprouvé un commencement de germination, et qu'on a traitée par l'eau, et celui d'un grand nombre de fruits sucrés. Ces fruits perdent en partie leur faculté de fermenter par l'ébullition.

Le suc de raisin (*moût*) contient beaucoup d'eau,

une assez grande quantité de sucre, une matière particulière très-soluble dans l'eau, qui paraît se former en ferment lorsqu'elle éprouve le contact de l'air; un peu de mucilage, de tartrate acide de potasse, de tartrate de chaux, d'hydro-chlorate de soude, et de sulfate de potasse. Le suc de raisin fermente facilement à la température de 12° à 15°, pourvu qu'il ait le contact du gaz oxygène; alors il donne naissance au vin. Le vin rouge est le résultat de la fermentation des raisins noirs, mûrs et pourvus de leur enveloppe. Après avoir foulé ces raisins pour en extraire le moût, on les abandonne à eux-mêmes dans des cuves en bois ou en pierre, ou bien encore, comme nous l'avons vu ingénieusement pratiquer, revêtues de briques recouvertes d'un vernis inattaquable. La température intérieure doit être de 10° à 12°. Vers le cinquième jour la fermentation a atteint son plus haut degré; il se dégage beaucoup de gaz acide carbonique; la masse se soulève, s'échauffe, se trouble; il se forme une écume composée de ferment et de matière blanche; la liqueur se colore en rouge, perd sa saveur sucrée, et devient alcoolique. Vers le septième jour, dans quelques pays, on foule la cuve avec un fouloir, ou l'on y fait descendre un homme nu, pour ranimer la fermentation; et lorsque la liqueur a cessé d'être en ébullition, qu'elle a déjà acquis une saveur forte et de la transparence, on la tire pour la placer dans des tonneaux, où elle continue à fermenter pendant plusieurs mois. Pendant ce temps il se forme une écume, plus ou moins épaisse, qui se précipite et constitue la lie, dans laquelle on trouve, outre le ferment, la matière blanche, une portion de principe colorant rouge, et du tartrate acide de potasse; celui-ci se sépare de la dissolution aqueuse à mesure que l'alcool se forme et s'unit à l'eau. (Orfila, *Élémens de chimie.*)

Les vins blancs diffèrent des précédens, en ce qu'ils sont privés de la matière colorante, et les vins mousseux, en ce qu'ils contiennent de l'acide carbonique; qui provient de ce qu'on n'a pas permis à la fermentation d'arriver à son complément.

Le suc de pommes contient beaucoup d'eau, un peu de sucre et une petite quantité de ferment, beaucoup de mucilage, et des acides malique et acétique. C'est la fermentation de ce suc qui donne le cidre. Les phénomènes qui se passent sont analogues à ceux du suc de raisin; mais il convient pour obtenir le suc de pommes de les moudre préalablement dans un pressoir, après quoi l'opération est à peu près la même.

L'orge germée donne un suc dont on compose la bière. On laisse l'orge dans l'eau pendant quarante-huit heures, pour la ramollir; on l'étend sur une planche, de manière à former une couche peu épaisse; au bout de vingt-quatre heures on la retourne avec des pelles de bois, pour qu'elle ne s'échauffe pas trop, et on recommence cette opération deux fois par jour. Vers le cinquième il se manifeste des signes extérieurs de germination que l'on arrête vingt-quatre heures après, en soumettant l'orge à une température de 60°. Alors les germes se détachent par le frottement, le grain est desséché, et doit être grossièrement moulu; on le fait bouillir ensuite pendant deux ou trois heures; l'eau dissout le sucre, une matière analogue au ferment, de l'albumine, du mucus, et, suivant M. Thomson, du gluten, de la fécule, du tannin. Ce liquide est susceptible de fermenter et de donner la bière; pour cela on le met dans une chaudière de cuivre, on y ajoute du houblon, dans la proportion de deux ou trois millièmes, de la poudre d'orge employée pour faire le suc; on concentre par l'évaporation, on fait refroidir promptement en versant le liquide dans des cuves peu profondes et larges. Lorsqu'il est à 12° on l'introduit dans la cuve de fermentation, et on y délaye un peu de levure. Bientôt la liqueur fermente, s'agite, écume; dès que le mouvement est apaisé on transvase la liqueur dans de petits tonneaux que l'on expose à l'air pendant quelques jours, et dans lesquels la fermentation continue. Quand il ne se forme plus d'écume, on colle; trois jours après, le dépôt étant entièrement formé, on la met en bouteille, où elle ne mousse qu'au bout de huit ou dix jours.

Les modes de préparation varient selon les pays, ce qui influe beaucoup sur la qualité de la bière. On pourrait se servir d'autres grains que de l'orge; mais en dernière analyse c'est celui-là qu'on préfère.

C'est aussi par la fermentation qu'on obtient l'hydromel vineux et l'hypocras.

Pour conserver ces liqueurs, on doit en général les tirer dans des bouteilles de verre, après que le travail de la fermentation est entièrement fini, et les déposer dans des caves d'une température constante, fraîches en été, et tièdes en hiver, environ à 10° R.

C'est par la distillation de ces produits de la fermentation qu'on obtient l'eau-de-vie, et l'alcool qui n'est qu'une eau-de-vie plusieurs fois distillée. C'est en distillant l'eau-de-vie avec des substances qui contiennent des huiles essentielles, qu'on obtient les élixirs, les liqueurs de table, etc., en y ajoutant toutefois une plus ou moins grande quantité de sucre. Quelques-unes de ces liqueurs se préparent par simple macération.

QUATRIÈME SECTION.

Des boissons considérées sous le rapport de leur altération spontanée, et de leur falsification.

A. L'eau n'offre pas toujours les propriétés qui la rendent salubre; elle peut être altérée de plusieurs manières; elle peut contenir une assez grande proportion de sulfate et de carbonate de chaux. Cette eau, qui est fort commune dans la Savoie, dans le pays de Vaud et dans la Suisse, et qu'on nomme séléniteuse, peut produire beaucoup d'accidens. Elle altère l'estomac, et, par suite des mauvaises digestions qu'elle occasionne, elle détériore toute l'économie animale. L'eau de puits a le même caractère et les mêmes inconvéniens; cette eau précipite abondamment par l'hydro-chlorate de baryte et par l'oxalate d'ammoniaque. Elle dissout mal le savon, et ne cuit pas bien les légumes. Lorsque le carbonate de chaux est en excès, l'eau est acidule, ce carbonate étant tenu en dissolution par un excès d'acide carbonique; elle rougit faiblement l'eau de tournesol, et se trouble lorsqu'on la chauffe au-dessus de o 80° parce que l'acide se dégage.

L'eau peut être troublée accidentellement sans être pour cela pernicieuse; elle reprend facilement sa transparence, lorsqu'on la passe à travers un filtre; elle offre alors tous les caractères de l'eau salubre.

L'eau croupie ou corrompue exhale une odeur fétide qu'il est impossible de méconnaître; elle doit être rejetée sévèrement, sous peine de s'exposer à de graves accidens. Celle qui tient des matières animales en dissolution, précipite plus ou moins abondamment par le chlore et l'infusion alcoolique de noix de galle. On a trouvé dans le charbon un moyen précieux de rendre ces eaux potables, et de détruire complétement toutes leurs qualités délétères. Cette découverte de la chimie moderne est infiniment avantageuse à l'économie domestique.

B. Le vin est loin d'être toujours pur et naturel; la cupidité pousse beaucoup de spéculateurs à le falsifier, soit simplement pour en augmenter la quantité, soit pour lui enlever quelques qualités désagréables qui pourraient nuire à son débit. Si le vin contenait toujours la même proportion d'eau, il serait facile de s'assurer de la quantité ajoutée, au moyen de l'aréomètre; mais, comme nous l'avons vu, la quantité d'alcool varie singulièrement selon chaque espèce de vin, et souvent dans la même espèce; on ne peut donc pas reconnaître d'une manière indubitable ce genre de fraude.

On ajoute quelquefois de la potasse pour arrêter la fermentation du vin, et pour saturer l'acide acétique qu'il contient en excès; dans ce cas, le vin renferme de l'acétate de potasse. Lorsque la proportion de ce sel est plus considérable que dans l'état ordinaire, on le reconnaît aux caractères suivans : on le fait évaporer jusqu'à consistance syrupeuse; puis on l'agite pendant quelques minutes avec une faible quantité d'alcool à 35°; on chauffe légèrement; l'alcool dissout l'acétate de potasse; on filtre; le liquide alcoolique, d'un jaune rougeâtre, est divisé en deux parties; l'une d'elles est traitée par l'hydro-chlorate de platine, qui produit un précipité *jaune serin*, preuve de l'existence de la potasse; l'autre partie est évaporée jusqu'à siccité, et le produit est mis en contact avec l'acide sulfurique concentré, qui en dégage des vapeurs d'acide acétique, reconnaissable à son odeur. Lorsque l'acétate de potasse que le vin contient naturellement n'est pas en excès, ces réactifs donnent des résultats à peine sensibles.

Lorsque c'est la chaux ou la craie qu'on emploie au lieu de potasse, on évapore le vin jusqu'à consistance syrupeuse; on traite ensuite par l'acool à 46°, la dissolution contient de l'acétate de chaux, qui précipite en blanc par l'oxalate d'ammoniaque. Ce précipité donne de la chaux vive, lorsqu'on le calcine dans un creuset.

Lorsque le vin contient de l'alun, de la litharge, de la céruse, des oxides de cuivre ou d'arsenic, voici comment on les reconnaît : si le vin est rouge, on le décolore en ajoutant une suffisante quantité de chlore liquide; on laisse déposer le précipité jaune rougeâtre qui se forme, puis on filtre. La liqueur filtrée est évaporée et concentrée dans une capsule de porcelaine ou de platine; lorsqu'elle est réduite au tiers de son volume, on la filtre de nouveau, pour la débarrasser d'un précipité rougeâtre, qui s'est formé pendant l'évaporation, et on la traite par les réactifs propres à déceler les dissolutions aqueuses d'alun, de plomb, de cuivre et d'arsenic. Elle contiendra de l'alun, si elle offre une saveur astringente, et si elle précipite : 1° en blanc, par l'ammoniaque et par la potasse; ce dernier alcali doit redissoudre le précipité; 2° en blanc, par le sous-carbonate de soude ou de potasse; 3° en blanc, par le nitrate et l'hydro-chlorate de baryte; le précipité est du sulfate de baryte insoluble dans l'eau et dans l'acide nitrique. Elle contiendra de l'arsenic, si elle précipite l'eau de chaux en blanc. Ce précipité, composé d'oxide blanc d'arsenic et de chaux, est soluble dans un excès de dissolution aqueuse d'oxide; si on la mêle avec l'acide hydro-sulfurique gazeux, ou si on la dissout dans l'eau, elle détermine la formation d'un sulfure d'arsenic d'un jaune doré, qui se précipite; si au lieu d'acide hydro-sulfurique, on emploie les hydro-sulfates de potasse ou de soude, on n'obtient point de précipité, à moins qu'on n'ajoute quelques gouttes d'acide nitrique, hydro-chlorique ou sulfurique; alors il se forme un sulfure jaune, etc. La liqueur contiendra de l'acétate de cuivre, si la dissolution est d'un bleu foncé, d'une saveur forte, styptique; si la potasse, la soude, la baryte, la décomposent, forment des acétates solubles, et précipitent du deutoxyde bleu, entièrement soluble dans l'acide nitrique, si l'ammoniaque, versée en petite quantité dans l'acétate de cuivre dissous, y fait naître un précipité bleu de deutoxyde de cuivre, qui se dissout avec la plus grande facilité, pour peu qu'on ajoute d'ammoniaque. Le prussiate de fer ou de potasse précipite la dissolution en brun marron; l'acide hydro-sulfurique et les hydro-sulfates forment un précipité de sulfure de cuivre noir, etc. La liqueur contiendra de l'acétate de plomb, si elle est inodore, sucrée, styptique, si elle verdit le sirop de violettes, si les alcalis ou les solutions alcalines produisent un précipité de protoxide de plomb hydraté, qui jaunit à mesure qu'on le dessèche; il suffit de mêler ce précipité avec du charbon, et de faire rougir le mélange pendant vingt minutes, pour obtenir du plomb métallique. Si l'on verse de l'acide sulfurique ou un sulfate soluble dans la liqueur, on obtient un précipité blanc de sulfate de plomb; l'acide hydro-sulfurique et les hydro-sulfates produisent du sulfure de plomb noir, etc.

L'antimoine, le sublimé corrosif ne pouvant être mêlés au vin que dans une intention criminelle, c'est à la médecine légale qu'il appartient de faire connaître ces mélanges. On reconnaîtrait que l'eau-de-vie a été mêlée au vin en le jetant dans un brasier bien ardent; le liquide s'enflamme si le mélange est récent : il exhale d'ailleurs une forte odeur d'eau-de-vie. Les procédés employés pour reconnaître qu'on a mêlé du poiré au vin nous paraissent bien incertains. Lorsque le vin a été frelaté par des matières colorantes, on peut découvrir la fraude au moyen des dissolutions d'alun, de proto-hydro-chlorate et de deuto-hydro-chlorate d'étain, il se forme divers précipités qui décèlent la supercherie. (Voyez les *Leçons de Médecine légale* de M. le professeur Orfila, dont cette section est extraite.)

C. L'eau-de-vie et les liqueurs alcooliques sont souvent mêlées à du poivre, du poivre-long, du stramoine ou de l'ivraie, dans l'intention d'augmenter leur force; on le reconnaît en faisant évaporer la liqueur; l'alcool se dissipe, et l'âcreté ou l'amertume de la substance se prononce de plus en plus à mesure que l'évaporation est poussée plus loin. On reconnaît le laurier-cerise à l'odeur d'amandes amères qu'offre la liqueur, au précipité de bleu de Prusse que produit au bout de quelques heures le mélange de potasse, de sulfate de fer et d'acide sulfurique. L'eau-de-vie produite par la distillation du vin diffère de celle qu'on obtient par le mélange de l'alcool et de l'eau, en ce qu'elle rougit le papier de tournesol.

D. Les marchands falsifient aussi la bière et le cidre par les mêmes ingrédiens qu'ils emploient pour le vin; on découvre la fraude par les mêmes procédés.

Le vin est sujet à diverses altérations spontanées qui sont dues la plupart à la continuation de la fermentation ; il se trouble, devient filant, perd sa couleur, passe à la fermentation acide, etc. Ce n'est pas ici le lieu de traiter de ces diverses *maladies* du vin, qui sont d'ailleurs faciles à reconnaître, et dont on peut par conséquent éviter aisément les funestes effets.

CINQUIÈME SECTION.

Des boissons considérées sous le rapport des effets qu'elles déterminent sur l'économie animale.

D'après les considérations précédentes, il nous sera facile d'apprécier l'influence des boissons sur l'économie animale. Cette influence varie selon la composition des fluides, selon leur quantité, selon leur température, le moment du jour où on les prend. Quant aux principes constituans, on peut, ce nous semble, distinguer dans les boissons habituelles trois manières d'agir. 1° Le mode d'action de l'eau et des boissons aqueuses qui ne contiennent ni principe aromatique ni alcool; 2° des boissons aqueuses qui contiennent un principe aromatique; 3° le mode d'agir des boissons dont l'alcool est le principe actif.

Indépendamment des circonstances que nous venons d'énumérer, l'action des boissons est encore de deux sortes : la première dépend de l'effet immédiat que leurs molécules constituantes, portées par la circulation, déterminent dans l'économie animale; et la seconde l'effet médiat ou éloigné de l'usage long-temps continué de la même boisson.

§ I. — Mode d'action de l'eau et des boissons aqueuses qui ne contiennent ni principe aromatique ni alcool.

L'eau pure a pour effet immédiat d'étancher la soif, sentiment d'ardeur et de sécheresse des membranes muqueuses qui revêtent la bouche, le pharynx, le larynx et le canal digestif. Ce besoin est produit par les pertes continuelles des fluides que nous font éprouver nos diverses sécrétions et exhalations : les perspirations cutanée, pulmonaire et intestinale, la secrétion urinaire, sont les principaux émonctoires par lesquels se dissipent nos liquides. Cette dissipation continuelle amenerait nécessairement la mort si la nature ne nous ordonnait pas, de la manière la plus impérieuse, de réparer ces pertes par le désir irrésistible des boissons. Nul besoin satisfait ne procure un bien-être plus vif et plus instantané que celui de la soif étanchée. Nul liquide n'apaise la soif avec plus d'efficacité que l'eau pure ou les boissons dont elle fait la principale base; à peine l'eau a-t-elle parcouru et humecté le palais et l'arrière-bouche, que la soif se trouve apaisée comme par enchantement, avant que le liquide ait pu être absorbé et porté par la circulation dans les parties qu'il doit réparer. Il suffit que les membranes soient humectées; un charbon incandescent n'est pas plus tôt éteint que l'ardeur de la soif.

L'eau a de plus la propriété de dissoudre les alimens

solides, de favoriser ainsi l'action de l'estomac et des autres intestins sur ces substances, d'en faciliter l'absorption, et par là de concourir puissamment à l'alimentation. L'eau introduite dans l'estomac et les intestins est absorbée soit par les veines mésaraïques, soit par les vaisseaux chyleux; elle se mêle au sang, dont elle diminue l'épaisseur et la consistance, qu'elle délaye, et dont elle augmente le volume. Elle subit sans doute, dans le pou mon, l'influence de l'oxygénation, après quoi, parcourant toute l'économie, elle va répandre dans toutes les parties la quantité de matières fluides nécessaire à leur action. Pour que l'eau produise ces effets salutaires, il faut qu'elle présente les qualités que nous avons dit lui donner le caractère de salubrité. Dans le cas où quelqu'une des substances insalubres dont nous avons parlé entrerait dans sa composition, son effet pourrait être nuisible, surtout si l'usage d'une pareille boisson se prolongeait. Mais l'eau, qui remplace si efficacement les fluides que nous perdons, qui dissout si bien les alimens et en favorise l'absorption à un si haut degré, l'eau est-elle elle-même réparatrice, est-elle susceptible de se convertir en notre propre substance solide? Si l'on reconnaissait la propriété qu'une substance possède de nous réparer, à la faculté qu'elle a d'augmenter notre volume, nul doute que l'eau ne jouît de cette propriété, car il est bien évident que le corps augmente de volume par l'usage de l'eau. Mais cette augmentation est-elle due à la conversion de l'eau en notre propre substance? c'est ce dont je doute. Il est cependant quelques exemples qui porteraient à croire que l'eau seule peut réparer les parties solides qu'entraîne l'exercice des organes. Fordyce ayant laissé pendant quinze mois des poissons dans un bocal qui contenait de l'eau distillée, et qui était couvert de manière à empêcher la poussière de tomber dans l'eau et de pouvoir ainsi servir de matière alimentaire, observa que non-seulement ces poissons avaient vécu, mais que même ils avaient augmenté de volume. L'on a conclu de ce fait que si l'eau avait la faculté d'entretenir l'alimentation, de réparer les pertes solides des animaux, il ne répugnait pas d'admettre la même faculté pour l'homme. J'ai aussi conservé dans l'eau des carpes dorées de la Chine pendant plus d'une année, sans leur donner le moindre aliment, mais sans prendre d'ailleurs les précautions de Fordyce, mon intention n'étant pas de faire une expérience; quelques-uns de ces poissons sont morts, ceux qui sont restés étaient sensiblement diminués de volume, et leurs écailles tombaient. Je leur ai depuis donné quelques alimens solides, ils ont peu grossi, mais leurs écailles sont revenues. Cet exemple n'est pas aussi favorable que le précédent à la vertu attribuée à l'eau de réparer les solides. Les phénomènes que présente la végétation qu'on détermine avec de l'eau distillée, prouvent cependant que celle-ci peut se convertir en substances solides. Quoi qu'il en soit de ces diverses preuves, je pense qu'à supposer que l'eau jouisse de cette propriété, elle n'est pas assez prononcée pour qu'on regarde cette liqueur comme nutritive, il est certain qu'elle ne pourrait long-temps entretenir la vie.

Lorsqu'on prend de l'eau en grande quantité, la proportion des fluides du corps augmente, le sang se délaye, sa couleur est moins intense, ce qui se laisse reconnaître par la pâleur, la décoloration de la peau; les tissus deviennent moins denses, moins serrés, moins susceptibles d'efforts, la membrane qui revêt les intestins se lubréfie et se relâche; et comme il arrive dans les glandes et sur les surfaces exhalantes une surabondance de principes aqueux dont la nature veut se débarrasser, il s'ensuit que les matières des sécrétions et des exhalations sont augmentées. Ainsi les matières de l'exhalation cutanée, de la sécrétion urinaire, et celles des membranes muqueuses sont manifestement plus copieuses. Le contraire a lieu lorsqu'on n'en prend qu'une très-petite proportion.

La température de l'eau influe beaucoup sur ses effets. On a prétendu que l'eau très-chaude calmait très-efficacement la soif. Les essais que j'ai faits sur moi-même ne me permettent pas d'ajouter foi à cette assertion. L'eau très-chaude, qui était d'ailleurs en usage dans les repas des anciens Romains, accélère la circulation, détermine la sueur, irrite les membranes muqueuses et occasionne bientôt le besoin de réparer. L'eau froide et même l'eau à la glace étanche bien plus sûrement la soif. Cette dernière en enlevant à la bouche et au pharynx une grande quantité de calorique nécessaire à son retour à l'état liquide, dissipe l'ardeur de la soif avec la plus grande facilité. L'eau froide, prise en quantité modérée, arrête la transpiration et ralentit la circulation; en un mot, elle produit des effets opposés à l'eau tiède ou chaude prise en grande abondance.

L'eau unie à un principe acidule atteint mieux encore ce but que l'eau pure. C'est à cet effet que les soldats romains portaient en campagne une fiole de vinaigre qu'ils mêlaient à l'eau. L'acide tartarique, citrique, malique, carbonique, oxalique, produisent le même résultat. L'eau de groseilles, la limonade, l'orgeat; l'eau teinte d'une petite quantité de vin acidule, mêlée avec le poiré, la bière légère et l'hydromel est très-rafraîchissante. L'eau qui contient quelque huile essentielle ne désaltère que momentanément, elle trompe la soif; celle qui est saturée d'un principe sucré jouit à peine de la faculté de désaltérer, peut-être parce qu'elle exige pour sa digestion un travail plus considérable.

Maintenant quelle modification organique résulterait de l'usage de ces boissons? l'eau saine prise en quantité médiocre, soit dans le but d'étancher la soif, ou dans celui de dissoudre les alimens, de la température de l'atmosphère, un peu au-dessus en hiver et un peu au-dessous en été, ne peut être qu'une boisson très-salutaire. L'eau douée de ces qualités est sans contredit la boisson la plus naturelle, celle dont l'homme a fait usage dans les temps de simplicité. Les individus abstèmes ne sont pas décolorés ou faibles, comme on les suppose; cet effet n'a lieu que lorsque l'usage exclusif de l'eau est porté trop loin; qu'on en prend une trop grande quantité, ainsi que nous l'avons dit tout à l'heure; ceux qui en prennent modérément jouissent à un très-haut degré de toutes leurs facultés intellectuelles et morales, et vivent souvent fort long-temps. Dans ce pays ces exemples sont rares, mais dans le Midi rien n'est plus commun que des vieillards qui ont toujours vécu abstèmes; dans nos départemens méridionaux, l'ivresse est aussi rare qu'elle est commune dans les pays du Nord.

Les eaux séléniteuses, croupies, etc., déterminent par leur usage habituel une foule de maladies : le goître, le crétinisme, les calculs vésicaux, etc., sont attribués aux premières; les scrofules, le scorbut se développent sous l'influence des secondes, etc. Toutefois il est vraisemblable que l'usage des eaux sulfatées n'est pas la seule cause du goître, si même elles contribuent à son développement. L'on a depuis long-temps observé que cette maladie était bien plus fréquente dans les vallées que sur les hautes montagnes, et les habitans des premières boivent les mêmes eaux que ceux des secondes. Ne faut-il pas attribuer cette différence à l'influence plus ou moins salutaire de l'air? chez les uns, l'atmosphère concourt avec les eaux pour faire naître la maladie dont nous parlons; chez les autres, elle milite contre leurs fâcheuses propriétés. Les eaux qui tombent des hautes montagnes, quoique plus aérées par l'effet de leur chute, n'entraînent-elles pas avec elles une plus grande proportion de matières salines?

L'eau chaude ou tiède doit être proscrite comme devant jeter les organes digestifs dans une funeste atonie.

Il n'est pas indifférent de boire dans tel ou tel moment du jour, et bien que nous ne partagions pas l'avis des auteurs qui pensent qu'il est *très-dangereux* de boire à jeun ou dans le milieu du jour, nous pensons qu'il est plus salutaire de boire pendant que l'on mange ou de le faire avec beaucoup de modération quand la soif se fait sentir durant l'intervalle des repas.

§ II. — Mode d'action des boissons aqueuses qui contiennent un principe aromatique.

On ne fait guère usage dans l'état de santé que de l'infusion de café et de celle de thé; le thé est une plante âcre et narcotique, dont les feuilles séchées sur des plaques de fer ou de cuivre nous sont apportées de la Chine, où depuis très-long-temps, ainsi que dans toute l'Inde, on en fait un grand usage en infusion. Sa qualité varie selon l'âge de la feuille, selon le pays où on la récolte, selon la manière dont on la recueille et selon les divers mélanges qu'on lui fait subir. Il paraît que le thé fut d'abord importé en Europe comme remède. Ce fut en 1666 que la reine Catherine, femme de Charles II, qui en avait contracté l'usage en Portugal, mit cette boisson à la mode à la cour d'Angleterre; de là l'usage s'en répandit bientôt dans toute l'Europe, surtout depuis qu'un médecin hollandais, nommé Bontekoé, en eut fait un grand éloge dans un ouvrage imprimé en 1678. Un très-grand nombre de médecins se sont cependant élevés contre son usage; mais s'il est vrai de dire que le thé affaiblit les organes gastriques, qu'il est pourvu d'une action narcotique funeste, qu'il occasionne des tremblemens et la cohorte innombrable des spasmes, il faut avouer aussi que le thé est une boisson agréable, qui facilite la digestion, donne de la gaieté sans ivresse, active la transpiration et les autres sécrétions. Mais il faut éviter les thés trop parfumés, tels que le *thea bohea* qui est trop narcotique, et faire l'infusion fort légère. Le thé est fort usité en Angleterre et en Hollande; il convient beaucoup aux habitans de ces pays froids et brumeux. En France, où on en fait beaucoup moins d'usage, il pourrait bien n'être pas sans inconvénient.

Mais aussi le café est beaucoup plus employé. Ce fruit suave, originaire de Moka où il croît naturellement ainsi que dans le reste de l'Arabie, a d'abord été employé, dit-on, par un Mollack, nommé Chadely, dans la vue de se délivrer d'un assoupissement opiniâtre, qui ne lui permettait pas de vaquer à son gré à ses prières nocturnes. Ses derviches ne tardèrent pas à l'imiter, d'où l'usage s'en communiqua bientôt au peuple.

On cultiva depuis le café (*coffea arabica*) à l'île de Bourbon, à Saint-Domingue, à la Martinique. On torréfie la baie du café, ce qui développe un principe aromatique fort agréable. Si la torréfaction du café est poussée trop loin, cet arôme se dissipe; si elle n'est pas poussée assez loin, cet arôme ne se développe pas, la graine conserve un goût âcre et désagréable. Après cette opération, on le broie et on le fait infuser. Autrefois on le torréfiait trop, et on le faisait bouillir, deux bons moyens de lui enlever tout son parfum. L'action immédiate de cette infusion est d'activer les facultés digestives, d'accélérer la circulation et toutes les sécrétions, et surtout la sueur. Le café exerce sur le cerveau une action spéciale, il chasse le sommeil, rend les idées nettes et faciles, donne de l'éloquence, de l'agilité, et dans quelques cas active les organes génitaux; mais cette activité qu'il développe, il ne la produit qu'au détriment de la vie dont il use avec rapidité le flambeau. Lorsqu'on est ainsi excité par le café, on ne tarde pas à tomber dans une prostration d'autant plus profonde que la surexcitation a été plus vive, effet nécessaire de l'action des organes.

On a prétendu que le café n'exerçait aucune action *spéciale* sur l'encéphale, que ce n'était qu'en excitant l'organisme entier qu'il excitait aussi le cerveau. Cette opinion inspirée par la doctrine physiologique, n'est pas plus soutenable que la plupart de celles de cette école. Pourquoi, s'il en est ainsi, tous les excitans n'agissent-ils pas de la même manière? Pourquoi le vin porte-t-il au sommeil et le café empêche-t-il de dormir? Pourquoi le premier produit-il l'ivresse que le second dissipe? Pourquoi le premier fait-il tomber dans la stupeur, tandis que le second éveille les facultés de l'intelligence? Tout cela n'a-t-il lieu que parce que l'estomac, le cœur, les poumons, etc., sont excités ensemble? Et remarquez que nous rapprochons ici des substances qui agissent sur le même organe, sur le cerveau, selon nous, d'une manière spéciale; mais la classe entière des excitans simples ne produit ni l'insomnie ni l'ivresse. Nous n'ignorons pas que ces derniers, les excitans simples, excitent le cerveau comme les autres organes; mais ils ne l'excitent ni à la manière du vin qui produit l'ivresse, ni à la manière du café qui occasionne l'insomnie, ni même à la manière du thé qui détermine des tremblemens, etc. Le cerveau est seulement excité alors comme le cœur, l'estomac, etc.; mais nous n'apercevons dans cette excitation aucun caractère particulier. Il n'en est point ainsi du thé, du café, du vin; il existe dans ces excitans un principe qui jouit d'une action spéciale bien déterminée, laquelle les distingue les uns des autres autant que leurs caractères physiques et leur composition chimique, et c'est sur l'encéphale que ce principe agit.

L'action du café varie selon sa qualité, sa quantité, sa concentration. Son emploi habituel peut occasionner les mêmes accidens que le thé. Il faut être très-réservé dans son usage.

§ III. — Mode d'action des boissons dont le principe actif est l'alcool.

Ainsi que l'eau, le vin exerce sur l'économie animale une action différente selon sa composition, sa quantité, le moment où il est pris, sa température même; cette action est immédiate ou éloignée, elle résulte de l'usage ou de l'abus accidentel du vin ou de son habitude.

La fermentation développe, avons-nous dit, un principe particulier connu sous le nom d'alcool. Ce principe peut rester mêlé à la liqueur qui a subi la fermentation, et c'est dans cet état qu'il existe dans le vin, le cidre, la bière, le poiré, l'hydromel, ou il peut en être isolé au moyen de la distillation et devenir par son mélange avec d'autres substances la base de quelques boissons. Ce principe, dont nous devons la connaissance aux Arabes, exerce sur l'économie animale la plus puissante influence. Son état de contraction, sa quantité plus ou moins considérable, est même la principale cause des effets que produisent les liqueurs fermentées. Il est nécessaire cependant, pour apprécier au juste l'effet des vins, de faire attention à quelques autres qualités qu'ils possèdent. La division générale de Sinclair nous paraît très-convenable pour cela. Les vins acides sont en général moins alcooliques que les autres. Mêlés à l'eau, ils étanchent la soif, sont peu capiteux et dissolvent assez bien les alimens; leur usage prolongé n'est pas sans inconvéniens, ils produisent des embarras gastriques et intestinaux, des irritations aiguës et chroniques du canal digestif, et favorisent surtout l'exhalation gazeuse de sa membrane muqueuse. Les vins doux et sucrés sont d'une digestion assez laborieuse : ils contiennent beaucoup d'alcool, sont très-nutritifs et réparateurs; ils apaisent peu la soif, n'agissent que comme stimulans, et non comme dissolvant les alimens. Il convient de n'en prendre qu'une faible quantité. Les vins légers doivent être préférés pour l'usage, ils sont d'une digestion facile, contiennent assez d'alcool, stimulent l'action des viscères gastriques, mais ils nourrissent peu. Enfin les vins âpres et astringens, qui doivent cette qualité à ce que le raisin n'a pas reçu son dernier degré de maturité, peuvent être utiles dans une foule de circonstances, surtout lorsqu'une congestion menace le cerveau. Ces vins sont peu alcooliques, portent leur action sur les organes gastriques, qu'ils peuvent même altérer lorsqu'ils ont trop de verdeur. Ces divisions sont assez satisfaisantes, mais il est difficile d'y rattacher toutes les espèces de vins connues. Le meilleur moyen d'apprécier leur énergie, ce sera toujours, quoi qu'on en dise, de connaître la quantité d'alcool qu'ils contiennent.

Avant de signaler les effets immédiats et les effets éloignés des liqueurs fermentées, il est bon de dire que ces effets sont d'autant plus prononcés que la quantité de liquide consommé est plus grande; que si l'on prend ces liqueurs lorsque l'estomac est vide, leur action est plus prompte et plus forte; à jeun par conséquent, ces liqueurs agissent violemment; c'est donc un précepte fort sage que de les interdire dans ces momens.

Aussitôt que le vin est introduit dans l'estomac, il détermine sur ses parois une irritation qui se manifeste par un sentiment agréable de chaleur. Ce sentiment qui devient perceptible, est éprouvé par les nerfs qui se distribuent à ce viscère, qui, réagissant sur la circulation, augmentent son action générale, et appellent localement le sang sur les parois du ventricule. Ce mouvement occasionne un surcroît d'énergie dans ce viscère et augmente les forces digestives. C'est alors comme assaisonnement que le vin agit : il ne dissout pas les alimens et n'apaise nullement la soif, à moins qu'il ne soit mêlé à l'eau. J'ai ouï dire à des militaires qui avaient, en Espagne, éprouvé l'horrible tourment de la soif, qu'ils auraient donné tous les vins du monde pour un verre d'eau. Bientôt le vin est absorbé et passe dans le torrent de la circulation, au moyen de laquelle il va stimuler tous les organes, et réveiller leur action endormie : celui de tous qui ressent le plus vivement son influence, c'est le cerveau. Mais sont-ce les organes de la circulation qui transmettent l'influence du vin au cerveau? n'est-ce que par l'influence directe des nerfs, par une action spéciale de l'alcool sur les organes de l'innervation? C'est ce qu'il sera toujours fort difficile d'apprécier. Beaucoup de narcotiques semblent agir directement sur les nerfs et le cerveau, sans l'intermédiaire de la circulation.

Quoi qu'il en soit, rien n'est plus bizarre, plus singulier, que cette propriété des liqueurs fermentées, et de quelques substances narcotiques, de faire perdre l'usage de la raison. A peine a-t-on bu une certaine quantité de vin (quantité qui varie suivant une foule de circonstances individuelles), qu'un engourdissement général se déclare, la peau des tempes et du front perd de sa sensibilité, les mâchoires s'engourdissent, la langue s'embarrasse, l'élocution est pénible, une pesanteur de tête susorbitaire se manifeste; si l'on augmente la dose de liquide, une sorte d'hilarité survient, un rire continuel, involontaire et sans cause s'empare de l'individu. Il entrevoit dans les objets des rapports bizarres, extraordinaires, qui enfantent dans son imagination les idées les plus singulières; et comme il n'est retenu par aucun frein, il les énonce, ce qui donne lieu à une foule de saillies spirituelles, dont il n'aurait pas été capable dans son état ordinaire. Les idées se succèdent en foule, il est loquace, il dit tout ce qu'il pense, ses secrets et ceux d'autrui, et comme les instrumens des sens sont en général obtus, et que les convives partagent ordinairement cette gaîté, il est bruyant, il crie au lieu de parler. A cette joie bruyante qui caractérise le premier degré de l'ivresse, succède bientôt un véritable délire. Alors, incohérence totale des idées, passions exaltées, perverties ou diminuées, tristesse, morosité, taciturnité, colère, éclats de rire immodérés, pleurs involontaires, bégaiement, mussitation : l'homme a perdu dès-lors le plus beau de ses attributs.

Mais si la raison est un don sublime qui fait de l'homme un être si incompréhensible, si merveilleux, s'il est abject de renoncer volontairement à l'immense supériorité qu'elle nous donne sur le reste des êtres qui respirent, il est impossible de ne pas convenir qu'elle fait payer bien chèrement des dons si précieux. Aussi s'est-il trouvé beaucoup de philosophes et surtout des poètes, qui ont rabaissé ses avantages au point de préférer le sort des brutes. Les maux qu'elle nous cause sont si cuisans, que l'homme s'est estimé fort heureux d'avoir trouvé un moyen consolateur qui pût le débarrasser et de sa raison et de ses chagrins. Le grand Caton, ce philosophe qui poussa l'austérité jusqu'à la barbarie, s'enivrait quelquefois, et il n'est pas jusqu'aux peuples sauvages qui n'aient trouvé le moyen de se défaire de ce censeur importun, par l'usage de quelque boisson fermentée. Les Moxes, nation la plus barbare de l'Amérique, font une liqueur très-forte avec des racines pourries qu'ils infusent dans l'eau; d'autres sauvages font avec le maïs une liqueur appelée *chicha*, avec laquelle ils s'enivrent fréquemment.

Cependant malgré les beaux raisonnemens des philosophes et des poètes, et malgré l'exemple imposant que nous venons de citer, il est incontestable qu'indépendamment des maux sans nombre qu'enfante l'abus des liqueurs spiritueuses, il en résulte encore la dégradation morale la plus vile et la plus méprisable. L'homme qui s'adonne à cet excès coupable n'est plus touché par le grand, le beau et le bon; toute idée généreuse est étouffée chez lui sans ressource. Incapable de travail physique ou intellectuel, il ne peut être utile à ses concitoyens; l'humanité, le désintéressement, la tempérance, sources de toute qualité brillante et utile, sont bannies de son cœur.

Ce serait être bien rigoureux que de proscrire l'usage modéré du vin pendant les repas. Il est bien vrai que l'on pourrait fort bien s'en passer, si l'on avait la sagesse de ne pas manger outre mesure et de ne pas user d'alimens qui fatiguent l'estomac, si d'ailleurs une foule de causes, résultat de notre civilisation, ne diminuaient l'action de ce viscère. Mais puisqu'il est impossible de se soustraire à ces influences dans l'état social où nous vivons, nous trouvons dans l'usage modéré du vin un moyen avantageux de les neutraliser.

Mais si rien n'est plus vil que l'ivresse, plus abject et plus dégoûtant que l'ivrognerie, rien n'est en même temps plus nuisible. Pour quelques individus qui supportent impunément ces excès, une multitude d'autres succombent prématurément ou deviennent la proie d'une foule de maladies. M. Muret ayant eu la curiosité d'examiner dans le registre mortuaire de la Suisse, combien de morts pouvaient être attribuées à l'ivrognerie, en trouva le nombre si grand, qu'il estimait qu'elle tue plus de monde que toutes les maladies les plus perfides et les plus meurtrières. Il faut ajouter que les registres mortuaires de la Suisse sont beaucoup mieux tenus que ceux de Paris. Ici, un médecin qui n'a pas vu le malade atteste qu'il est mort de telle affection, ce qui n'est presque jamais vrai; mais en Suisse, c'est le médecin qui a soigné le malade qui donne lui-même les renseignemens. Ainsi la réflexion de M. Muret acquiert beaucoup de poids: et des gens ont osé faire l'éloge de ce vice!

Plus les liqueurs fermentées sont concentrées, plus leurs effets sont dangereux. Aussi les eaux-de-vie sont-elles bien plus funestes que les vins. Elles produisent l'ivresse avec bien plus de promptitude, et déterminent bien plus sûrement et avec plus d'intensité des résultats funestes analogues. Leur usage, même modéré, use rapidement l'organisation; car l'augmentation de l'activité des organes a toujours lieu au détriment de leur durée. Ces boissons font *vivre vite*, dans toute la force du terme.

La bière, qui produit quelquefois l'ivresse, est en général une boisson exempte de cet effet funeste : elle est tonique sans être excitante: elle peut désaltérer et nourrir; les peuples qui en font un usage habituel acquièrent un embonpoint excessif, auquel concourent aussi beaucoup d'autres causes. Ses effets sont aussi variés que les matières qui la composent, et que les procédés employés à sa préparation. Elle produit quelquefois un écoulement muqueux des parties génitales, écoulement dont le meilleur remède est, dit-on, un verre d'eau-de-vie. On lui reconnaît une foule de propriétés, parmi lesquelles la plus avantageuse serait de mettre à l'abri de la pierre et de la gravelle.

Je ne pense pas qu'il soit nécessaire de traiter en particulier des effets du cidre, du poiré, de l'hydromel, et autres boissons fermentées; les données générales auxquelles nous nous sommes livrés nous paraissent suffisantes.

SEPTIÈME DIVISION.

Règles diététiques générales.

D'après le plan de cet ouvrage, on sent bien qu'il ne s'agit point ici du régime alimentaire convenable aux diverses constitutions, aux divers âges, aux différens sexes, aux habitudes, aux idiosyncrasies, etc. Ces sujets du plus haut intérêt ne seront traités que dans la troisième partie. Il ne se peut donc agir en ce moment que de l'heure des repas, de la quantité de mets et de boissons à prendre pour un individu qui se trouve placé dans des circonstances moyennes, c'est-à-dire pour celui qui, jouissant d'une bonne santé, a atteint tout son développement, et est exempt de prédispositions, d'habitudes, etc.

Ce que nous avons dit touchant l'effet des alimens et des boissons sur l'économie animale, nous laisse peu de chose à ajouter, et le lecteur intelligent aura déjà fait sans doute les applications les plus nombreuses au régime alimentaire.

Rien n'a plus varié chez les différens peuples que le moment, le nombre des repas et l'intervalle qui les sépare. Si les hommes n'étaient pas assujettis à des devoirs que l'état de société leur impose, il est vraisemblable que, n'écoutant que leur besoin, ils mangeraient quand ils auraient faim, et boiraient quand ils auraient soif. Ces deux guides, que leur a donnés la nature, ne les tromperaient jamais : jamais ils ne seraient entraînés à des excès dangereux par l'attrait des excitans sans nombre dont ils doivent le poison funeste à l'état social.

Mais, s'il paraît d'abord absurde d'être obligé d'attendre une certaine heure pour avoir faim, il est vrai d'ajouter que les organes s'accoutument très-promptement à cette régularité. Les sensations de la faim et de la soif reviennent aux heures prescrites; bien plus, cette habitude dispose tellement l'estomac, que la sensation de la faim peut passer avec l'heure du repas sans qu'on ait cependant pris aucune nourriture, et cette disposition est très-favorable à l'élaboration des alimens; car, si l'on mangeait hors les heures habituelles, l'appétit ne serait pas si vif, la digestion ne se ferait pas aussi complétement. Si les jeunes gens peuvent impunément prendre des alimens à toutes les heures, les personnes faibles et les vieillards ne le feraient pas sans danger.

Il faut éviter de prendre ses repas dans les momens de grande agitation de corps et d'esprit; rien n'est plus favorable à une bonne digestion que le calme de l'âme, la satisfaction et la gaîté : voilà pourquoi il est préférable de manger en compagnie que de manger seul, et pourquoi aussi les repas plus copieux que l'on prend en société se digèrent plus facilement, sont moins funestes qu'ils ne devraient être. Le principal repas, chez les Romains, avait lieu lorsqu'ils avaient achevé leurs affaires, qu'ils avaient l'esprit libre d'inquiétudes, et c'est ce qui a lieu encore aujourd'hui. L'heure la plus convenable pour prendre un repas copieux est donc environ la sixième heure du soir, lorsqu'on est quitte des travaux du jour. Il reste d'ailleurs assez de temps pour faire la digestion avant le coucher. C'est en général une fort mauvaise habitude que de souper : la digestion s'opère mal pendant le sommeil. L'inappétence qu'on éprouve le lendemain indique bien que ce repas était superflu. Il faut qu'il s'écoule environ trois heures depuis le réveil jusqu'au premier repas du jour; alors il ne reste plus aucun aliment dans l'estomac, ce viscère est très-bien disposé pour faire un repas assez résistant : cependant s'il s'agissait de se livrer à quelque travail de corps et d'esprit, il vaudrait mieux ne faire qu'un repas léger vers les neuf heures, et un second de la même nature vers une heure ou deux, et attendre pour satisfaire complétement son appétit le repas du soir. Règle générale, il ne faut jamais introduire d'alimens dans l'estomac que lorsque ceux qui y sont contenus sont déjà digérés. Or, comme il faut environ six heures pour digérer un repas ordinaire (ce qui varie cependant beaucoup et pour la nature des alimens et pour leur quantité, et pour mille circonstances individuelles), il est prudent de mettre cette distance entre un repas et le repas suivant.

Deux repas suffisent à un homme adulte placé dans les circonstances dont nous avons parlé. Il est cependant des pays où l'on fait quatre et même cinq repas. Dans nos départemens méridionaux, on déjeune à neuf heures, on dîne à midi, une heure, on goûte à quatre ou cinq heures, et l'on soupe à huit; mais le déjeuner et le goûter ne sont pas, pour ainsi dire, des repas; un fruit, une légère portion de pain, une rôtie, quelques confitures en font la base. Le dîner et le souper sont composés de plusieurs mets solides et résistans, de sorte qu'au total on ne prend pas une plus grande quantité d'alimens qu'à Paris. Ce serait une fort mauvaise habitude que de ne prendre qu'un seul repas par jour, et s'il y a de l'inconvénient à introduire dans l'estomac des alimens avant que ce viscère soit entièrement vide, il n'y en a pas moins à le laisser trop long-temps dans un état complet de vacuité. Cet état serait insupportable pour les personnes chargées de travaux pénibles, qu'elles ne pourraient plus exécuter, et pour les individus faibles, qui ne pourraient en une seule fois digérer la quantité d'alimens nécessaire pour les soutenir pendant un jour entier. Il ne faut donc pas mettre un intervalle trop long entre les repas. Une longue abstinence dispose à manger avec voracité une trop grande quantité d'alimens ; ce qui occasionne une digestion pénible et laborieuse, d'où naissent des sucs mal élaborés, et par suite une alimentation de mauvaise nature. Ainsi deux, ou tout au plus trois repas par jour, dont le plus fort devra se faire vers le soir, seront suffisans.

Voilà, ce nous semble, tout ce que l'on peut dire de raisonnable sur l'heure et le nombre des repas. Il est d'ailleurs si difficile d'établir des règles théoriques convenables à tous les individus, qu'il vaut mieux s'en rapporter sur ce point à l'expérience personnelle de chacun.

Les mêmes difficultés se rencontrent, s'il s'agit de déterminer la *quantité* d'alimens qu'on doit prendre dans un repas. La meilleure de toutes les règles est celle que nous dicte la nature, par les besoins qu'elle fait naître. Satisfaire la faim et la soif, voilà ses lois. Mais combien ces besoins eux-mêmes ne sont-ils pas rendus illusoires par l'art perfide des assaisonnemens ? Combien ne faut-il pas être sur ses gardes, pour ne pas prendre pour un besoin réel le désir qui naît de l'apprêt des alimens ? L'intempérance est la source de la plupart des maux physiques et moraux, et la vertu contraire la source de la santé et de toutes les qualités morales. On mange en général beaucoup plus qu'il ne faut. D'après Cheyne, l'homme qui se trouve dans les conditions dont nous avons parlé a besoin par jour de huit onces de viande, douze de pain ou de quelque autre nourriture végétale, et seize de bon vin, ou de quelque liqueur fermentée analogue. Mais Cornaro se contentait de douze onces de nourriture solide, et quatorze de vin, et l'on pourrait vivre avec beaucoup moins. Louis Cornaro était un noble vénitien, qui, après avoir vécu jusqu'à l'âge de quarante ans sans prendre soin de sa santé, se trouvant alors accablé d'infirmités, prit la résolution de réformer entièrement son régime, et vécut dès-lors avec la plus grande sobriété, ce qui lui réussit si bien, qu'il recouvra complétement toutes ses facultés, et devint plus que centenaire. Il mourut sans agonie à Padoue le 26 avril 1566. Sa femme, qui était à peu près du même âge que lui, et qui avait dû suivre le même régime, mourut de la même manière peu de temps après. Cornaro a publié quatre ouvrages sur la tempérance. Il avait quatre-vingt-trois ans lorsqu'il fit paraître le premier, et quatre-vingt-quinze quand il publia le dernier, qui est une lettre adressée à Barbaro, patriarche d'Aquilée, dans laquelle il décrit avec beaucoup de chaleur, de sentiment et de naïveté, le bonheur dont il jouissait encore à cet âge. (Sinclair, traduct. d'Odier.) Il est donc préférable de prendre une quantité d'alimens moindre qu'il ne faut, que de la prendre trop grande. Nous ne reviendrons pas ici sur ce que nous avons dit de l'abstinence, nous y renvoyons le lecteur.

Quant à la *qualité*, à la *nature* des alimens, nous croyons qu'il est important de ne pas continuer toujours le même régime, ce qui ne manquerait pas de faire éclore quelques maladies funestes, ou du moins de modifier la constitution d'une manière fâcheuse. Il est avantageux de se nourrir un jour par semaine de substances végétales. Lorsqu'on a fait un excès de table, il est fort convenable de jeûner le jour suivant.

Pour ce qui concerne les boissons, leur quantité doit être plus considérable que celle des alimens solides; mais en général il faut que l'eau y domine. Les boissons fermentées, alcooliques ou aromatiques, abrégent nécessairement l'existence. Au total, une vie sobre et tempérante, également éloignée des deux extrêmes, est le moyen le plus infaillible de maintenir la santé et de prévenir les maladies. Aussi le docteur Hay soutient-il que la santé est moins l'effet d'une bonne constitution que la récompense de la sobriété; sur quoi il s'écrie : « O Tempérance, déesse bienfaisante, que tu es digne » de nos hommages! car c'est toi qui écartes les mala- » dies, qui protéges la beauté, qui prolonges la vie, qui » assures le plaisir, qui fais prospérer le travail, qui gardes » nos personnes, qui préserves notre entendement, qui » perfectionnes toutes nos facultés intellectuelles, et sou- » tiens toutes nos vertus! »

CHAPITRE II.

DE LA CLIMATOLOGIE,

OU DES MOYENS DE L'HYGIÈNE QUI EXERCENT LEUR PREMIÈRE ET PRINCIPALE INFLUENCE SUR LA RESPIRATION ET LA CIRCULATION.

Nous comprenons dans ce chapitre tous les agens de la nature qui se trouvent répandus dans l'air, et quelques phénomènes qui tiennent à la qualité du sol et à sa latitude. La première, la plus puissante et la mieux connue des influences diverses que ces agens exercent sur l'économie animale, étant celle qu'ils produisent sur la respiration et la circulation, leur place naturelle est sans contredit après les agens qui portent leur action sur l'appareil de la digestion. L'air tient le premier rang parmi les agens dont nous allons parler, et certes les plus grands résultats qu'il produit ont lieu par la voie de la respiration et de la circulation. Il produit aussi des effets remarquables sur la peau et les autres organes, mais ces effets sont secondaires. En parlant de l'air, il était difficile de passer sous silence la lumière, le calorique, l'électricité, et autres fluides incoercibles, qui modifient sa puissance à un si haut degré. Il était aussi fort difficile de se taire sur les localités, qui impriment une si grande diversité sur sa manière d'agir. Cet enchaînement naturel et inévitable nous conduit donc à parler ici : 1° de l'air et de ses différentes propriétés; 2° de la lumière; 3° de l'électricité; 4° des saisons; 5° des climats; 6° des localités.

PREMIÈRE DIVISION.

De l'air, considéré dans ses qualités physiques et chimiques.

PREMIÈRE SECTION.

De l'air, considéré physiquement.

L'air est un fluide pesant, parfaitement élastique, invisible lorsqu'il est en petites masses, insipide et inodore. Il constitue l'atmosphère, dont la hauteur est d'environ quinze à seize lieues, et qui contient, outre les élémens de l'air, de l'eau en vapeur, du calorique, de la lumière, du fluide électrique, et une foule de matières qui se volatilisent incessamment. Destiné à entretenir la vie, en fournissant à la respiration les principes nécessaires, et en exerçant sur l'économie animale différentes influences, l'air est doué de différentes propriétés, qui deviennent la source d'une foule de phénomènes. Pour bien apprécier ces phénomènes, il est donc indispensable d'étudier les diverses propriétés de l'air qui les produit.

§ I. — Pesanteur de l'air.

Aristote avait déjà cherché à prouver la pesanteur de l'air, cependant cette qualité lui était généralement refusée, lorsque Galilée entreprit de la démontrer d'une manière incontestable. Il injecta de l'air dans un vaisseau de verre, de manière à ce qu'il y restât comprimé; il vit que ce vase était alors plus pesant que lorsqu'il ne contenait que de l'air ordinaire. Il voulut même connaître la pesanteur spécifique de ce fluide comparée à celle de l'eau; mais ses expériences insuffisantes n'aboutirent pour lors qu'à un résultat erroné. C'était beaucoup cependant d'avoir éveillé l'attention; les premières découvertes du génie sont souvent imparfaites. L'invention de la machine pneumatique devait porter sur ce point, comme sur beaucoup d'autres, un faisceau de lumière. Otto de Guéricke, bourguemestre de Magdebourg, en fut l'inventeur; à l'aide de cette précieuse machine, on enleva l'air renfermé dans un ballon de verre qu'on avait pesé préalablement; on reconnut qu'il était sensiblement plus léger qu'avant l'opération. Il résulte d'expériences précises, que les rapports entre les poids de l'air et de l'eau distillée à 0° (R), pression de 28p, est comme 1 à 176; lorsqu'on prend la température à + 0 10°, la proportion est de 1 à 811 : que le pouce cube d'air pèse environ un demi-grain, et le pied cube une once trois gros trois grains, ou que 0m, 1 pèse 1 gr., 225.

La pesanteur de l'air une fois constatée, il semblait naturel d'en déduire les effets de la pression sur les corps de la nature, et particulièrement l'ascension de l'eau dans les pompes. Cependant jusqu'en 1643 on pensait généralement que ce phénomène n'avait lieu qu'en vertu de l'horreur que la nature avait du vide. Tout le monde connaît l'histoire de ces fontainiers italiens qui, ayant construit des pompes aspirantes qui avaient plus de trente-deux pieds de hauteur, et ayant vu avec étonnement que l'eau ne pouvait dépasser cette limite, en demandèrent la cause à Galilée, qui, dit-on, se contenta de répondre que la nature n'avait horreur du vide que jusqu'à trente-deux pieds : réponse peu digne de ce grand homme, si toutefois elle est vraie. Il était réservé à Toricelli, digne élève d'un tel maître, de trouver la véritable explication de ce phénomène. Il pensa donc que la pression de l'air était cause de l'ascension de l'eau, et que cette pression égalait celle de trente-deux pieds d'eau; il vit en outre que dans un tube fermé à l'une de ses extrémités, le mercure ne s'élevait qu'à vingt-huit pouces, et que cette hauteur était à celle de l'eau en raison inverse des densités, et sa conjecture fut ainsi changée en certitude. D'après les données précédentes, la pression de l'atmosphère sur une surface connue étant égale à celle que trente-deux pieds d'eau ou vingt-huit pouces de mercure exerceraient sur cette même surface, il résulte que la pression de l'atmosphère sur un homme de moyenne stature égale 16,000 kilo., 33,600 liv.

On a inventé un instrument très-ingénieux pour mesurer la pesanteur de l'air. C'est à Toricelli qu'on en doit la découverte, qui quatre ans après fut confirmée par l'expérience que Perrier fit sur le Puy-de-Dôme, sur l'invitation de Pascal. On a appliqué cet instrument à mesurer les diverses hauteurs par rapport au niveau de la mer, mais ces observations sont très-délicates, et entraînent de grandes difficultés. Deluc, La Place, Ramond, Saussure, Pictect, Schuchburg, etc., ne sont arrivés qu'à des approximations.

La pesanteur de l'air diminue graduellement à mesure qu'on s'élève au-dessus du niveau de la mer, elle augmente quand on descend au-dessous, ce qui est dû à la force qui le comprime. Mais la pesanteur de l'air ne varie pas seulement par rapport aux diverses hauteurs, elle varie encore par plusieurs circonstances; les vapeurs qu'il contient souvent diminuent beaucoup sa pression; le calorique, bien qu'il ne diminue pas son poids absolu, diminue sa pesanteur spécifique et sa densité; il faut tenir compte aussi du mouvement qui agite ce fluide.

§ II. — Ressort de l'air.

L'air n'est pas seulement pesant, il est aussi élastique et compressible à un point extrême, ce que l'on prouve par une foule d'expériences fort curieuses. La fontaine de compression est la plus ordinaire; on prend pour cela un vase de métal, de forme arrondie, dont le sommet est percé d'une ouverture au moyen de laquelle on le remplit d'eau jusqu'à moitié ou plus; cela fait, on visse à cette ouverture un tube dont l'extrémité inférieure descend à peu de distance du fond du vase. La partie supérieure de ce tube est garnie d'un robinet; on y adapte une pompe foulante, au moyen de laquelle on injecte dans l'intérieur une grande quantité d'air : on ferme alors le robinet, on dévisse la pompe, et on lui substitue un cône creux, percé à son sommet; alors on ouvre le robinet, l'air condensé par la pression, et par cela même d'un ressort beaucoup plus fort que dans l'état naturel, presse sur la surface de l'eau, fait remonter ce liquide avec violence par le tube, et la fait jaillir jusqu'à une hauteur de plus de trente pieds. — Le même effet aurait lieu si, sans comprimer l'air intérieur, on se bornait à diminuer l'air extérieur au moyen de la machine pneumatique. Dans ce dernier cas, la pression intérieure n'est plus balancée par la pression extérieure, et le même effet est produit. — Nous ne décrirons pas ici le mécanisme du fusil à vent. On sait qu'une pompe foulante accumule dans une crosse de métal une grande quantité d'air. On dévisse la pompe, on substitue à cette pompe un tube auquel est adaptée une batterie destinée à refouler un bouchon élastique qui sert à maintenir l'air comprimé. Ce bouchon étant refoulé par le choc de la batterie, permet à une portion d'air contenu dans la crosse de s'échapper par le tube, et de chasser ainsi les corps qu'on y a introduits.

Mais l'expérience suivante, de Boyle et de Mariotte, prouve en même temps que l'air se resserre en raison des poids dont il est chargé. On prend un tube de verre recourbé, dont la branche la plus courte est de 12 pouces de hauteur, et scellée hermétiquement à son extrémité; l'autre branche, ouverte, a environ 8 pieds de hauteur.

On y verse un peu de mercure qui occupe la courbure, et sert de niveau et de point de départ. Il y a alors équilibre; la pression égale alors 28 pouces de mercure, ou la pression atmosphérique. Mais si l'on ajoute du mercure en excès, par exemple 28 pouces, par la longue extrémité, on trouve que la colonne d'air comprimée dans le petit tube est réduite à la moitié de la hauteur qu'elle avait auparavant. Or, cette colonne est chargée d'un poids double du premier; donc l'espace occupé par l'air comprimé est en raison inverse des pressions. L'air reprend ensuite son état primitif dans la même proportion, à mesure qu'on diminue les pressions; ce qui démontre sa parfaite élasticité. Pour que ces expériences soient exactes, il faut que l'air soit sec et d'une température donnée; le ressort de l'air est donc susceptible de varier par plusieurs causes. Il augmente par la pression, d'où vient qu'il est plus fort au niveau de la mer que sur les hautes montagnes; il augmente par la force expansive du calorique lorsqu'il est coercé, de même que par le mélange des fluides élastiques, ainsi que l'ont démontré Dalton et Gay-Lussac.

La pression et le ressort de l'air donnent lieu à une foule de phénomènes que nous ne pouvons décrire ici, mais qui sont du plus haut intérêt. C'est à cette pression qu'est dû l'état d'agrégation de presque tous les corps de la nature. Sans elle, les fluides deviendraient des gaz élastiques, etc. Si l'on fait le vide sous un vase renversé, on aura d'autant plus de peine à le déranger que le vide sera plus parfait. S'il était complet, il faudrait pour déranger ce vase une force égale à celle qui serait nécessaire pour mouvoir une colonne de 32 pieds d'eau qui peserait sur tous les points du vase : d'où l'on doit conclure que, dans l'état ordinaire, l'air contenu sous le vase égale par sa pression l'air extérieur. La fontaine intermittente, la théorie des pompes, découlent des lois de la pesanteur et de l'élasticité de l'air. Celle du siphon appartient aux mêmes lois, etc.

§ III. — De la température de l'air.

Du Calorique.

On a donné le nom de *calorique* à la cause inconnue de la *chaleur*. Nous disons cause inconnue, car on est loin de s'accorder sur sa nature. Des physiciens pensent que c'est un corps impondérable, extrêmement subtil, qui pénètre tous les corps de la nature; d'autres croient que ce n'est qu'une manière d'être particulière des corps. Deluc pense que le calorique est formé de lumière et d'une base particulière. Scheèle et Bergman le regardent comme composé de phlogistique et d'oxygène. L'opinion la plus généralement admise aujourd'hui, est que le calorique est un *fluide* dont les caractères principaux sont 1° de se mouvoir sous la forme de rayon lorsqu'il est libre; 2° de dilater les corps, et même quelquefois de les décomposer en les pénétrant; 3° d'agir en sens inverse de l'attraction; 4° de produire la chaleur par sa présence, et par sa soustraction d'occasionner le froid et des phénomènes inverses aux précédens. On a distingué plusieurs états dans le calorique : le calorique libre ou rayonnant ; le calorique combiné, le calorique latent, le calorique interposé, le calorique spécifique. Nous allons jeter un coup d'œil rapide sur ces différens objets.

On démontre que le calorique se meut sous la forme de rayons par l'expérience des miroirs concaves. Les deux réflecteurs placés à six pieds de distance l'un de l'autre, formeront une espèce d'ellipse. Si à l'un des foyers de ces miroirs l'on place des charbons ardens et à l'autre foyer un morceau d'amadou, quoique celui-ci soit à quatre pieds environ du charbon incandescent, il s'allumera presque aussitôt ; ce qu'on ne peut expliquer qu'en admettant que les rayons de calorique, partis du foyer du premier miroir, sont reçus par ce premier miroir, renvoyés parallèlement vers le deuxième miroir, et par celui-ci réfléchis sur le deuxième foyer. Il est impossible que la chaleur ait été transmise de proche en proche, car on la sent à peine à six pouces du premier foyer où l'on a placé le feu.

Le calorique rayonnant est réfléchi par les corps blancs et polis, et ne les pénètre pas, ou les pénètre difficilement ; si les surfaces sont ternes, noires et raboteuses, il est absorbé, il échauffe les corps ; il traverse l'air avec rapidité presque sans l'échauffer ; les courans d'air ne gênent point sa marche ; le calorique rayonnant est susceptible d'être réfracté, d'après les expériences de Herschell.

Le calorique dilate les corps. Si l'on prend un morceau de métal qui entre juste dans un anneau, lorsqu'il se trouve froid, il ne pourra plus y être introduit si on l'a fait rougir; donc il a été dilaté lorsque le calorique l'a pénétré. Il réduit les liquides en gaz, ce qu'il est facile de démontrer. Le thermomètre est basé sur la faculté que possède le calorique de dilater les corps. Si l'on chauffe avec précaution une vessie qui contient de l'air, celui-ci se dilate, la vessie gonfle et peut finir par crever. Cette dilatation des corps diffère pour les solides, les liquides et les gaz.

L'attraction étant une force qui tend à rapprocher les corps, le calorique, tendant à les dilater, agit donc en sens inverse. C'est du rapport qui existe entre ces deux agens que dépendent les états de *solide, liquide, gazeux*.

Le calorique produit la chaleur, celle-ci est donc l'effet, et le premier la cause. La température est le degré appréciable de chaleur.

La soustraction du calorique produit les effets inverses, que quelques physiciens ont attribués à un corps qu'ils ont nommé frigorique, mais qu'il est inutile d'admettre pour se rendre compte des phénomènes.

Des corps de diverse nature ne s'échauffant pas avec la même promptitude, on dit alors qu'ils sont plus ou moins conducteurs du calorique. Ils s'échauffent d'autant plus vite qu'ils sont meilleurs conducteurs, qu'ils ont moins de capacité pour le calorique, *et vice versâ*. Les corps solides sont meilleurs conducteurs que les fluides, et ceux-ci meilleurs que les gaz.

Deux corps d'un poids égal et de nature différente, ont besoin, pour s'élever à la même température, d'une somme différente de calorique. On appelle *calorique spécifique* cette quantité de calorique nécessaire pour que ces corps passent d'un degré à un autre, et *capacité des corps pour le calorique*, la faculté qu'ils ont d'absorber une plus ou moins grande quantité de calorique pour s'élever à la même température.

L'expérience prouve que deux corps inégalement échauffés, mis en contact ou placés à une certaine distance, ne tardent pas à acquérir la même température : on dit alors qu'ils sont en équilibre relativement à la quantité de calorique qu'ils contiennent.

On donne le nom de calorique combiné à celui qui ne peut être séparé des corps sans changer leur manière d'être qui constitue leur état.

On dit que le calorique est latent, lorsqu'il est employé à faire passer un corps de l'état solide à l'état fluide, ou de celui-ci à l'état gazeux. Le calorique étant alors complétement employé à cette transmutation n'élève nullement la température. Le calorique interposé est celui qui est retenu dans les molécules des corps avec lesquels il ne se combine nullement; il fait équilibre à la température extérieure et est sensible au thermomètre.

Ces notions préliminaires sont indispensables pour se rendre compte des effets du calorique sur l'air.

Le calorique dilate l'air, il augmente son ressort. Lorsque le calorique pénètre l'air, le volume de celui-ci augmente, il s'étend, il se déplace; s'il est renfermé dans un certain espace, il fait alors contre les parois de cet espace d'autant plus d'effort pour s'échapper qu'il est plus pénétré de calorique. Amontons ayant cherché à mesurer l'augmentation d'élasticité que l'air éprouvait entre certaines limites de chaleur, a trouvé que depuis la température modérée qui règne pendant le printemps ou l'automne, jusqu'au degré de l'eau bouillante, le ressort de l'air, tendu d'abord par la pression moyenne de l'atmosphère, augmente d'environ un tiers. D'après les expériences de Mariotte et d'Amontons, l'augmentation d'élasticité suit le rapport des condensations, c'est-à-dire qu'elle est proportionnelle aux forces comprimantes (Haüy, page 245). MM. Gay-Lussac en France, et Dalton en Angleterre, ont singulièrement perfectionné ce point de physique par des expériences et des calculs du plus haut intérêt; ces expériences ne se bornent pas à déterminer le degré de dilatabilité et d'élasticité de l'air par le calorique, mais encore celui des autres fluides élastiques.

La chaleur, dont la principale cause est le soleil, est, comme personne ne l'ignore, différente dans les divers climats; mais ce qu'on ne sait pas aussi communément, c'est que la différence des plus fortes chaleurs entre les climats les plus septentrionaux et les régions équatoriales, n'est que de très-peu de degrés.

Les pays les plus froids qu'on ait parcourus sont le voisinage de la baie d'Hudson, le Groënland, le Spitzberg qui s'étend depuis le soixante-dix-huitième degré de latitude nord jusqu'au quatre-vingtième. Cependant un phénomène singulier dans des pays voisins, en Laponie et en Suède, c'est qu'on y éprouve des chaleurs aussi fortes qu'entre les tropiques. On y a vu, ce qui est peu croyable, le soleil embraser les mousses. Les académiciens qui furent y faire leurs observations, rapportent que, le 19 août 1736, les chaleurs furent si violentes, que le feu prit dans les forêts d'Horilakéro, et y causa un terrible incendie; mais ce fait est peu croyable, et si l'embrasement eut lieu, on doit lui chercher une autre cause. L'Asie et l'Afrique doivent être considérées comme les pays les plus chauds. M. le professeur Desfontaines nous a dit, et son rapport est conforme avec celui des autres voyageurs, que les plus fortes chaleurs des côtes de l'Afrique ne dépassaient cependant pas le 30° ou le 32° R. Dans le temps où il se trouvait dans ces régions, le thermomètre ne marquait que 24°; il est vrai que c'était pendant l'hiver. La différence de l'été à l'hiver n'est donc que de 10° environ; et c'est à cette continuité qu'est due la violence de la chaleur, plutôt qu'à son intensité réelle.

On a cherché à se rendre raison des diverses variations de la température, et on a cru les trouver dans les suivantes : comme nous venons de le dire, *la présenec plus ou moins longue du soleil sur l'horizon*, telle est la raison pour laquelle les hivers des climats situés près le cercle polaire antarctique sont bien plus rigoureux que les nôtres; le soleil reste huit jours de moins dans le tropique du Capricorne. *L'action plus ou moins perpendiculaire du soleil*; durant l'été, cet astre reste plus longtemps sur l'horizon, et y darde ses rayons plus perpendiculairement que dans les autres saisons; en hiver il est plus près de la terre, mais ses rayons sont obliques, et sa présence moins prolongée. *La nature du sol;* les terrains mauvais conducteurs du calorique, et ceux qui réfléchissent fortement la lumière sont aussi les plus chauds. Les pays sablonneux, les pays calcaires, qui réunissent ces deux qualités sont ceux qui offrent le plus de chaleur; l'Égypte, l'Arabie et surtout le Sénégal, doivent en grande partie à cette cause la chaleur dont ils sont brûlés. Les pays au contraire couverts de terre végétale, et surtout d'eau, de rivières, de lacs, etc., ne présentent jamais une température élevée. C'est peut-être moins parce que l'eau ne se pénètre jamais d'une aussi grande quantité de calorique que la terre, comme on l'a cru, que parce que se réduisant en vapeur, comme nous le verrons plus bas, elle absorbe une partie du calorique ambiant. *La position des lieux;* cette cause influe singulièrement sur la température; il y a une différence considérable entre un lieu qui incline vers l'équateur et un autre qui incline vers le pôle; mais cette cause rentre dans l'action que nous avons attribuée à la direction plus ou moins perpendiculaire des rayons du soleil. *L'élévation des lieux* est encore une cause de différence dans les températures. C'est une observation invariable, qu'à deux mille toises au-dessus du niveau de la mer, on trouve constamment des neiges et des glaces. La température décroît donc à mesure qu'on s'élève; l'on a même cherché à déterminer les proportions de ce décroissement. M. de Humboldt a établi un tableau comparatif des hauteurs et des températures, qu'on pourra consulter avec avantage. Il faut donc conclure que les pays de plaines sont plus chauds que les pays de montagnes, que les pays plats sont plus chauds dans l'intérieur des continens que sur le bord des mers, où l'action de la vapeur et des vents se fait sentir. Que les pays élevés et montagneux sont d'autant plus froids qu'ils sont plus élevés au-dessus du niveau des mers. Cette règle est d'une application générale. *La figure des montagnes*, plus ou moins propre à recevoir et à réfléchir le soleil, celle des nuages, contribuent beaucoup à faire varier la température. *Les mouvemens dont l'air est agité* exercent sur lui une grande influence. Dans nos climats, ceux du sud sont chauds et ceux d'est sont frais; ils échauffent ou refroidissent l'atmosphère, selon les pays qu'ils traversent, selon qu'ils se chargent de calorique ou qu'ils en cèdent en passant sur les neiges, les glaces, etc. L'air ne prend pas ordinairement la température de la surface de la terre; celle-ci conserve sa chaleur durant la nuit, tandis qu'à une petite hauteur au-dessus de cette surface, la chaleur diminue beaucoup. On a cru trouver encore dans *la présence des volcans* une cause d'élévation dans la température; mais en examinant avec attention, on voit qu'aux mêmes degrés de latitude des pays volcaniques sont très-froids, tandis que d'autres qui ne le sont pas, sont d'une température plus élevée. La véritable cause de ces phénomènes nous échappe. *La sérénité du ciel, les vapeurs suspendues dans l'air, l'heure de la journée, la nuit*, impriment aussi des différences à la température.

Les plus grandes chaleurs, ainsi que les froids les plus vifs ne se manifestent pas aux solstices, mais environ vingt-sept jours après. D'après les expériences de Deluc, la plus grande chaleur a lieu à peu près aux trois quarts de la journée, et le plus grand froid se fait sentir vers le lever du soleil. D'après le même physicien, la température moyenne a lieu aux deux cinquièmes de la journée.

Il ne faut pas croire que les contrées situées sous l'équateur soient les plus chaudes du globe; on éprouve à quelque distance de la zone torride de plus fortes chaleurs que sous la ligne, ce qui est dû à la grande quantité de vapeurs que l'air contient.

Au-dessous du niveau de la mer, à une profondeur de cent pieds et plus bas, le thermomètre marque + 0 18°. L'eau est en été et sous les tropiques plus chaude à la surface que vers le fond; dans l'hiver, et vers les pôles, c'est le contraire.

Le degré de froid le plus grand qu'on ait observé sur le globe est le 70e de l'échelle de Réaumur. On voit que, sous ce rapport, la différence entre les climats est bien plus considérable que sous celui de l'élévation la plus grande de température. Le mercure se congèle, les animaux s'engourdissent et meurent, comme nous aurons occasion de le dire; à cette température, l'air est le plus dense et le plus pesant qu'il puisse être.

On a cru remarquer que le globe allait en se refroidissant. Toaldo, Le Gentil et Rozier ont pensé que la température baissait d'année en année; mais si l'on remarque d'abord que leurs expériences ne sont fondées que sur une série de cinquante années, on sera porté à leur accorder peu de confiance. En second lieu, si l'on pense à ce que dit César, par exemple, du climat des Gaules, dont le froid excessif, de son temps, ne permettait pas d'y cultiver plusieurs végétaux qui y sont aujourd'hui naturalisés, on devra conclure que, bien loin de se refroidir, notre atmosphère s'échauffe réellement, au moins dans certains points; ce qui est dû au défrichement des terres, au desséchement des marais, à la destruction des forêts, aux habitations, etc. C'est aussi à ces causes qu'on doit attribuer l'augmentation de chaleur qui se fait sentir dans l'Amérique septentrionale, depuis sa civilisation. D'ailleurs, comme l'a fort bien prouvé M. de Laplace, si le globe se refroidissait il se contracterait, il serait plus petit; sa révolution sur son axe serait plus prompte, les jours seraient plus courts : or, d'après les calculs les plus exacts, les jours, depuis quelques milliers d'années, ne peuvent être raccourcis que d'une fraction infiniment petite.

L'air sec n'est pas bon conducteur du calorique, il n'enlève aux corps sur lesquels il s'applique le calorique qu'ils contiennent, ou ne leur transmet le sien, selon qu'il est moins ou plus chaud que ces corps, que par la grande faculté qu'il a de se mouvoir, et d'appliquer successivement ses molécules sur ces différens corps. Lorsqu'il est dans un état d'immobilité, il transmet très-difficilement le calorique. Les expériences de M. de Rumfort prouvent ce fait d'une manière incontestable.

Lorsque l'air contient de l'eau en vapeur, il devient très-bon conducteur du calorique; dans cet état, bien que sa température réelle ne soit pas très-basse, on éprouve ordinairement une sensation de froid, que n'imprime pas un air d'une température inférieure, lorsqu'il est sec.

§ IV. — Humidité de l'air.

Nous voici parvenus à l'une des propriétés de l'air dont on s'est le plus tard rendu compte, la faculté qu'il a de dissoudre l'eau. Dans tous les climats, à toutes les températures, mais avec une activité différente, en raison de la chaleur, les eaux diminuent insensiblement de volume. Ce phénomène, qu'on nomme évaporation, entretient l'humidité de l'air. On a long-temps cherché la cause de l'évaporation, mais on n'était encore arrivé qu'à des hypothèses. On supposait que le feu, en divisant les molécules d'eau, les rendait d'une pesanteur spécifique plus légère que l'air, etc. Musschenbroek, Bouillet et Barberet, vers le milieu du siècle dernier, pensèrent que l'air avait la faculté de dissoudre l'eau, comme celle-ci dissout les sels; ce n'était là cependant qu'un nouveau moyen d'explication; Le Roy appuya et développa cette proposition par des expériences si nombreuses et si bien faites, qu'il en a été regardé comme le véritable auteur. Elles sont consignées dans un mémoire sur l'élévation et la suspension de l'eau dans l'air, et sur la rosée, publié vers le même temps. Néanmoins on peut se dispenser d'admettre cette faculté chimique de l'air, que peu de physiciens adoptent encore. Tous les phénomènes de l'évaporation s'expliquent très-bien par la force expansive du calorique. L'évaporation est toujours relative au degré de température. Cependant la vapeur est plus ou moins sensible à l'hygromètre, et c'est son influence sur les corps hygrométriques qui caractérise l'humidité de l'air.

L'évaporation est plus facile lorsque l'air est en mouvement. Le Roy avait reconnu que la direction et la force du vent faisait varier très-sensiblement le degré de saturation, qu'il était plus bas par le vent du nord que par celui du nord-ouest, et que, dans tous les cas, la force du vent contribuait encore à l'abaisser. L'air dissout une quantité d'eau d'autant plus grande qu'il est en contact avec des surfaces plus étendues de ce fluide.

La chaleur augmente la faculté dissolvante de l'air, c'est-à-dire la faculté de contenir de l'eau à l'état de vapeur. D'après ces principes, il est facile de se rendre compte d'une foule de phénomènes journaliers. On verra pourquoi l'eau, dissoute par l'atmosphère, par un temps très-chaud, se précipite la nuit en rosée lorsque le degré de température n'est plus en rapport avec celui de saturation; pourquoi l'eau suspendue en vapeur se condense et retombe en pluie, en grêle, en neige, etc.

L'eau réduite à l'état de fluide élastique augmente l'élasticité de l'air, au point qu'il faut une plus grande pression pour le contenir dans le même espace. Nous avons déjà cité les travaux de MM. Gay-Lussac et Dalton; on pourra les consulter pour savoir dans quelle proportion les fluides élastiques augmentent l'élasticité de l'air. L'eau en vapeur augmente le volume de l'air, d'après les calculs de Saussure, de $\frac{1}{54}$; et, comme la vapeur est moins dense que l'air de 10 à 14, le volume augmente dans un rapport plus grand que la masse : donc la pesanteur spécifique de l'air diminue en raison de la quantité d'eau qu'il tient en dissolution.

La glace est susceptible d'évaporation, et fournit ainsi à l'air une certaine quantité d'humidité. On a cherché à déterminer, par un instrument particulier, cette qualité de l'air atmosphérique.

Lorsque le temps est chaud, l'air dissolvant une grande quantité d'eau, peut être cependant sec à l'hygromètre, serein, et peser sur le baromètre. Il peut devenir humide à l'hygromètre, léger au baromètre, sans cesser d'être serein, si la température diminue graduellement. Il perd souvent sa transparence en se chargeant d'une plus grande quantité de vapeurs visibles à l'œil, sans que le baromètre baisse davantage, et que l'hygromètre marque un degré de plus d'humidité, ce qui est dû à la saturation complète que l'air a atteint. L'air froid et humide contient moins d'eau que l'air chaud et humide, qui est de tous celui qui en contient le plus, et même que l'air chaud et sec à l'hygromètre; elle est seulement plus sensible. L'air froid et sec est celui de tous qui contient le moins d'humidité; il est le plus pesant et le plus dense, le froid ne permettant pas à l'eau de rester en vapeur.

Ces divers états de l'air peuvent se rencontrer en même temps à différentes hauteurs, ce qui rend raison d'une foule de phénomènes météorologiques. Ce serait sans doute ici le lieu d'examiner les divers météores aqueux et les causes qui leur donnent lieu; mais ces connaissances doivent se déduire de ce que nous avons dit. La pluie, la grêle, la neige trouvent leur explication dans l'évaporation et la condensation plus ou moins forte, plus ou moins rapide de la vapeur.

§ V. — Des vents, des courans d'air, et des vents coulis.

La théorie des divers mouvemens dont l'air est agité est loin d'être satisfaisante. Si, par une cause quelconque la densité d'une des couches d'air dont on suppose l'atmosphère composée, vient à s'écarter de la progression géométrique décroissante nécessaire à l'équilibre, cet équilibre se rompt, et ne peut se rétablir qu'après plusieurs mouvemens. Parmi les causes qui peuvent faire varier la densité des couches d'air, la plus importante, et la seule qui puisse produire de grands effets, est le changement de température. L'augmentation de la chaleur accroît, ainsi que nous l'avons vu, l'élasticité des fluides aériformes, de sorte que si une portion quelconque de la masse du fluide est plus échauffée que les autres, elle se dilate, devient plus légère, et se porte dans les régions plus élevées; elle est alors remplacée par les parties les plus froides, qui affluent de toutes parts. Si l'action de la chaleur est continue au même point, il s'établit un courant continu effluant au-dessus de la partie échauffée et affluant au-dessous. Si la chaleur diminue, la portion d'air sur laquelle l'effet a lieu se contracte, devient plus pesante, et se porte dans les parties inférieures; alors les parties environnantes se précipitent dans le vide qu'elle laisse. Telle est la théorie des mouvemens de l'air; mais nous devons avouer qu'elle est loin de rendre compte d'une foule de vents et d'ouragans qui agitent l'air dans toutes les directions, sans qu'il soit possible d'accuser de grands changemens de température, tandis que de grandes variations dans la chaleur ont ordinairement lieu sans mouvement de l'air. Mais cette théorie explique fort bien comment un foyer de cheminée renouvelle l'air d'un appartement; comment la couche supérieure de la pièce est échauffée par l'air chaud qui s'élève du foyer, tandis que l'air plus dense arrive à la cheminée par les parties les plus basses, ce qui rend parfaitement raison du froid qu'on sent au dos et aux gras de jambes quand on brûle pardevant. Elle explique encore très-bien comment l'air froid extérieur, ou celui d'une pièce voisine, se précipite en sifflant, à travers les ouvertures étroites, dans un appartement échauffé, et forme une colonne glaciale d'autant plus active et plus rapide que le passage est plus étroit; effet qui n'est pas ignoré des gens du monde. Elle explique encore très-bien les courans d'air qui s'établissent lorsque deux issues opposées sont ouvertes. La différence de densité de l'air rend très-bien compte des mouvemens de circulation qui se produisent alors. L'air froid et dense tend toujours à remplacer l'air chaud et dilaté qui s'élève et s'échappe.

La direction des vents est la principale circonstance qui intéresse le médecin. Les anciens en faisaient une étude très-sérieuse, et Hippocrate la recommande d'une manière particulière. Il veut qu'en entrant dans un pays, le médecin connaisse et sa position, et ses eaux, et les vents qui y règnent; ceux qui sont habituels, ceux qui reviennent à des époques fixes, ceux enfin qui sont incertains et accidentels; il veut qu'on sache quelle région ils traversent, d'où ils viennent, quelles sont leurs principales qualités. Il tire de ces connaissances les plus brillantes inductions, et l'on sait quelle belle application Empédocle fit de ces principes en faveur des Agrigentins. Il est indispensable de connaître ces circonstances, pour tracer une bonne topographie et une bonne constitution médicales.

§ VI. — De la lumière.

La lumière qui, d'après Newton, émane du soleil et des étoiles fixes, et qui se trouve mêlée à l'atmosphère, se meut en ligne droite sous forme de rayons, avec une étonnante rapidité. Un corps lumineux est un centre d'où partent une infinité de rayons divergens, qui se portent de tous côtés dans l'espace. La branche de la physique qui traite de la lumière directe porte le nom d'*optique*. Les rayons lumineux traversent certains corps, qui, pour cette raison, sont appelés transparens, et ce passage leur fait subir des changemens dont l'étude porte le nom de *dioptrique*. Les rayons qui tombent obliquement d'un milieu rare dans un milieu dense, se réfractent, en se rapprochant de la perpendiculaire élevée au point d'immersion. Ces phénomènes, connus sous le nom de réfraction, varient selon que la surface sur laquelle tombe le rayon est plane, concave ou convexe; la confection des instrumens d'optique est basée sur leur connaissance. En traversant les corps, la lumière se décompose, de manière que si l'on place une surface plane, blanche, opaque, derrière un prisme que l'on présente à la lumière solaire, celle-ci se décompose en sept rayons, *le rouge*, *l'orangé*, *le jaune*, *le vert*, *le bleu*, *l'indigo*, *le violet*. Il est des corps qui font éprouver à la lumière une double réfraction. La lumière qui arrive sur la surface polie d'un corps opaque, ne traverse point le corps, elle n'est point absorbée par lui; elle est réfléchie, renvoyée. Cette réflexion se fait par une loi fixe. Le rayon lumineux est toujours réfléchi dans un angle égal à celui d'incidence. Si un rayon de lumière tombe sur une surface plane dans un angle de 45°, elle est renvoyée par cette surface dans un angle de 45°. C'est sous le nom de *catoptrique* que la physique traite de cette propriété de la lumière. Outre cela, un grand nombre de phénomènes, dans lesquels les molécules semblent admettre des arrangemens et des mouvemens particuliers, qui ne rentrent nullement dans ceux que nous venons d'énumérer, constituent une quatrième partie qui a reçu le nom de polarisation de la lumière. Malheureusement la théorie de ces faits est encore fort incertaine et fort peu avancée.

Ainsi que le calorique, la lumière solaire produit la dilatation et l'échauffement des corps, ce qui a conduit les physiciens à la considérer comme renfermant du calorique. En effet on s'accorde assez généralement aujourd'hui à regarder la lumière comme composée de rayons lumineux, de rayons calorifiques obscurs, susceptibles d'échauffer et de dilater les corps, et de quelques rayons susceptibles de produire des effets chimiques particuliers. Les rayons caloriques obscurs ne jouissent cependant pas exactement des mêmes propriétés que ceux qui émanent des corps terrestres incandescens; ils peuvent traverser une lame de verre sans se combiner avec elle, sans l'échauffer sensiblement; tandis que le contraire a lieu pour le calorique émané des corps terrestres. L'exposition des propriétés de la lumière et une des plus belles parties de la physique. Nous entrerons dans quelques détails à ce sujet dans le second volume, lorsque nous parlerons de la vision.

La révolution diurne de la terre sur son axe expose successivement aux rayons du soleil toutes les parties de sa surface. Lorsque certains points sont éclairés par cet astre, le jour règne sur ces points; la nuit survient, lorsque par la succession de la rotation, d'autres points opposés se trouvent exposés à sa lumière. Cette alternative du jour et de la nuit mérite de fixer l'attention du médecin par les phénomènes qu'elle produit. La longueur des jours, c'est-à-dire du temps que le soleil reste sur l'horizon, varie selon les régions de la terre, et selon les saisons, ce qui provient de la forme de notre planète, et de la position de sa surface par rapport au soleil. Les jours et les nuits ont, pour ainsi dire, une durée de près de six mois vers les pôles; durant l'été, il n'y a presque pas de nuit, et pendant l'hiver pas de jour. Ils sont moins longs dans les climats tempérés, et sont presque constamment égaux aux nuits sous les tropiques. Durant l'été, dans nos contrées, le soleil reste sur l'horizon environ les deux tiers de la journée.

§ VII. — De l'électricité atmosphérique.

Les premiers phénomènes électriques observés furent d'abord des effets d'attraction et de répulsion produits par certaines substances de la nature. On était loin de soupçonner alors que des résultats aussi minimes conduiraient un jour à la découverte d'un des agens les plus puissans qui soient répandus dans l'univers. Après un laps de temps considérable, on s'aperçut que les mêmes substances jetaient dans l'obscurité une clarté variable. Lorsqu'on frottait avec du drap ou du papier gris une baguette de verre ou un bâton de cire d'Espagne, ou beaucoup d'autres substances, et qu'on présentait ces corps à des corps légers, on voyait ceux-ci se précipiter sur ceux-là, et quelque temps après en être repoussés; on en voyait aussi sortir des étincelles ou une espèce de lueur; on éprouvait en les touchant une sensation remarquable, et les corps dans cet état exhalaient une odeur particulière, comparée depuis à celle que dégage le gaz hydrogène. Lorsque deux corps étaient électrisés d'une manière différente, ils s'attiraient avec plus ou moins d'avidité, et se repoussaient au contraire lorsqu'ils étaient dans le même état électrique.

Des corps considérés selon leur faculté plus ou moins conductrice de l'électricité.

La recherche de ces faits conduisit bientôt à reconnaître que tous les corps de la nature ne se comportaient pas de la même manière à l'égard du fluide électrique. On s'aperçut que les uns le laissaient échapper avec la plus grande facilité, tandis que d'autres le conservaient et le condensaient autour d'eux. On donna aux premiers le nom de corps *conducteurs* de l'électricité, et on désigna les seconds par celui de *non conducteurs*. Aux premiers appartiennent le fer, le cuivre et généralement tous les métaux et les liquides, excepté les huiles et les alcools; aux seconds, le verre, le succin, la topaze, la tourmaline, la soie, le soufre, les résines, l'air sec, etc.

Lorsqu'un corps conducteur est séparé du sol ou de tout autre corps conducteur par un autre corps non conducteur, de manière qu'il ne puisse pas perdre son électricité ou celle qu'on lui communique, on dit que ce corps est *isolé*.

Lorsqu'on frotte un corps non conducteur, on développe autour de lui une certaine somme d'électricité qui manifeste sa présence par quelques-uns des phénomènes que nous avons énumérés. De là le nom de corps *idio-électriques*, c'est-à-dire *électriques par eux-mêmes*, qu'ils ont reçu; et celui d'*anélectriques*, qu'on a assigné aux autres par opposition, parce qu'ils ne sont pas susceptibles de s'électriser de la même manière. Haüy conserve à ceux-ci l'épithète de *conducteurs*, et donne aux premiers la dénomination de *corps isolans*. Ces corps ne sont ni parfaitement isolans ni parfaitement conducteurs. Il en est même de telle espèce qui, suivant les circonstances, deviennent tantôt conducteurs et tantôt isolans. Les corps conducteurs s'électrisent par le frottement des corps isolans, lorsqu'ils sont eux-mêmes à l'état d'isolement; mais c'est une électricité communiquée qu'ils perdent dès qu'ils communiquent avec quelques corps conducteurs. Lorsque les faits sur l'électricité furent recueillis en assez grand nombre, on sentit la nécessité d'en expliquer sinon la nature, au moins le mécanisme. Plusieurs hypothèses plus ou moins probables furent proposées pour rendre compte de ces phénomènes.

Hypothèses propres à expliquer les phénomènes électriques.

Deux hypothèses principales se partagent, mais non également, l'assentiment général pour rendre raison des phénomènes électriques. L'une, la moins généralement admise aujourd'hui, quoique fort ingénieuse, est due au génie de Franklin : elle consistait à considérer le fluide électrique comme unique, et ne donnant aucun signe de sa présence dans les corps, tant qu'il était en équilibre dans ces corps; mais aussitôt que, par une circonstance quelconque, cet équilibre venait à être rompu, soit que le fluide fût en plus grande quantité dans les corps, soit qu'il fût en quantité moindre, alors il manifestait sa présence par divers phénomènes. Il disait que les corps étaient électrisés *positivement* lorsqu'ils étaient surélectrisés, et électrisés *négativement* dans le cas de sub-électrisation. Cette théorie simple et ingénieuse a fait place à celle de Dufay, perfectionnée par Symmer. Cette dernière consiste à regarder le *fluide naturel* généralement répandu dans la nature, comme composé de deux principes auxquels on a donné le nom de fluide *vitré* et de fluide *résineux*, parce que l'un est ordinairement développé par le verre, et l'autre par les résines; ce qui, pour le dire en passant, n'est pas toujours exact. On a aussi donné à ce fluide le nom de fluide *positif* et celui de fluide *négatif*, mais dans une acception purement géométrique et par conséquent bien différente de celle de Franklin. Au moyen de cette hypothèse, on rend compte de la manière la plus satisfaisante de tous les phénomènes électriques; on peut même les soumettre à l'épreuve rigoureuse du calcul. Tant que le fluide électrique est à l'état naturel, il ne manifeste nullement sa présence; mais dès que l'un ou l'autre des fluides *vitré* ou *résineux*, *positif* ou *négatif*, vient à prédominer, alors se montre une multitude d'effets électriques. Le globe terrestre doit être regardé comme le *réservoir commun* du fluide naturel. Ces deux fluides tendent sans cesse à se neutraliser, et c'est cette tendance qui fait découvrir leur présence dans les corps.

De quelques procédés au moyen desquels on développe l'électricité.

Dans leur état naturel, disons-nous, les corps ne donnent aucun signe d'électricité; mais dès que, par quelques moyens dont nous allons parler, on les fait sortir de cet état, alors ils donnent lieu à une série de de phénomènes électriques. Le plus ancien des procédés et l'un des plus employés, c'est le frottement. C'est par lui que le fluide électrique est développé dans la machine ordinaire. Tous les corps de la nature contiennent une certaine quantité de fluide qu'on peut mettre en évidence par le frottement ou par d'autres procédés. Deux corps non conducteurs s'électrisent facilement par leur frottement réciproque; l'un d'eux s'électrise vitreusement et l'autre résineusement. Le verre et toutes les substances de sa nature, lorsqu'elles sont polies, prennent l'électricité positive; dépolies elles s'électrisent négativement par les mêmes frottoirs. Le verre poli frotté avec le poil de chat prend l'électricité négative. Toutes les substances dépolies et ternes paraissent tendre à s'électriser négativement. Les résines manifestent presque toujours l'électricité négative. Un corps conducteur isolé, frotté par un corps non conducteur, prend une espèce d'électricité différente de celle du frottoir. Deux corps conducteurs isolés, frottés, ne manifestent que peu d'électricité. On peut produire à volonté l'une ou l'autre électricité en frottant telle ou telle espèce de corps.

Certains corps s'électrisent aussi par la chaleur. Beaucoup de substances minérales étant exposées à une certaine température acquièrent la vertu électrique, quelques-uns présentent à leurs deux extrémités des électricités différentes. La *tourmaline* est de ce nombre. Un corps léger électrisé d'une manière déterminée est attiré par une extrémité et repoussé par l'autre. Si on casse une tourmaline chauffée, ses fragmens présentent encore le même phénomène.

Des animaux jouissent par eux-mêmes d'une certaine vertu électrique, tels que certaines raies, le gymnote, le silure, le tétrodon, le trichiure électriques, etc. On a tiré des étincelles des conducteurs mis en communication avec ces animaux, on a chargé des bouteilles de Leyde, etc. Ces animaux sont pourvus d'un organe particulier.

Des substances métalliques mises en contact développent aussi de l'électricité, c'est ce qui constitue le galvanisme; nous en parlerons tout à l'heure avec quelques détails.

Le taffetas gommé acquiert l'électricité résineuse par le frottement ordinaire; mais si on applique ce taffetas sur un disque de métal isolé, et qu'on l'en arrache ensuite, le disque est électrisé vitreusement, ce qu'on attribue à l'agglutination; mais on ne rend pas compte de la cause de ce changement. Cette expérience est due à M. Liber.

M. Haüy a découvert que les corps étaient susceptibles

de s'électriser par pression. La substance qui acquiert le plus facilement ce mode d'électricité c'est le *spath d'Islande;* mais on a rencontré cette propriété à un degré plus ou moins marqué dans tous les corps de la nature. La pression et le frottement sont deux forces distinctes dont chacune a une manière d'agir qui lui est particulière.

Les corps électrisés de la même manière se repoussent avec d'autant plus d'énergie, que, dans un espace donné, ils contiennent une plus grande quantité de fluide, c'est ce qu'on appelle *tension électrique.* Deux corps électrisés d'une certaine manière, à des degrés différens, communiqueront à deux autres corps conducteurs isolés, de même nature et de même grandeur, une quantité de fluide proportionnelle à leur degré de tension : c'est-à-dire, si le premier corps est électrisé comme 1 et le second comme 2, l'un des deux corps conducteurs acquiert moitié plus d'électricité que l'autre.

Au moyen d'une espèce d'électromètre très-sensible et très-ingénieux que Coulomb, son auteur, a nommé balance électrique, on est parvenu à déterminer la loi par laquelle l'électricité agit à distance. Cette loi s'est trouvée la même que celle de la gravitation universelle, c'est-à-dire que les répulsions et les attractions électriques se font en raison inverse du carré de la distance. Nous donnerons plus bas une description abrégée de cet appareil.

De quelques appareils propres à produire et à faire reconnaître les phénomènes électriques.

La *machine électrique ordinaire* consiste en un plateau de verre d'un diamètre plus ou moins grand, soutenu vers son centre par un axe auquel est adaptée une manivelle. Ce disque de verre est placé entre quatre coussins de crin, garnis de soie et enduits d'oxide sulfuré d'étain ou d'un amalgame de zinc et de mercure. Deux montans en bois soutiennent ce plateau dans une position verticale. Un cylindre métallique en fer-blanc ou en cuivre, d'une longueur et d'une grosseur variables, est placé devant le plateau et soutenu par deux colonnes de verre. Son extrémité qui regarde la glace porte deux tiges terminées par deux godets garnis de pointes à leur intérieur, destinées à soutirer l'électricité. L'autre extrémité est ordinairement terminée en sphère. Les montans en bois destinés à porter le plateau sont accompagnés d'une tige de métal communiquant avec le sol, et le plateau est à moitié recouvert par un taffetas gommé, pour empêcher la dissipation du principe électrique.

Bouteille de Leyde. Plusieurs appareils servent à accumuler l'électricité; le principal est la bouteille de Leyde, ainsi appelée parce que ce fut à Leyde qu'on l'employa d'abord. On garnit l'extérieur d'un bocal d'une feuille d'étain et l'intérieur de feuilles légères de même métal. Une tige métallique droite ou recourbée, terminée en boule au dehors, communique avec l'intérieur de la bouteille; elle est destinée à mettre l'appareil en rapport avec le conducteur de la machine électrique. On électrise la bouteille de deux manières : 1° on la tient par la garniture extérieure, et alors c'est par la tige qu'on accumule l'électricité; ou on tient la bouteille par la tige, et, dans ce cas, c'est la garniture extérieure qui reçoit le fluide. Dans ces deux cas, l'intérieur et l'extérieur de la bouteille sont toujours électrisés d'une manière inverse, et la partie qui reçoit l'électricité de la machine en mouvement est toujours électrisée de la même manière que cette machine.

On peut réunir et faire communiquer ensemble plusieurs bouteilles; cette réunion porte le nom de batterie électrique et produit des effets très-violens.

Pile de Volta. Cet appareil n'était, dans le principe, qu'une série de disques de zinc et de cuivre superposés et séparés par paires au moyen de rondelles de carton ou de drap mouillées. Sans décrire les diverses modifications par où a passé cet important appareil, nous dirons qu'il consiste aujourd'hui dans une auge de verre, de porcelaine ou de bois, destinée à recevoir un liquide conducteur, c'est-à-dire une dissolution de sel marin ou un mélange d'eau et d'acide nitrique; cette auge reçoit une série de plaques de zinc et de cuivre, disposées par paires et soudées par leurs bords. On lui a donné diverses formes pour s'en servir avec plus de facilité, mais sans que cette forme ait rien changé ou du moins peu de chose à leur action.

On a inventé plusieurs instrumens propres à faire

reconnaître la quantité et la nature du fluide électrique développé par les appareils dont nous venons de donner une idée; il nous semble convenable d'en parler ici.

L'expérience prouve que deux corps électrisés de même se repoussent; qu'ils s'attirent dans le cas contraire. C'est sur cette loi qu'est fondée la construction de tous les électromètres et de tous les électroscopes.

L'électromètre est un instrument propre à mesurer la quantité de fluide électrique que contiennent les corps. Il en est de plusieurs espèces.

Pour connaître si un corps est électrisé, il suffit de le présenter à un corps léger non électrisé : si celui-ci est attiré, le premier est à l'état électrique. C'est d'après ce principe que sont construits tous les électromètres. Celui de Henly, qui accompagne toujours la machine électrique, consiste en une tige de bois ou d'ivoire à laquelle est fixé un demi-cercle gradué; au milieu de cette tige est suspendue une aiguille de même nature portant à son extrêmité une boule de sureau : suivant que cette boule s'écarte plus ou moins de la tige, l'électricité est plus ou moins forte.

Celui de Bennet est une bouteille carrée dans laquelle pénètre une tige qui porte deux lames d'or, qui s'écartent plus ou moins lorsqu'on présente à l'extrémité extérieure de la tige un corps électrisé; la grandeur de l'écartement apprécié par des divisions tracées sur l'une des parois du bocal, fait connaître la quantité d'électricité dont ce corps est animé.

Le plus simple des électromètres est fait avec une petite boule de sureau, suspendue par un fil de soie très-fin à une tige de métal. Ce petit instrument suffit pour toutes les expériences de physique. Si on l'électrise vitreusement et qu'on lui présente un corps à l'état vitré, il s'en écarte; si le corps est à l'état résineux, il se précipite sur lui.

On donne le nom d'*électroscopes* à des instrumens capables de découvrir la nature du fluide électrique des corps. Pour connaître cette nature il suffit de communiquer à un corps une électricité connue, et de le présenter au corps dont on veut connaître l'électricité; si ce dernier est attiré, on conclura qu'il est animé d'une électricité différente du premier; s'il est repoussé, au contraire, elle sera de la même électricité. Haüy a imaginé deux électroscopes fort simples et fort ingénieux, l'un qu'il appelle électroscope vitré et l'autre électroscope résineux.

L'électroscope vitré, celui dans lequel la pression développe l'électricité de cette nature, consiste dans une aiguille de laiton ou d'argent, terminée à l'une de ses extrémités par un globule de même métal, à l'autre par une lame de spath d'Islande. Cette aiguille porte à son milieu une chape de cristal de roche destinée à tourner sur un pivot d'acier, lequel est soutenu par un support de gomme-laque ou de cire d'Espagne. Un petit curseur placé sur l'un des bras du levier sert à le maintenir en équilibre; il suffit de presser entre les doigts la lame de spath d'Islande d'une main, tandis qu'on tient de l'autre l'extrémité métallique, pour développer l'électricité vitrée.

Une aiguille de métal terminée par deux globules, supportée comme la précédente, mais dont la chape est de même métal, constitue l'électromètre résineux; on le met dans cet état en frottant à plusieurs reprises un bâton de cire d'Espagne avec un corps isolant, et en présentant ce bâton à l'aiguille.

Nous ne décrirons pas *l'aiguille isolée et l'aiguille non isolée*, ce sont des appareils fort simples et fort utiles, et qu'il suffit de voir.

Balance électrique de Coulomb. C'est un appareil propre à mesurer les forces d'attraction et de répulsion électriques; il consiste en une cage de verre surmontée d'un cylindre creux de même matière, terminée supérieurement par une virole de cuivre, portant une plaque circulaire graduée; au centre passe un cylindre de cuivre qui se meut sur son axe et porte une aiguille destinée à marquer les degrés. Un fil d'argent est suspendu à ce cylindre, lequel porte inférieurement une aiguille de résine-laque terminée par un globule de sureau ou un cercle de papier doré; c'est la torsion éprouvée par le fil métallique qui sert à l'appréciation des forces. Sur les parois de la cage de verre sont tracées des divisions destinées à marquer le mouvement de l'aiguille.

De quelques applications des instrumens précédens, et de quelques propriétés principales de l'électricité.

En présentant par une ouverture faite dans ce but, un corps électrisé à la boule mobile de ce dernier appareil, celle-ci recevant une certaine quantité d'électricité, s'écarte du premier corps d'un certain nombre de degrés, ce qui fait subir au fil de suspension une certaine torsion. On estime la distance de l'écartement au moyen du cercle gradué circonscrit à la cage. La force de torsion du fil métallique est proportionnelle à l'arc du cercle décrit.

Supposons que la force répulsive soit de 36°, et qu'on veuille lui opposer une force telle que le petit levier soit ramené à 18°, il faudra augmenter la force de torsion; pour cela on tournera l'aiguille supérieure en sens contraire de la direction suivie par la boule mobile. L'expérience prouve qu'il faut tourner l'aiguille de 126°, qui, ajoutés à 18°, donnent 144° pour la force de torsion capable de maintenir le petit levier à 18°.

Dans le premier cas, la distance étant 1°, la torsion ou la force répulsive qui lui est égale est de 36°; dans le second cas, la distance est $\frac{1}{2}$ et la force répulsive de 144, ou bien 1 : 2 : : 4 : 1, c'est-à-dire qus les forces répulsives sont en raison inverse des carrés des distances.

C'est au moyen de la balance électrique et par l'opération dont nous venons de donner une idée, que Coulomb est donc parvenu à prouver rigoureusement que les attractions et les répulsions électriques s'exerçaient en raison inverse du carré des distances, et c'est par cette loi qu'on a pu démontrer que tout le fluide libre que tient un corps à l'état électrique est répandu à sa surface, sans qu'il en puisse exister une seule molécule à l'intérieur. Ce que le raisonnement et l'expérience prouvent également. Nous ne rapporterons qu'un exemple qui nous paraît on ne peut plus concluant. On pratique à un sphéroïde quelques trous plus ou moins profonds ; on électrise ce sphéroïde, après quoi on introduit vers son centre un corps primitivement isolé, en ayant soin que ce dernier ne touche nullement les bords de l'ouverture ; retiré des cavités il n'en rapporte aucune électricité ; présenté à l'aiguille de l'électroscope déjà électrisée de la même manière, il n'opère aucune répulsion. Or, comme l'air est un corps isolant, toute l'électricité des corps est retenue à leur surface par ces deux forces, la force répulsive et la force de pression atmosphérique. On se rend compte de ce phénomène, en supposant, ce qui est exact, que la répulsion a lieu comme si la sphère n'avait qu'un point central qui exerçât également la force répulsive sur toutes les molécules qui la composent.

D'après ce que nous venons de dire de la tendance que possède le fluide électrique pour rester à la surface des corps, il est évident que ce fluide n'a aucune affinité avec leur composition intrinsèque. Il n'a de rapport en effet qu'avec la forme extérieure des corps sur laquelle il est maintenu par l'air qui est un mauvais conducteur. Si l'on communique à un corps une surabondance de fluide, il ne le pénètre nullement ; il ne peut être pénétré que du fluide naturel, c'est-à-dire neutralisé ; et si l'on détruit l'équilibre naturel, le fluide n'obéit plus qu'à la force répulsive, et se répand à la surface des corps. Ceci a conduit à trouver que les répulsions et les attractions électriques étaient en raison directe des surfaces, quelle que fût la matière des corps électrisés.

La manière dont le fluide se distribue sur la surface des corps n'est pas la même sur tous ces corps : elle varie suivant leur configuration et quelques autres circonstances. Si le solide au centre duquel on a porté l'électricité est une sphère, on conçoit qu'en vertu de la loi de répulsion, le fluide se distribuera uniformément, et formera à la surface une couche très-mince, terminée à l'extérieur par la surface même du corps, et à l'intérieur par une surface semblable. Si l'on emploie un ellipsoïde, le fluide électrique porté au centre, se portera à l'extérieur, mais à un certain point rencontrant l'air atmosphérique, il sera refoulé vers les extrémités. Dans les corps anguleux, ce sera toujours vers les arêtes et vers les angles que le fluide sera plus abondant. Entre deux sphères de même diamètre, quelle que soit leur nature, le fluide se partage également. Le partage se fait toujours d'une manière proportionnelle aux surfaces, quelle que soit la nature des corps, ce qu'on mesure par la balance électrique. Il y a cependant une correction à faire. Coulomb a cherché ensuite la manière dont le fluide se répand à la surface des corps en contact, et M. Poisson a appliqué le calcul à cette distribution.

Un corps terminé en pointe ne peut conserver l'électricité, parce que celle-ci y étant accumulée, la résistance de l'air est insuffisante pour la retenir, et elle s'échappe. C'est pour éviter cet inconvénient que les conducteurs des machines sont arrondis. Si après avoir placé une pointe sur le conducteur d'une machine disposée pour donner du fluide positif, on met cette machine en action, on voit dans l'obscurité une belle aigrette lumineuse. Cette aigrette chasse devant elle les molécules d'air, les force à se porter sur les côtés; il se fait un vide que remplit aussitôt l'air ambiant, de là un véritable courant qui se dirige vers la pointe. Deux pointes cessent de donner des aigrettes, ce qui vient de la répulsion mutuelle du fluide de même nature. Le fluide négatif ne donne lieu qu'à un point lumineux, ce qui paraît dépendre de la plus grande résistance qu'il éprouve de la part de l'air.

Les deux fluides vitré et résineux tendent sans cesse à se neutraliser, ce dont on s'assure par une expérience simple : on communique à deux corps isolés les deux espèces de fluides, de manière qu'ils indiquent à l'électromètre le même degré. On les met en contact, et dès-lors ils ne donnent plus aucun signe d'électricité.

Deux corps à l'état naturel ne peuvent avoir aucune action l'un sur l'autre : car l'un des fluides de l'un de ces deux corps n'est pas plus attiré par le fluide d'une nature opposée de l'autre corps, qu'il n'est repoussé par le fluide de même nature, d'où résulte zéro d'action : en effet, si le fluide vitré de l'une est attiré d'une certaine manière par le fluide résineux de l'autre, il sera repoussé avec la même force par le fluide vitré de ce dernier : et de même pour le fluide résineux, d'où équilibre.

Les corps isolans ne le sont pas tellement qu'ils ne finissent tôt ou tard par perdre leur électricité. L'air atmosphérique, quelque sec qu'il soit, en laisse échapper $\frac{1}{100}$ par minute. Haüy a divisé en trois classes les corps isolans, suivant leur force *coërcitive* ou *conservatrice* de l'électricité. Le spath d'Islande et la topaze incolore occupent le premier rang; la résine-laque et la cire d'Espagne le second; enfin le troisième appartient au quartz et au verre.

Si l'on présente le doigt ou un corps conducteur arrondi à l'état naturel, à une certaine distance d'un conducteur chargé d'une machine électrique, on en fait jaillir une étincelle. On appelle distance *explosive* le plus grand intervalle où ce phénomène puisse se produire. Elle varie suivant la tension électrique, suivant la forme et la conductibilité du corps, et suivant la résistance des milieux. Mais les corps peuvent perdre leur électricité, à la vérité, d'une manière insensible, à des distances plus considérables. On appelle *sphère d'activité* le dernier terme où s'arrête cette faculté. Le rayon en est plus ou moins grand, suivant des circonstances analogues aux précédentes. Un corps électrisé, présenté à un corps à l'état naturel, attire à lui le fluide opposé au sien, et refoule le fluide de même nature. Si le corps à l'état naturel est mobile, il se précipite sur le premier; il y adhère si les corps ne sont pas conducteurs, ou seulement si l'un des deux n'est pas conducteur; ce qui s'explique par la difficulté que les corps non conducteurs éprouvent à se débarrasser de leur électricité. Ils se repousseront, au bout d'un certain temps, par la raison contraire, s'ils sont tous les deux conducteurs.

Nous avons vu tout à l'heure qu'une pointe placée sur le conducteur d'une machine versait des aigrettes lumineuses; une pointe placée à une certaine distance de ce conducteur lui soutire son électricité. Le fluide naturel de la pointe est décomposé par le fluide du conducteur. Le fluide de même nature est refoulé, tandis que celui d'espèce différente est fortement attiré, et surmonte la résistance de l'air. Ce phénomène peut se passer à une très-grande distance, à cinq ou six mètres.

Il serait trop long d'expliquer ici la manière dont agissent deux corps, suivant qu'ils sont électrisés de la même façon, suivant qu'ils sont électrisés différemment, suivant que l'un est électrisé et que l'autre est à l'état naturel, enfin suivant que tous ces corps sont ou ne sont pas conducteurs, etc. On devra pour ces détails consulter des livres de physique; les lois que nous avons énoncées doivent nous suffire.

Expérience de la bouteille de Leyde. — Lorsque, par un moyen quelconque, on parvient à accumuler l'électricité dans un réceptacle, et qu'on établit ensuite la communication entre ce réservoir et un corps électrisé d'une manière opposée, il en résulte des effets bien plus énergiques que tous ceux que nous avons indiqués; effets qui varient suivant la quantité de fluide accumulée. Au moment où, par leur affinité, les deux électricités se précipitent l'une sur l'autre, il s'opère des commotions, des détonations, des combustions, etc. Le plus ancien et l'un des plus remarquables moyens qu'on ait employés à cet usage, c'est la bouteille de Leyde, que nous avons décrite. On charge cette bouteille en présentant la boule qui termine la tige métallique qui pénètre dans son intérieur au conducteur d'une machine en action, tandis qu'on tient la bouteille par sa garniture extérieure. Si, après cette opération, on touche avec le doigt la boule de la bouteille, on éprouve une commotion plus ou moins forte, sensible principalement dans les articulations, dans le thorax, etc. Sans entrer dans de longs détails sur ce phénomène, nous nous bornerons à dire que, lorsqu'on présente au conducteur d'une machine un corps conducteur à l'état naturel non isolé, le fluide de celui-ci est décomposé, le fluide vitré est refoulé, et le fluide résineux attiré, jusqu'au moment où la distance n'étant plus suffisante pour empêcher la communication, les deux fluides se précipitent l'un sur l'autre et se neutralisent. Maintenant si l'on interpose un corps qui empêche cette combinaison, les deux fluides s'accumuleront de part et d'autre : c'est précisément ce qui arrive dans l'expérience dont nous parlons ; le verre de la bouteille doit être considéré comme le corps qui empêche la réunion des deux fluides accumulés, l'un (le vitré) dans l'intérieur de la bouteille, l'autre (le résineux) à sa surface extérieure, où il est appelé par la décomposition du fluide naturel. Si l'on touche ensuite en même temps la boule et la garniture extérieure, on établira une communication entre les deux fluides qui se précipiteront l'un sur l'autre avec d'autant plus de violence que leur tension sera plus forte. On peut électriser l'intérieur de la bouteille résineusement, en présentant la garniture extérieure au conducteur de la machine : l'explication est la même, et les résultats semblables. D'après le principe que les effets électriques sont relatifs aux surfaces, c'est-à-dire qu'on augmente ceux-là en augmentant celles-ci, il s'ensuit qu'en multipliant les bouteilles, on obtiendra des effets bien plus énergiques ; c'est ce que nous avons nommé *batteries électriques*. Les résultats que l'on obtient sont si puissans, qu'ils donnent une idée de la foudre. Les animaux sont frappés de mort, les métaux sont brûlés ou réduits en poudre.

Nous passerons sous silence d'autres appareils propres à condenser l'électricité.

C'est cependant ici le lieu de faire connaître encore quelques instrumens relatifs à la matière que nous traitons. On appelle *électrophore* un instrument propre à retenir un certain temps le fluide électrique. L'électrophore est composé d'un gâteau résineux, destiné à recevoir un disque de métal, au milieu duquel est un cylindre de verre. On électrise la résine avec une peau de lièvre, on place sur elle le disque de métal, en y appliquant un instant le doigt; puis on retire le doigt, ensuite le disque par son manche de verre. Si l'on touche le disque avec le doigt ou un excitateur, on en fera jaillir une étincelle. On peut répéter plusieurs fois cette expérience, en replaçant le métal sur la résine, sans électriser de nouveau celle-ci. L'électricité vitrée du métal est attirée par le fluide résineux, mais ne peut passer dans la résine, parce qu'elle est isolante; elle reste donc à la surface inférieure du disque, tandis que son fluide résineux est repoussé vers son plan supérieur. Le *condensateur* de Volta est le même instrument, sauf qu'un plateau de marbre remplace la résine.

L'*électromètre* de Cavallo consiste en deux balles de moelle de sureau suspendues par deux cheveux à une boule de cuivre qui repose sur l'orifice d'un flacon de verre : en électrisant cet appareil d'une certaine manière, les balles se repoussent. L'*électromètre condensateur* n'est autre chose que cet électromètre, auquel est adapté un condensateur.

Du galvanisme, ou de l'électricité par contact.

Lorsqu'on met en contact deux corps de nature différente, ils se constituent à l'état électrique; l'un prend l'électricité positive, et l'autre l'électricité négative, ce dont on s'assure par l'électroscope. La quantité d'électricité développée est alors à peine sensible. Deux plaques métalliques, par exemple, de zinc et de cuivre, mises en contact immédiat, revêtent ces deux électricités. C'est ce phénomène auquel on a donné le nom de galvanisme ; et ce principe a été une source féconde en grandes conséquences. Ces effets ne se produisent qu'au contact immédiat, en sorte que si on interpose entre les corps un vernis ou un corps humide, ils cessent. Si l'on prend par le côté cuivre une lame composée de cuivre et de zinc soudés bout à bout, et qu'on place sur un plateau collecteur le côté zinc, ce plateau ne sera pas électrisé, parce que ce plateau étant de cuivre développe une électricité contraire qui neutralise celle du zinc; mais si on le recouvre d'un papier humide, il s'électrisera positivement au même degré que le zinc, parce que celui-ci, à mesure qu'il cède son électricité au plateau, en retire autant du cuivre auquel il est uni. Si on fait l'expérience de l'autre côté, le plateau sera électrisé négativement.

C'est d'après ces expériences qu'est construit l'appareil voltaïque que nous avons décrit précédemment. Pour en concevoir l'effet, prenons d'abord un couple zinc et cuivre; mettons la face cuivre en communication avec le sol; cette face sera alors à l'état naturel; mais la face zinc sera chargée d'un excès d'électricité vitrée + 1, dont la valeur sera d'ailleurs proportionnelle aux surfaces. Dans cet état, si l'on pose sur le zinc un conducteur humide, un morceau de drap ou de carton imbibé d'eau ou d'une solution acidule, l'électricité vitrée se partagera dans ce conducteur; mais le zinc reprendra au cuivre et celui-ci au sol la quantité d'électricité vitrée dont il se sera dépouillé. Si l'on place sur ce système un second couple, il sera d'abord comme le premier, et la face zinc aura + 1; mais venant à partager l'électricité de tout le système par le moyen du conducteur, celui-ci reprendra l'électricité du premier zinc, celui-ci du premier cuivre, et celui-ci du sol. On aura $z^2 + 2$, $c^2 + 1$, $z^1 + 1$, c^1 communiquant au sol, o. Enfin, si l'on superpose un troisième couple, on aura $z^3 + 3$, $c^3 + 2$, etc. En continuant toujours la superposition, on aura de bas en haut une quantité d'électricité croissant suivant une progression arithmétique.

Si l'on construit la pile dans le sens inverse, au lieu d'électricité vitrée libre, on obtiendra de l'électricité résineuse. Dans cet état, si par un moyen quelconque, avec les mains, par exemple, on fait communiquer les deux pôles, tous les excès d'électricité se déchargeront, à travers le corps, dans le réservoir commun.

Si la pile est isolée, alors elle ne prend d'électricité que d'elle-même, elle ne se répare plus aux dépens du sol. Le pôle zinc possède alors un excès d'électricité vitrée, compensée par une égale quantité de fluide résineux au pôle cuivre, et, à partir de là, les quantités iront en décroissant jusqu'au milieu de la pile, qui sera dans l'état neutre. Plus de détails appartiennent aux ouvrages *ex professo* sur la physique.

Pour se servir de la pile voltaïque il suffit d'établir, au moyen du fil de laiton terminé par une plaque à l'extrémité qui doit être mise en contact avec les pôles de la pile, une communication avec le sujet de l'expérience et les deux extrémités de l'appareil. Au moment du contact s'opèrent les phénomènes physiques et chimiques les plus surprenans. On observe alors, selon les dispositions plus ou moins favorables des appareils, des combustions, des commotions, et la décomposition de substances très-réfractaires, des contractions musculaires, etc., etc.

Tous les phénomènes de la pile sont semblables à ceux que manifeste l'électricité ordinaire ; deux fils placés à la même extrémité de la pile se repoussent comme ceux qu'on fixe à l'extrémité d'un conducteur; ils s'attirent quand ils sont fixés aux deux pôles opposés; on charge une bouteille de Leyde, lorsqu'on la fait communiquer avec une extrémité de la pile, l'autre communiquant avec le sol; en touchant à la fois les deux armatures, on reçoit une commotion. Si l'on électrise un électromètre au moyen de la pile, et qu'on présente ensuite un bâton de cire d'Espagne frotté à cet électromètre, la boule de celui-ci sera attirée ou repoussée suivant la nature de son électricité, c'est-à-dire suivant qu'il aura été électrisé par un pôle ou par un autre.

MM. Thénard et Gay-Lussac ont trouvé que les effets d'une pile voltaïque étaient proportionnels à la surface des plaques et à la racine cubique de leur nombre, d'où ils ont conclu qu'il valait mieux employer des appareils séparés que réunis bout à bout.

De l'électricité considérée chimiquement.

L'électricité est un des agens les plus puissans qu'on ait introduits dans la chimie moderne. Le voltaïsme a produit les résultats les plus surprenans et les plus inattendus.

Cependant il est quelques opérations dans lesquelles on emploie l'étincelle électrique. Cette étincelle a la faculté de décomposer quelques corps et d'en reconstituer d'autres. Un courant d'étincelles dirigé sur le gaz ammoniac, le gaz acide hydro-sulfurique, les gaz hydrogène, carboné et phosphoré, les réduit à leurs élémens : il en est de même de l'eau. Lavoisier décomposa l'eau avec l'étincelle ordinaire. Van-Marum et Wollaston ont fait les mêmes expériences; mais ce dernier s'est servi d'un fil métallique non oxydable, ce qui donne plus de précision à l'expérience. Ce fil d'or était engagé dans un tube capillaire de verre, et son extrémité était à peine visible et se trouvait au niveau de la surface du tube; il décomposa l'eau par une série de petites étincelles tirées d'un conducteur ordinaire. Il voulut dégager les deux gaz constituans de l'eau, en employant deux fils plongés dans ce liquide, à distance : mais l'hydrogène et l'oxygène se sont toujours dégagés ensemble, ce qui différencie singulièrement l'effet de l'étincelle et celui de la pile.

L'étincelle, conduite dans un vase contenant une partie d'oxygène et deux d'hydrogène, donne naissance à l'eau. Si l'on en dirige un certain nombre à travers un mélange de 100 parties de gaz azote, de 250 d'oxygène et d'une certaine quantité de chaux ou de potasse, on obtient de l'acide nitrique, et conséquemment un nitrate. Le chlore et l'hydrogène à volumes égaux, soumis à l'action de l'étincelle, forment de l'acide hydro-chlorique. On produit de l'acide carbonique par le même moyen en combinant deux volumes d'oxyde de carbone et un volume d'oxygène.

On se sert de préférence de la pile dans quelques circonstances. Carlisle et Nicholson l'ont employée aussi à la décomposition de l'eau. Si l'on adapte aux pôles de l'électromoteur des fils de platine qui se rendent dans un même vase de verre en partie rempli d'eau, on voit un courant de gaz oxygène se dégager du côté du fil qui communique avec le pôle vitré, tandis que le gaz hydrogène se dégage du côté qui est en rapport avec le pôle résineux. Le pôle vitré a la faculté d'attirer l'oxygène, le chlore, l'iode, les acides et les corps qui ont de l'analogie avec eux, tandis que le pôle résineux attire l'hydrogène, les alcalis et les corps analogues : d'où l'on peut inférer que ces derniers sont de nature vitreuse, tandis que les premiers sont de nature résineuse. L'appareil le plus propre à recueillir et à mesurer les gaz qui se dégagent est le suivant : on prend un entonnoir de verre dont le bec est fermé par un bouchon qui livre passage à deux tubes de verre dans lesquels sont scellés, par de la cire à cacheter, deux fils de platine. Cet entonnoir renversé est en partie rempli d'eau, chaque fil est recouvert par une petite cloche aussi remplie d'eau, destinée à recevoir les gaz qui se dégagent. On met ensuite cet appareil en communication avec les deux pôles de la pile, au moyen des extrémités extérieures des deux fils de platine, et par l'intermède d'un petit vase de verre contenant du mercure. On voit bientôt qu'il se dégage un volume de gaz oxygène et deux volumes d'hydrogène ; ce sont en effet les proportions qui constituent l'eau.

Dans cette opération l'affinité qui existe entre l'oxygène et l'hydrogène est rompue, 1° par la force avec laquelle l'oxygène est attiré par le pôle vitré et repoussé par le résineux; 2° par l'énergie avec laquelle l'hydrogène est attiré par le pôle résineux et repoussé par le pôle vitré. Lorsqu'on agit sur une série de particules, il n'y a que l'oxygène de la première et l'hydrogène de la dernière qui se dégagent; les autres s'unissent pour former de l'eau.

Par la même force de départ, c'est-à-dire l'attraction et la répulsion, les acides composés d'oxygène et d'une base subissent la même décomposition. L'oxygène se porte sur le pôle vitré, et la base vers le pôle résineux. Les acides hydro-chlorique, hydriodique et hydrophtorique sont soumis à la même loi.

Mais l'une des plus merveilleuses applications de la force dont nous parlons, est celle qui a conduit à la décomposition de certaines bases salifiables, telles que la potasse, la soude, la baryte, etc. L'oxygène est attiré par le pôle vitré, et le métal par le pôle résineux. L'eau de ces alcalis est également décomposée; l'ammoniaque est analysée de la même manière : c'est au célèbre Davy que cette belle application est due. Voici comment le docteur Seebeck a perfectionné l'expérience. L'extrême combustibilité de ces nouveaux métaux à l'air, et même dans l'eau, était cause qu'on ne pouvait les conserver. Le docteur Seebeck imagina de faire un amalgame avec le mercure : il creusa dans un petit fragment de soude ou de potasse une cavité qu'il remplit de mercure; il posa ce fragment sur une plaque métallique, et plongea dans le mercure le fil résineux d'un appareil voltaïque composé de deux cents couples de plaques. Il fit communiquer l'autre fil avec le support du métal : alors la soude ou la potasse fut décomposée, ainsi que l'eau qu'elle contenait. Dans cette opération l'oxygène de l'une ou de l'autre se rend au pôle vitré; l'hydrogène, le sodium ou le potassium qu'il abandonne se rendent, au contraire, au pôle résineux. Là l'hydrogène se dégage sous forme de gaz, et le potassium ou le sodium se combine avec le mercure, par lequel ils sont préservés de l'action de l'air. De temps en temps on verse l'amalgame dans l'huile de naphte, et on renouvelle le mercure. On distille ensuite l'amalgame dans une cornue, avec le moins d'air possible : l'huile se vaporise d'abord, ensuite le mercure; le potassium ou le sodium reste libre.

La pile galvanique décompose aussi les sels; elle opère aussi quelques combinaisons, telles que l'oxydation de l'argent et la formation de l'hydrure de tellure. *Voyez*, pour plus de détails, l'excellent *Traité de Chimie* de M. le professeur Orfila, et l'ouvrage du savant Berzélius, sur la *Théorie des attractions chimiques, et de l'influence de l'électricité*, etc.

De l'électricité naturelle.

La foudre, ou pour mieux dire, la matière qui occasionne les effets que nous désignons sous ce nom, est l'électricité. Puisque de petits appareils construits par nos mains opèrent des combustions, des détonations, la décomposition des corps, la mort de certains animaux, s'étonnera-t-on que les appareils imposans sortis des mains de la nature produisent des effets si extraordinaires, dont l'homme est si souvent le témoin ou la victime. Franklin, ayant reconnu le pouvoir des pointes, soupçonna qu'une verge de fer, placée sur un bâtiment, pourrait soutirer le fluide électrique. On chargea, par ce moyen, des bouteilles de Leyde qui produisirent tous les effets connus. Romas envoya dans les nuages un cerf-volant armé d'une pointe à laquelle était attaché un fil de métal qui s'entrelaçait avec la corde et se prolongeait à une certaine distance. Le reste était un cordon de soie isolant : cet appareil produisit des jets instantanés de lumière et des détonations très-fortes. Bientôt l'immortel Franklin inventa le paratonnerre, au moyen duquel il préserva l'espèce humaine des effets funestes de la foudre. Son procédé a subi quelque perfectionnement, il consiste aujourd'hui en une verge de fer terminée par une pointe de platine non oxydable; les conducteurs sont des tiges de fer qui vont se terminer dans un puits, ou des cordons de fer tressés, enduits d'un vernis gras, fixés au paratonnerre d'un côté, et de l'autre à une tige de fer qui plonge dans l'eau. Il faut que les paratonnerres ne soient pas dans la sphère d'activité les uns des autres, car ils se nuiraient; leur distance doit être de vingt mètres environ.

DEUXIÈME SECTION.

De l'air considéré chimiquement.

L'air est composé de 79 parties de gaz azote et de 21 de gaz oxygène, d'un atome d'acide carbonique, et d'une quantité variable de vapeurs d'eau. Nous avons vu qu'il contenait aussi du calorique, de la lumière et du fluide électrique. On s'assure de la quantité de vapeur qu'il contient par le moyen du chlorure de calcium qui s'en empare. On reconnaît la présence de l'acide carbonique par l'eau de baryte, qui forme avec lui un sous-carbonate de baryte. On découvre la portion d'oxygène à l'aide de divers moyens d'eudiométrie. L'hydrogène, le bore, le soufre, l'oxygène, l'iode, le chlore et l'azote sont les seuls corps simples non métalliques qui n'agissent point sur l'air à la température ordinaire. Les trois premiers le décomposent à chaud, s'emparent de son oxygène, et forment de l'eau, de l'acide borique et du gaz acide sulfureux. Le charbon et le phosphore se combinent avec l'oxygène de l'air à toutes les températures, mais surtout à chaud. Parmi les métaux il en est qui n'agissent point sur l'air; tels que l'or, le platine; d'autres, tels que le potassium, le calcium lui enlèvent son oxygène. Il en est qui sont sans action sur lui à la température ordinaire, mais qui le décomposent à chaud, tel que le mercure. Enfin il en est qui lui enlèvent son oxygène à une température élevée, et n'agissent, s'il est froid, qu'autant qu'il est humide, tels sont l'arsenic, l'étain, le fer, etc.

Cinq parties d'air peuvent être dissoutes par cent parties d'eau; cet air est formé de 32 parties d'oxygène et de 68 parties d'azote, ce qui tient à ce que ce dernier principe est moins soluble dans l'eau. Les oxydes saturés d'oxygène n'agissent point sur l'air, les autres enlèvent à l'air son oxygène, quelques-uns s'emparent de l'eau et de l'acide carbonique, et passent à l'état de carbonate. Parmi les acides minéraux les uns sont sans effets sur l'air, les autres absorbent de l'oxygène; quelques-uns attirent l'humidité, dégagent les vapeurs ou s'effleurissent. Les sels se comportent avec l'air de la même manière.

Les végétaux absorbent pendant la nuit une certaine quantité de gaz oxygène qu'ils convertissent en acide carbonique. Dans le jour, le gaz oxygène se dégage en grande partie; l'acide carbonique de l'atmosphère est décomposé, l'oxygène est mis à nu, et le carbone absorbé par les végétaux est une cause d'accroissement pour ces derniers.

Parmi les principes immédiats des végétaux il en est sur qui l'air agit peu ou point. Il cède au contraire son oxygène à plusieurs autres, forme de l'acide carbonique, et hâte leur décomposition.

L'air est décomposé par la respiration; il paraît d'après les expériences récentes de M. Edwards, qu'une certaine quantité d'azote est absorbée; l'oxygène est réduit à 0,18 ou 0,19; mais l'air contient 3 ou 4 centièmes de gaz acide carbonique, c'est-à-dire un peu plus que de gaz oxygène absorbé; il renferme en outre une assez grande quantité de vapeur, dans laquelle on trouve une matière animale putrescible.

L'air sec arrête la putréfaction, qu'il hâte lorsqu'il est humide.

TROISIÈME SECTION.

Des saisons.

Les médecins et les physiciens, c'est-à-dire ceux qui, dédaignant les vaines jouissances des illusions, consacrent leur existence à la recherche de la vérité, dont la découverte les dédommage si généreusement de leurs efforts, les médecins et les physiciens ne doivent pas considérer les phases de la terre comme Thomson ou Saint-Lambert. Ce n'est pas que pour se délasser de leurs utiles travaux ils ne consentent quelquefois à se dérider par les images riantes de la poésie, et ne daignent s'égarer avec les favoris des muses. Loin de nous une sévérité ridicule! Sourions aux amours des fleurs, à celle des habitans des airs, à celles de Timarette; suivons *le colibri volant de fleurs en fleurs à la suite d'un printemps perpétuel;* jouissons des trésors de Cérès, affligeons-nous du deuil de la nature: elle oublia de donner un cœur à celui qui n'est pas touché par les grâces et l'harmonie. Mais gardons-nous de porter dans les études sérieuses dont l'homme est l'objet, l'esprit de la poésie. Permettons-nous tout au plus d'en emprunter quelquefois le langage, pour en parer la vérité, qui n'en a que trop souvent besoin pour se faire entendre des hommes !

La révolution que notre globe éprouve dans une année est marquée par des variations atmosphériques remarquables, auxquelles on a donné le nom de *saisons*. Il paraît que le soleil, dont nous nous rapprochons et dont nous nous éloignons tour à tour, est la cause des saisons. Il paraît que la chaleur et la lumière, dont il est la source inépuisable, sont les principales puissances qui déterminent sur notre terre ces profondes mutations. Je dis *il paraît*, car il est vraisemblable que la succession des temps y entre pour beaucoup. Le printemps et l'automne se ressemblent en effet par leur température et par la vivacité de leur lumière; et cependant qui ne sent l'énorme différence qui les sépare? Mais l'une est une saison d'espérance, elle succède au triste et froid hiver; l'autre est une saison de regrets, elle succède au chaud et brillant été, elle est la messagère de cet hiver que nous redoutons.

Le printemps comprend l'espace de temps que nous mettons à parcourir la distance de l'équateur au cancer, c'est-à-dire environ depuis le vingt et un mars jusqu'au vingt et un juin; l'été celui que nous mettons à regnagner l'équateur; l'automne celui que nous employons à atteindre le capricorne; enfin l'hiver les trois mois qu'il nous faut pour revenir à l'équateur, dont nous nous étions supposés partis. Cette division, fort naturelle pour la région tempérée que nous habitons, n'est pas admissible pour les habitans des autres zones. Près du cercle polaire, il n'y a véritablement que deux saisons, dont l'une dure huit à neuf mois, c'est l'hiver; et l'autre environ trois mois, c'est l'été. Les deux saisons les plus aimables de l'année sont inconnues aux peuples de ces régions disgraciées. Il en est de même vers les zones équatoriales : on n'y connaît que la saison des pluies et celle de la sécheresse. Enfin dans les autres hémisphères, à des latitudes analogues aux nôtres, l'ordre des saisons est interverti.

Les anciens ne distinguaient pas les saisons de la même manière que nous. Ce n'étaient pas les équinoxes et les solstices qui leur servaient de termes, mais bien le lever et le coucher de certaines constellations. L'hiver commençait au coucher des *Pléiades*, et finissait à l'équinoxe du printemps, ce qui comprenait un espace de cent trente-cinq jours, écoulés du onze novembre au vingt-six mars. Le printemps commençait à l'équinoxe, et finissait au lever des Pléiades, c'est-à-dire qu'il s'étendait du vingt-six mars au treize mai, et n'avait par conséquent que quarante-huit jours. Le commencement de l'été était fixé au lever des Pléiades, et cette saison durait jusqu'à celui d'*Arcturus*, ou plutôt depuis le treize mai jusqu'au treize septembre; mais Hipprocrate prolonge quelquefois cette saison jusqu'au vingt-quatre septembre; de sorte que l'été était à peu près aussi long que l'hiver. L'automne commençait à l'équinoxe, et s'achevait au coucher des Pléiades, et était ainsi égal au printemps.

Dans nos climats le printemps signale le réveil de la nature : la lumière du soleil est plus vive, elle se repose doucement sur tous les objets; cet astre, qui s'approche de jour en jour davantage, a dissipé les brouillards et les autans. L'atmosphère pénétrée de chaleur et de lumière vivifie tous les êtres. Ces deux fluides sont les principales sources de la vie. Les végétaux se parent de fleurs et de verdure, et enrichissent l'air de l'oxygène qu'ils exhalent. Le fluide électrique, que l'humidité avait fait rentrer dans le réservoir commun, retourne de nouveau dans l'atmosphère, qui exerce dès-lors sur les organes de la sensibilité la plus étrange influence. La chaleur est tempérée par le souffle léger des vents, et bien que le soleil soit très-voisin de nous, le calorique qu'absorbent la terre refroidie par l'hiver et les êtres qui se développent, se fait encore faiblement sentir. Mais bientôt cet astre a touché le tropique du cancer, et revient sur lui-même; alors la terre est échauffée, et les êtres vivans se sont développés, l'atmosphère est embrasée par des faisceaux de lumière et de chaleur; l'air brûlant tient en dissolution une énorme quantité de vapeurs, il est saturé de fluide électrique; les nuages s'accumulent, se rapprochent de terre, ils ne peuvent être soutenus dans les régions supérieures; l'horizon se rembrunit; l'éclair sillonne la nue; le tonnerre gronde; la pluie tombe; l'équilibre électrique se rétablit entre la terre et les nuages, et la nature altérée a repris une nouvelle fraîcheur. Ainsi que dans la vie humaine, le printemps et l'été sont les saisons des orages.

L'automne surprend la terre encore chargée de chaleur; aussi quoique le soleil atteigne bientôt le tropique du capricorne, une température douce règne encore. Mais cette cause de chaleur n'étant plus entretenue, elle ne tarde pas à s'épuiser, et le soleil, n'envoyant plus sur la terre que des rayons obliques, rares, divergens, cède son empire aux frimas, qui viennent régner dans nos contrées avec leur triste cortége. Les êtres animés, privés de leur parure et de leurs mouvemens, semblent frappés de mort; mais ce n'est que le sommeil, que le repos de la nature.

Les saisons n'ont pas toujours cette marche régulière. Le printemps n'est pas toujours serein, doux, tempéré; il est quelquefois pluvieux et froid. L'été peut être aussi fort humide, surtout dans ce pays. L'automne peut être froide et sèche, quoiqu'elle soit plus fréquemment humide et tempérée. Enfin, l'hiver, la moins constante des saisons, est tantôt sec et très-froid, tantôt humide et froid, enfin humide et tempéré. Il peut tomber beaucoup de neige, ou des vents continuels peuvent agiter l'atmosphère. Ces constitutions des saisons avaient attiré l'attention du père de la médecine, qui en recommandait l'observation aux médecins. Hippocrate mettait un soin extrême à distinguer les saisons régulières des saisons irrégulières. Il pensait qu'elles étaient régulières lorsque le printemps était chaud et tempéré par des pluies douces, l'été chaud et sec, l'automne froide et sèche, et l'hiver froid et humide. Dans nos pays, ce ne serait pas là leur marche la plus régulière. L'effet des saisons sur le corps humain est bien différent selon ces diverses circonstances, comme nous aurons occasion de le dire incessamment.

Le changement des saisons a lieu parce que l'axe du globe est incliné sur le plan de l'écliptique. Cette inclinaison de 23 degrés, 27 minutes, 50 secondes, est cause que la terre présente au soleil tantôt son pôle austral, tantôt son pôle boréal.

La révolution diurne varie selon les saisons, ainsi que nous l'avons dit. Nous avons aussi noté la différence de température. On pense bien que nous ne devons parler ici que des saisons de notre zone tempérée.

QUATRIÈME SECTION.

Des climats.

L'étude des climats est une de celles qui offre le plus d'attraits au philosophe. Observer les effets simultanés de la lumière, de la chaleur, de l'électricité, des vents, et autres météores, sur les productions organiques des diverses zones de la terre, explorer la nature de cette terre, déduire de ces connaissances l'influence qu'elles exercent sur l'homme physique et moral, telle est la vaste matière que les climats présentent à notre investigation. Toutefois, résistant au charme d'un sujet si intéressant, contentons-nous d'exposer les idées sommaires qui sont de notre ressort, et laissons aux sciences physiques et naturelles des détails qui ne sauraient nous appartenir.

Les premiers observateurs, frappés de la diversité des températures et des productions des différentes régions de la terre, imaginèrent de les diviser en plusieurs zones ou bandes, et c'est cette division qu'indique le mot climat, de κλίμα, région. Le degré de chaleur a été la première et la principale base de leur division, ce qui ne peut dispenser d'examiner aussi les autres objets dont les différences font varier les climats à un si haut degré.

On a distingué les climats en *chauds* et *froids*, ou bien en *chauds*, *froids* et *tempérés*. Cette dernière division est sans doute préférable. Il serait possible d'y ajouter plusieurs subdivisions; car la nature ne passe pas par un saut brusque d'une température à l'autre, et les nuances intermédiaires qu'elle dispense avec tant de ménagemens dans toutes les productions qui sortent de ses mains, se retrouvent ici avec les mêmes précautions. C'est bien rarement qu'elle transgresse ses lois immuables, et nous devons être bien réservés dans nos accusations. Quoi qu'il en soit, nous nous bornerons à ces trois divisions.

La zone comprise entre les deux tropiques est connue sous le nom de zone torride; elle s'étend en-deçà et au-delà de l'équateur de 30 degrés; elle comprend une grande partie de l'Afrique, de l'Asie, de l'Amérique, de la Nouvelle-Hollande, la nouvelle Guinée, une foule d'îles et d'archipels. Depuis ce degré jusqu'au 55e, on a placé la zone tempérée des deux hémisphères austral et boréal. Celui-ci comprend presque toute l'Europe, la haute Asie, la grande Tartarie, le Thibet, une partie de la Chine, le Japon, l'Amérique septentrionale; et celui-là le cap de Bonne-Espérance, la terre de Diémen, la Nouvelle-Zélande, le Chili, etc.; enfin les climats froids sont situés depuis le 55° jusqu'au pôle : ils comprennent le nord de la Suède, la Nouvelle-Zemble, le Spitzberg, la Sibérie, le Kamtschatka, l'Islande, le Groënland, la baie d'Hudson et une foule de terres encore inconnues.

La *température* de ces diverses régions est pour celles des tropiques de 24 à 35° R. Ce que quelques auteurs ont dit de la chaleur du Sénégal et du centre brûlant de l'Afrique, est entièrement faux. Les voyageurs les plus véridiques ne font pas élever la tempérture au-delà du 34e degré; elle descend quelquefois à l'équateur au-dessous du 20e. Nous avons vu que vers le pôle le froid avait été évalué à — o 72°, et que la chaleur montait quelquefois aussi haut que sous les tropiques. Dans notre zone moyenne, il est rare que la chaleur s'élève au-dessus du + o 30e degré R. et descende au-dessous du — o 15e R. Les saisons apportent dans la température des différences d'autant plus grandes qu'on descend davantage vers les pôles : cette différence est presque nulle vers l'équateur.

La *lumière*, à laquelle tous les êtres organisés doivent

la vie, n'est pas égale dans ces différentes régions. Elle est répandue avec profusion dans les régions équatoriales, où elle semble lutter avec la chaleur pour donner aux êtres animés un développement, une expansion inconnus dans nos contrées tempérées; les jours sont presque constamment égaux aux nuits. Plus on s'avance vers les pôles et plus les jours sont inégaux, ainsi que nous l'avons déjà dit; mais les jours ne sont pas seulement plus ou moins longs, la lumière arrive en divergeant, elle y est plus rare et plus faible. Durant l'hiver elle est presque nulle au cercle polaire.

L'*électricité* est d'autant plus abondante dans l'air que celui-ci est plus sec; mais la chaleur paraît concourir à son développement. Ainsi les climats rigoureux, dont l'air est entièrement privé d'humidité, seront parfaitement électriques, et c'est vraisemblablement à cette disposition que l'on doit rapporter les phénomènes des aurores boréales que l'on observe si fréquemment vers les pôles. D'un autre côté, lorsque l'air est très-chaud, et que la vapeur est tellement divisée par la chaleur qu'elle devient inappréciable, l'électricité se trouve très abondamment dans l'atmosphère, d'où il suit que sous les tropiques, l'air est souvent saturé de ce fluide, ce qui occasionne ces épouvantables ouragans qui bouleversent ces contrées. Dans nos pays tempérés, durant le plus grand froid de l'hiver, on observe quelquefois des phénomènes électriques; mais ils sont bien plus fréquens et bien plus forts lorsque, durant l'été, notre atmosphère s'échauffe au point de ressembler à celle des régions équatoriales.

L'*humidité* est loin d'être la même dans ces différentes zones, et, chose singulière, on a remarqué qu'il tombait d'autant plus de pluie que l'on s'approchait davantage des pays méridionaux; de sorte que l'humidité paraît être en raison directe de la température. Ainsi l'on peut dire d'une manière absolue que l'air des pôles est plus sec que celui des tropiques; et cela par les raisons que nous avons exposées précédemment. Il tombe annuellement environ soixante-dix pouces d'eau sous les tropiques; il n'en tombe que dix-huit à vingt pouces en Europe, et beaucoup moins vers les pôles.

Les *mouvemens dont l'air est agité* varient beaucoup selon les régions. Le vent d'est règne constamment entre les tropiques. L'explication qu'on a donnée de ces vents alisés est peu satisfaisante. On a prétendu que l'air dilaté par les rayons du soleil s'élevait, et était remplacé par l'air froid qui arrivait des pôles; que cet air arrivait directement du nord et du midi vers l'équateur, et que de là il se dirigeait vers l'orient, où la dilatation était le plus sensible; mais comme le vent d'est marche d'orient en occident, on a supposé que le mouvement de la terre qui a lieu dans un sens inverse, et qui est plus rapide que celui de l'air, était cause de cette espèce d'illusion. Il est possible que les choses se passent ainsi; mais j'avouerai que j'éprouve quelque répugnance à ajouter foi à cette explication physique. Il existe dans la mer des

Indes des vents connus des nautonniers sous le nom de *moussons;* ces vents impétueux soufflent dans toutes les directions, et leur cause est totalement inconnue.

Entre les tropiques, l'air se refroidit durant la nuit, et, plus dense que celui des mers, tend à remplacer celui-ci, et souffle en *brise* de terre. L'inverse a lieu durant le jour : l'air des terres, plus rare que celui des mers, à cause de la chaleur solaire, appelle ce dernier sur le continent, ce qui donne lieu à la *brise* de mer.

Les variations de chaleur qui se manifestent dans nos climats tempérés paraissent être la cause des directions infinies des vents, qui rafraîchissent ou échauffent notre atmosphère, qui la dessèchent ou l'humectent.

Les climats produisent des végétaux et des animaux qui leur sont particuliers, et c'est autant par ces productions destinées à servir de nourriture à l'homme que par l'action des puissances que nous venons d'examiner, qu'ils modifient l'économie animale.

Les climats glacés du nord n'enfantent que des êtres rabougris et misérables, incapables de suffire à notre alimentation. Quelques arbres toujours verts, des lichens, des plantes agames, quelques monocotylédones ont peine à couvrir la triste nudité de ces pays hyperboréens. La chaleur et la lumière fécondante des régions équatoriales développent des végétaux gigantesques, dont les fruits, les feuilles, les écorces, servent d'alimens, d'habits et de retraites aux habitans de ces zones brûlantes. Les climats tempérés, plus heureux, ont reçu de la nature de riches graminées, et une multitude de plantes oléracées; ces plantes couvrent d'immenses et de fertiles guérets, et croissent presque sans culture. Les épices, les aromates, les fruits aqueux, les poisons actifs, naissent dans les pays chauds. La stérilité est le triste partage des régions glaciales; la richesse, l'abondance de verdure, de fruits et de fleurs, sont l'apanage de nos belles contrées, qui semblent plus spécialement destinées à être habitées par des hommes.

Le règne animal ne varie pas moins dans les différentes zones. La plupart des ruminans, des oiseaux gallinacés et des passereaux, que nous avons vus si propres à notre alimentation, préfèrent les régions tempérées, où ils trouvent dans les graminées une nourriture abondante. Le pôle sera pauvre en animaux de cette espèce, et le renne sera presque la seule richesse du Lapon. Le froid glacial ne permettra pas aux insectes et aux animaux à sang froid de vivre sous le pôle. Les cieux brûlans des tropiques verront naître les animaux venimeux les plus redoutables, les quadrupèdes les plus féroces. La plupart seront couverts d'un manteau diapré des plus vives couleurs.

CINQUIÈME SECTION.

Des localités.

Mais une multitude de circonstances particulières viennent modifier les influences des saisons et des climats.

La nature du sol, la position des lieux, la culture des terres, annulant les influences générales dont nous venons de parler, imposent des saisons et des climats particuliers à chaque pays.

§ 1. — Nature du sol.

La nature du sol conduit à la connaissance des végétaux qu'il produit, des animaux qui y vivent, des eaux qui l'arrosent, et elle fait connaître par là quels changemens doit éprouver l'homme sous ces influences. Il est plus que vraisemblable qu'on sera toujours réduit à former des conjectures sur la nature du noyau de la terre. On a supposé qu'il devait être fort dense, et quelques savans ont dit qu'il devait être très-raréfié. Les géologues distinguent trois couches de terrains. Les *primitifs* présentent des blocs confusément entassés, de granits, de porphyre, de marbres primitifs, qui s'élèvent en pyramides énormes, et forment à la surface de la terre des chaînes de montagnes : telles sont les Cordilières, les Andes en Amérique, le Caucase, l'Altaï, l'Oural, l'Immaüs, le Thibet, l'Atlas, les Alpes, les Pyrénées, etc. On ne trouve aucun débris de corps organisés dans ces terrains primitifs, qui pénètrent à une profondeur encore inconnue, et qui constituent l'ossature du globe, ce qui a fait penser qu'ils étaient antérieurs à tout être vivant. Les terrains *secondaires* s'adossent en couches plus ou moins obliques, sur ces premiers, et semblent être dus aux sédimens des eaux; ils sont composés d'ardoises, de schistes, de marbres veinés et colorés, de sulfates et de carbonates de chaux, etc.; ils recèlent souvent des débris d'animaux et de végétaux devenus fossiles, et tellement conservés qu'on en reconnaît l'empreinte; des filons métalliques les sillonnent dans différens sens. Ils sont excavés par des grottes où se passent divers phénomènes chimiques, des dégagemens de gaz méphitiques, des détonations, des éruptions volcaniques, etc. Enfin sur ceux-ci, et tout-à-fait à l'extérieur, gisent les terrains de *troisième formation*. La craie, le sablon, la marne et le détritus des matières végétales et animales, les composent. Ils paraissent avoir été bouleversés par les orages; ils se sont amoncelés en collines et creusés en ravins; leurs couches irrégulièrement, inégalement superposées, attestent l'irrégularité et le trouble qui ont présidé à leur production. Elles renferment une foule de débris d'animaux marins. On a encore donné le nom de terrains volcaniques à ceux qui paraissent avoir été vomis sur la surface du globe par de vastes embrasemens souterrains. C'est dans leur voisinage qu'on trouve en général des eaux minérales et thermales dont les anciens faisaient tant de cas, et que la médecine moderne sait mettre en usage d'une manière si avantageuse; quoiqu'elle les ait dépouillées d'un grand nombre de leurs prétendues propriétés.

La dernière couche de la terre est, comme on voit, de diverses qualités; aussi les productions qui y naissent sont-elles bien différentes. Ici une terre forte, noire, riche en matières végétales décomposées, produit de gras pâturages, qui à leur tour alimentent de magnifiques troupeaux, dont les dépouilles, le laitage et les chairs protégent contre les vicissitudes de l'air et nourrissent avec profusion le riche habitant de ces contrées. Là, un terrain plus sec donne naissance à d'abondantes moissons; plus loin, ce coteau en apparence aride, voit croître la vigne et l'olivier; sur ce terrain sablonneux roulent des eaux claires et limpides. Chaque sol jouit d'une valeur particulière, que l'homme industrieux sait faire servir à son usage, et qui, par ses productions ou par les travaux qu'exige sa culture, imprime à sa constitution un caractère différent.

§ II. — Positions de lieux.

La surface de la terre est arrosée par une immense quantité d'eau. Une multitude innombrable de rivières et de fleuves circulent de tous côtés dans les plaines et les vallons, et portent en tous lieux l'abondance et la vie. Des mers incommensurables, tant par leur étendue que par leur profondeur, des lacs immenses entretiennent, par leur continuelle évaporation, une douce température, soit en modérant l'impression d'une chaleur ardente, soit en tempérant celle d'un froid trop rigoureux, ce qui fait que les bords des mers ou des fleuves sont plus frais en été et plus chauds en hiver que l'intérieur des continens. Les habitans des côtes sont en général pêcheurs, ichthyophages, navigateurs et commerçans, ce qui leur donne une constitution qui leur est propre. Les habitans des bords des rivières et des lacs partagent c. s dispositions organiques. Mais la terre est quelquefois souillée par d'infects marécages et par des marais pestilentiels. Ici tout est danger pour les malheureux condamnés à languir sur ces bords empoisonnés. Des miasmes délétères, résultats des matières organiques en décomposition, s'élèvent incessamment de ces marais empestés, et portent avec eux une multitude de maladies que nous citerons; leur nombre est tel qu'elles ont donné lieu à de volumineuses monographies. Ramel pense que la seule humidité de l'air est la cause de l'action des marais sur l'homme. Nous partageons l'avis de la plupart des observateurs qui l'attribuent aux effluves marécageux composés de gaz auxquels donne lieu la décomposition des substances organiques.

Autant le voisinage de ces lieux est meurtrier, autant est salutaire celui des forêts. Elles enrichissent l'air d'une prodigieuse quantité d'oxygène lorsqu'elles sont frappées par les rayons du soleil; elles entretiennent une habituelle fraîcheur dans l'atmosphère pendant l'été, et durant l'hiver elles diminuent la violence du froid, soit en développant une certaine quantité de calorique, soit en brisant le cours impétueux des vents.

Les vastes plaines continentales sont exposées à toutes les vicissitudes atmosphériques, à tous les vents; elles sont plus chaudes en été et plus froides en hiver que les autres localités.

Il n'en est pas de même des montagnes et des vallons. La direction des premières relativement au soleil, ou leur exposition, et les diverses hauteurs, influent prodigieusement sur la température. Si une montagne est exposée au sud, qu'elle reçoive toute la journée l'action des rayons solaires, la température sera plus chaude que ne le comportera la latitude où se trouve située cette montagne. L'inverse aura lieu sur son revers. Le côté de l'est sera plus frais dans nos contrées que le côté de l'ouest. Mais l'élévation du terrain est une grande cause de froid. Sous l'équateur, les Andes du Pérou sont couvertes de neiges éternelles, à deux mille quatre cents toises. La hauteur où les neiges commencent varie selon les latitudes : elle est beaucoup moindre vers les pôles. Paris et Vienne sont sur la même latitude, mais le premier est situé à trente-sept toises au-dessus du niveau de la mer, et le second à quatre-vingts, aussi celui-ci est-il beaucoup plus froid.

La lumière et la chaleur sont ramassées et réfléchies par les parois des gorges et des vallons; l'air y est intercepté, aussi la température y est-elle beaucoup plus douce que partout ailleurs. La circonstance funeste de la stagnation de l'air est loin d'être détruite par l'abondance des rayons de lumière et de calorique, et les habitans de ces lieux sont en butte à une foule de maladies.

Les diverses localités que nous venons de passer en revue font, comme la nature du sol, varier les productions de la terre et, par suite, la constitution de l'homme, qui est soumis à leur influence.

§ III. — De la culture des terres.

On a remarqué que la culture des terres rendait les

pays beaucoup plus chauds qu'ils n'étaient avant d'être cultivés; ce fait assez extraordinaire échappe à une explication satisfaisante. On conçoit bien que le dessèchement d'un marais puisse assainir une contrée; mais comment le labourage détermine-t-il une plus grande production de chaleur? C'est ce que l'on ignore; ce fait est cependant incontestable. L'ancienne Gaule et la Germanie étaient réellement plus froides qu'elles ne sont aujourd'hui. Ce qui le prouve d'une manière incontestable, c'est qu'une foule de végétaux qui ne pouvaient pas y être naturalisés du temps de César et de Tacite, sont aujourd'hui fort communs dans ces empires. A quoi attribuer cette différence, si ce n'est au défrichement des terres, ainsi qu'au desséchement des marais, à la construction des villes, etc. Les végétaux qu'on multiplie développeraient-ils seuls cette chaleur?

DEUXIÈME DIVISION.

Effets de l'air sur l'économie animale.

PREMIÈRE SECTION.

Maintenant quelles sont les influences que ces diverses propriétés de l'air exercent sur les organes de l'économie animale. Pour bien apprécier ces influences le lecteur devra connaître l'ouvrage remarquable de M. le docteur Edwards, *De l'influence des agens physiques sur la vie.* Ce médecin est parvenu, par des expériences ingénieuses et sévères, à démontrer comment se comportent ces agens sur les diverses classes d'animaux vertébrés et en particulier sur l'homme. Ce livre, qui a paru depuis la publication de l'*Hygiène*, est sans contredit un des meilleurs que l'on puisse consulter.

Pour rendre un compte fidèle des modifications que les différentes qualités de l'air impriment à l'organisme, il est de la plus haute importance de connaître quelle est l'action de l'air, lorsqu'il se trouve dans un terme moyen de pesanteur, de température et d'humidité; ce qui constitue l'état tempéré de l'atmosphère, celui du printemps et d'une partie de l'automne, dans nos climats. Or, c'est à 14° du thermomètre de Réaumur, sous une pression de 28 pouces, et environ vers le 30e ou 40e degré de l'hygromètre de Saussure, que nous plaçons cette température moyenne : ces limites ne sont cependant pas tellement rigoureuses, qu'on ne puisse supposer quelque degré au-dessus et au-dessous, sans un grand inconvénient. Cette précaution d'examiner d'abord l'état moyen de l'air nous paraît d'autant plus nécessaire qu'elle a été négligée par les divers auteurs qui ont écrit sur ce sujet, au moins ne s'en sont-ils occupés que d'une manière secondaire. Ces considérations terminées, il sera bien plus facile de saisir les effets que produisent sur nous les autres états de l'atmosphère.

Nous devons avant tout prévenir le lecteur (pour lui éviter de chercher péniblement l'ordre que nous nous sommes imposé) que nous nous proposons d'examiner, d'une manière isolée autant que possible, l'influence sur l'économie animale de l'état de l'atmosphère, donné

1° par le baromètre, 2° par le thermomètre, 3° par l'hygromètre. Ainsi nous examinerons successivement les effets produits par la pesanteur, la pression de l'air, sa densité, sa rareté, etc.; par la chaleur, par le froid; par la sécheresse, par l'humidité, selon que l'une ou l'autre sera chaude ou froide. Nous examinerons, autant que cela sera nécessaire, l'influence de chacune de ces températures persistantes ou passagères, sur les fonctions; leurs effets selon l'âge, les habitudes, les tempéramens, les sexes, etc., seront examinés ailleurs. Nous les regarderons comme causes de maladies, et nous chercherons les moyens de les modifier; enfin, nous les considérerons comme agens de guérison, et nous chercherons les moyens de les produire.

§ I. — Effets de la température moyenne de l'atmosphère sur l'économie animale.

Les limites que nous avons assignées à cet état moyen de l'air ne doivent s'entendre que pour les habitans des régions tempérées, en particulier pour ceux de la France. L'habitant du Sénégal la trouverait un hiver fort rigoureux, et le Lapon ou le Samoïède y mourrait de chaleur, ce que les faits ont souvent prouvé. Le Français même trouverait cette température fort chaude, s'il y remontait subitement du 8ᵉ ou 10ᵉ degré au-dessous de zéro; il pourrait la trouver froide s'il y descendait du 25ᵉ degré au-dessus du même terme. Il faut donc supposer ce qui a lieu ordinairement, c'est-à-dire qu'il y est arrivé d'une manière insensible, encore l'effet ne sera-t-il pas tout-à-fait le même, s'il y passe d'une température inférieure ou d'une température plus élevée. Quoi qu'il en soit, dans cette température douce, objet de tous nos désirs, rêve continuel des poètes de tous les âges, la digestion est facile et régulière, elle fournit à tout le système les élémens convenables pour une nutrition très-active. Les contractions du cœur sont vives et fréquentes; l'impulsion artérielle est forte, le cours du sang rapide; les capillaires sont doués d'énergie, leur tonicité, leur contractilité sont prononcées. La respiration participe à cette activité, ses mouvemens s'exécutent avec aisance; une quantité d'oxygène se trouve absorbée; le sang se dépouille d'une grande proportion de carbone. L'absorption s'exerce avec plus de régularité. Les exhalations sont abondantes sans l'être trop; les sécrétions fécondes en résultats; aussi cette température est-elle très-propice à l'amour; c'est sous son empire que presque tous les êtres de la nature cherchent à se reproduire. La nutrition, dont il faut bien se garder de juger l'activité d'après l'embonpoint des individus, la nutrition est alors très-développée; la force assimilatrice est active, le sang est riche en matériaux nutritifs; il est épais, vermeil, écumeux, concrescible; les sensations sont vives, les impressions profondes et pourtant variées; les idées de plaisir et de gaîté dominent l'homme; il vit alors d'espérance et d'amour. *Venus eo tempore tutissima est*, a dit Celse. La contractilité musculaire est énergique; on se sent agile et fort. Sous le règne de cette température délicieuse la vie semble doubler d'activité; toutes les fonctions s'exécutent avec une grande vigueur. Elle nous paraît favoriser le tempérament sanguin, et prédisposer par conséquent aux maladies qui lui sont propres, telles que les phlegmasies, les hémorrhagies actives, les congestions sanguines, etc.; du moins tel sera son effet si elle persiste pendant un certain temps, et surtout si elle succède à une température plus basse. Qu'arriverait-il si cette température était continuelle? Qu'on nous permette un instant la supposition d'un printemps perpétuel. La nature a besoin de repos; l'hiver est le repos de la nature, il est donc nécessaire. Si la température modérée durait toujours, les êtres vivans s'épuiseraient promptement et cesseraient d'exister. Cela est évident pour les végétaux; ils ne peuvent être éternellement en fleurs. Les chaleurs de l'été ne viendraient plus mûrir les fruits et les graines, et l'on verrait bientôt la terre dépouillée de sa plus belle parure. Ce n'est pas seulement à voir disparaître cet ornement que nous serions exposés, mais nous serions bientôt nous-mêmes condamnés à périr. Les animaux se nourrissent de végétaux ou d'autres animaux qui en font leur seule nourriture. Les végétaux détruits, que deviendraient les animaux? Indépendamment de ces effets, une température uniforme abrégerait les jours en usant promptement la vie. Les alternatives sont nécessaires, et si l'homme se plaît dans les changemens, c'est que les changemens lui sont indispensables. L'ennui, la mélancolie s'empareraient de lui, et une foule d'autres affections imprévues viendraient l'assaillir. Le désir d'un printemps éternel est donc non seulement une chimère, mais encore une absurdité.

Cette condition de l'air, telle que nous la voyons souvent, sera favorable aux enfans et aux vieillards, aux femmes et en général aux personnes faibles et douées d'un tempérament lymphatique. Les individus affectés de maladies chroniques, de scrofules, de rachitisme, de scorbut, etc., en recevront une salutaire influence. Cette heureuse température, la plus désirable de toutes, est aussi la plus saine, la moins nuisible. Dans aucune circonstance il ne faut chercher à la modifier, et c'est à la produire qu'il faut diriger tous ses efforts. L'art a dans son pouvoir divers moyens pour y parvenir. Les anciens, qui employaient dans le traitement des maladies beaucoup moins de médicamens que les modernes, avaient porté sur les puissances hygiéniques l'attention la plus soutenue. Leur imagination féconde leur avait fait découvrir une foule de moyens ingénieux de tempérer les rigueurs des saisons. Une confiance trop aveugle dans nos moyens thérapeutiques nous a fait abandonner ces véritables richesses de l'art, aussi efficaces et bien moins meurtrières que les nôtres. Nous exposerons ces divers moyens lorsqu'il s'agira de modifier les températures extrêmes.

§ II. — Effets de la pesanteur, de la densité et de la rareté de l'air sur l'économie animale.

Les effets qui résultent de l'augmentation de densité de l'air sont encore peu connus, et sont jusqu'ici mal appréciés. On conçoit cependant que si la pesanteur de l'air faisait remonter le baromètre à une très-grande pesanteur, effet qui ne pourrait être produit que dans les lieux situés à une très-grande profondeur au-dessous du niveau de la mer, et qu'occasionnent très-rarement les vicissitudes naturelles de l'atmosphère, la respiration serait plus lente pour deux raisons; d'abord sous un moindre volume on inspirerait une plus grande quantité de ce fluide, et partant une plus grande proportion d'oxygène; en second lieu, l'augmentation de la pression atmosphérique rendrait vraisemblablement les mouvemens inspiratoires plus lents. Au reste, quand on réfléchit que nous sommes habituellement pressés par un poids de 33,600 livres, on conçoit facilement qu'on puisse soutenir une assez grande augmentation de poids, sans en être modifié. Tout porte à croire que la pesanteur de l'atmosphère augmentée n'entraîne avec elle aucun danger, et qu'elle doit même être favorable. On objectera peut-être que dans la profondeur des mines les ouvriers, au lieu d'éprouver l'effet dont nous parlons, paraissent au contraire en être affectés d'une manière fâcheuse; mais qu'on se donne la peine de réfléchir que dans ce cas l'action favorable de la pression est plus que compensée par les exhalaisons minérales qui règnent dans ces antres profonds, par les travaux pénibles, par l'immobilité de l'air, etc., et l'on trouvera des raisons plus que suffisantes pour expliquer pourquoi les misérables qui s'ensevelissent vivans dans ces abîmes.

traînent une vie languissante, et succombent prématurément.

Par quel moyen supportons-nous le poids énorme de 33,600 livres? Comment se fait-il que nous ne soyons pas écrasés par cette force incroyable? Voici l'explication qu'en donnent les physiciens; nous empruntons celle du savant M. Biot.

« On trouvera, peut-être, dit-il, ce résultat bien incroyable, et l'on pensera qu'une pression si considérable devrait gêner beaucoup, ou même empêcher tout-à-fait nos mouvemens. Voici un autre exemple bien plus fort : il y a dans la mer des poissons qui vivent à une très-grande profondeur, à 3,000 pieds au-dessous de la surface de l'eau. Ces poissons se trouvent donc chargés du poids d'une colonne d'eau de deux ou trois mille pieds, c'est-à-dire soixante-dix-huit fois plus lourde que le poids de l'atmosphère; ils y vivent et s'y meuvent avec la plus grande agilité; cela est bien plus extraordinaire que de nous voir supporter la pression de l'air. Mais tout le merveilleux disparaît, si l'on fait attention que les poissons dont nous venons de parler sont intérieurement remplis et pénétrés de liquides, qui résistent à la pression de l'eau extérieure, en vertu de leur impénétrabilité; de sorte que les membranes de l'animal n'en sont pas plus altérées que n'en serait la pellicule la plus mince que l'on descendrait à une pareille profondeur. Quant à la facilité des mouvemens, elle tient à ce que le corps du poisson est également pressé par-dessus et par-dessous, à droite et à gauche, en sorte que la pression se contrebalance d'elle-même, et ainsi il lui est aussi aisé de se déplacer que s'il nageait à la surface de l'eau même. Semblablement pour nous, l'intérieur de notre corps et nos os sont remplis ou de liquides incompressibles, capables de supporter toutes les pressions, ou d'air aussi élastique que l'air du dehors, et qui contrebalance son poids; voilà pourquoi nous n'en sommes pas incommodés. » Cette explication est aussi celle de MM. Hallé et Haüy. Ces autorités si respectables suffisent pour en établir la valeur.

L'effet de la diminution de densité de l'air ou de sa rareté est plus connu, et plus facile à apprécier. Si l'on place un animal vivant dans le vide, l'air intérieur n'ayant plus rien qui lui résiste, se dilate, l'animal se gonfle et périt. Cela arrive, dit encore M. Biot, à un grand nombre de poissons, quand on les retire du fond des abîmes des mers, ou même seulement d'une profondeur de vingt à trente mètres. La plupart d'entre eux ont dans l'intérieur de leur corps une vessie remplie d'une espèce de gaz. Tant que ces animaux restent à la profondeur où ils vivent d'ordinaire, l'air contenu dans cette vessie a le degré de compression et d'élasticité nécessaires pour supporter le poids de l'eau qui pèse sur eux; mais si tout à coup on les tire hors de l'eau, il arrive que cette vessie se gonfle, se crève, et l'air qu'elle contenait, occupant un volume quatre-vingt ou cent fois plus considérable, remplit leur corps, renverse au dehors leur estomac, le force à sortir par la bouche, et ils périssent; alors leur corps flotte sur la surface de l'eau.

C'est la pression de l'air qui retient les fluides dans les vaisseaux des animaux, et les empêche de s'échapper. Lorsque cette pression est considérablement diminuée, ainsi qu'il arrive sur les hautes montagnes. On éprouve des hémorrhagies, surtout par les organes de la respiration. Néanmoins l'homme peut vivre dans un air très-rare. Celui-ci est encore propre à la végétation, à une hauteur de seize cents toises, et la vie se soutient à une plus grande élévation. Cuença et Quito, qui sont à 1,600 toises, sont habités et fertiles; cependant les arbres sont moins grands sur les hautes montagnes, et il n'en croît point à 2,000 toises, seulement on y voit un gazon fort clair, grand comme les mousses; à 2,300 toises, il n'existe plus aucune trace de végétation. Cassini a prétendu qu'aucun animal ne pouvait vivre au-delà de 2,446 toises. L'atmosphère y est une fois plus rare qu'au niveau de la mer; or, à cette dilatation, tout animal succombe sous la machine pneumatique; cependant les Espagnols sont montés au Pérou jusqu'au sommet d'une montagne élevée de 2,935 toises. Des observateurs ont vécu longtemps sur la crête du Pichincha, qui a 2,471 toises et demie au-dessus du niveau de la mer, et ces observateurs voyaient souvent voler des vautours à 200 toises au-dessus d'eux. Il faut remarquer que les effets sur lesquels Cassini a calculé étaient produits subitement; il n'en est pas ainsi, comme l'observe fort bien M. le professeur

Hallé, lorsque cette rareté de l'air arrive graduellement. En général, quand on s'élève à une grande hauteur, on éprouve un malaise général : la respiration devient pressée et haletante, la circulation s'accélère. M. Gay-Lussac éprouva ces effets dans une ascension aérostatique, à la hauteur de 3,600 toises. On conçoit aisément qu'on ne pourrait long-temps vivre dans un milieu si insolite. Il est inutile d'expliquer pourquoi la respiration est plus accélérée ; on sent assez que l'air nécessaire à l'entretien de la vie étant extrêmement rare, il faut multiplier les actes respiratoires pour obtenir les mêmes résultats ; il est encore plus inutile d'ajouter que, l'air devenant plus rare, l'animal pourrait périr par asphyxie. Dans un air très-raréfié, doivent se manifester les inflammations thoraciques, la phthisie, les anévrysmes du cœur, de fréquentes hémorrhagies ; c'est en effet ce qu'on observe. Un air un peu dense, c'est-à-dire dont la pression élève le mercure au-dessus de 28 pouces, est donc le plus favorable à l'entretien de la vie. — L'art ne possède malheureusement aucun moyen de produire cette presssion dans l'atmosphère. Si le médecin la trouvait indiquée, il se bornerait à changer le malade de lieu, à le faire habiter un pays où cette pression fût habituelle. S'il s'agissait d'obtenir un air rare, indication qui doit être peu fréquente, il pourrait conseiller une habitation dans un lieu élevé ; il pourrait même, à l'aide du calorique et de la vapeur, malgré la tendance de l'air pour l'équilibre, diminuer la pression de l'air renfermé dans un appartement ; c'est ce qu'on peut obtenir dans l'hiver, à l'aide de grands feux, et en faisant vaporiser une certaine quantité d'eau.

§ III. — Effets de l'air chaud sur l'économie animale.

Ce n'est point une action purement physique que le calorique exerce sur nos organes ; car s'il en était ainsi, il s'ensuivrait que, d'après sa tendance à l'équilibre, la chaleur du corps humain, évaluée à + o 32° R., abandonnerait le corps toutes les fois que l'air se trouverait au-dessous de ce degré, et que nous devrions en conséquence éprouver la sensation du froid; il s'ensuivrait encore que le degré où le froid cesserait de se faire sentir sur nous serait le 32e; et cependant il s'en faut que les choses se passent ainsi. On sait en effet que l'air fait sur nos organes l'impression d'un corps chaud dès qu'il atteint le + o 20e et que la plus grande chaleur du globe n'excède pas le 32e ou le 34e degré. Il faut donc admettre une force qui lutte sans cesse contre ces lois physiques; et cette force c'est la vie, c'est-à-dire l'organisme en action.

L'air est donc réputé chaud lorsqu'il parvient au 20e degré et au-delà. Ce n'est point par sa combinaison avec nos parties constituantes qu'il agit alors, mais bien par l'impression qu'il détermine sur nous. Cette impression est un véritable stimulus qui modifie l'organisme par les mouvemens qu'elle établit, les changemens qu'elle sollicite et qu'elle amène. Lorsque l'air est chaud, il peut être en même temps humide à l'hygromètre. Nous parlerons de cet état de l'atmosphère : mais il tient en général beaucoup d'eau en dissolution, et s'approche cependant de zéro de l'hygromètre; c'est la chaleur dans un état intermédiaire, dont il est ici question. C'est surtout en passant en revue l'état de nos fonctions, que nous pouvons apprécier avec justesse toute l'influence des températures. Or, l'effet de la chaleur est incontestablement l'expansion des fluides, et le relâchement, la dilatation des solides. La perspiration cutanée est tellement abondante que le plus léger mouvement provoque une sueur générale, une faiblesse extrême; la tendance au repos, la paresse, en sont les résultats immédiats. La respiration est plus fréquente que dans les autres températures. L'air étant plus dilaté, contient, relativement à son volume, moins d'oxygène, les actes respiratoires doivent donc se succéder plus fréquemment ainsi que dans l'air raréfié. La perspiration pulmonaire doit aussi être plus abondante. MM. Allen et Pépys prétendent qu'il y a une absorption plus considérable d'oxygène, et une exhalation plus grande de carbone. La digestion est plus lente et pénible, la soif est vive, et cela se conçoit aisément; les absorbans intestinaux paraissent doués de la plus grande énergie, ils ne semblent occupés qu'à réparer les pertes occasionnées par l'exhalation cutanée; le ventre est resserré, *alvus densa, cutis rara;* les urines sont peu abondantes et fortement colorées, sans doute à cause de l'absorption des parties les plus ténues. Cette activité des absorbans intestinaux doit-elle rendre raison de la fréquence des maladies gastriques que l'on observe sous la température dont nous parlons? La circulation est plus active, plus fréquente, mais les pulsations des artères offrent de la mollesse; le sang est écumeux, vermeil, le tissu capillaire est épanoui. Cependant la nutrition ne paraît pas alors jouir d'une grande énergie; les sensations sont faibles, les hommes lâches et paresseux, les idées peu lumineuses, les conceptions lentes; une espèce de congestion cérébrale, jointe à l'état habituel de lassitude, sollicite au repos; le sommeil est le seul désir des habitans des pays chauds; aussi sont-ils en général lâches, faibles, paresseux, ignorans et cruels, et conséquemment tyrans ou esclaves. C'est en effet le sort des Turcs, des Asiatiques et des Africains.

D'après ce que nous venons de dire, il est facile de conclure que cette constitution de l'atmosphère prédispose aux congestions cérébrales, aux inflammations de l'encéphale et de ses dépendances, aux maladies aiguës du canal intestinal, enfin aux éruptions cutanées. Le cerveau, la peau, et le canal digestif sont en effet des centres de fluxion sous une atmosphère chaude, et doivent être par cette raison exposés à de nombreuses maladies, ce qui est démontré par l'expérience. Cette température est extrêmement favorable aux contagions, en facilitant l'expansion de leurs principes: aux épidémies, car si elle est long-temps continuée, l'air ne manque pas de se vicier par une foule d'exhalaisons, de miasmes, produits par la décomposition des matières organiques, qu'accélère cette température. Nous ne dirons pas avec des auteurs du plus grand mérite, que c'est à cette propriété de l'air que les maladies doivent le prétendu caractère de putridité qu'elles présentent ; mais nous ne pouvons disconvenir que les affections ne revêtent dans ces circonstances une apparence particulière.

Cette température sera avantageuse aux scrofuleux, aux rachitiques, aux scorbutiques, aux rhumatisans ; elle nuira essentiellement aux bilieux et aux mélancoliques, aux maniaques, aux habitans des climats froids, etc. On peut développer cette disposition atmosphérique dans des appartemens clos, par la combustion ; mais il n'est pas aussi aisé de la tempérer lorsqu'elle existe naturellement. Les anciens faisaient porter les malades dans un lieu obscur, souterrain et frais, dont ils arrosaient le sol avec de l'eau froide, et qu'ils tapissaient avec des branches d'arbres fréquemment trempées dans le même liquide ; c'est encore ce qu'on pratique en partie dans nos climats méridionaux.

Nous donnerons d'autres détails sur les effets du calorique sur l'économie animale, en parlant des *bains* et des *étuves*.

§ IV. — Effets de l'air froid sur l'écomie animale.

Lorsque la température est à + o 5°, on commence à éprouver une sensation de froid, surtout lorsqu'on y arrive d'une température plus élevée. Dans nos climats, le thermomètre marque ordinairement de — o 6 à 8 degrés dans les plus grands froids. On l'a vu descendre jusqu'à 12 et même 15 degrés. L'effet du froid est loin d'être le même lorsqu'il est modéré ou lorsqu'il est excessifsif. Dans le premier cas, il peut être encore mêlé d'une certaine quantité de vapeurs, ce qui modifie beaucoup son action. Dans le deuxième, il est entièrement dépouillé d'humidité; la vapeur se condense; il ne lui est plus permis de rester suspendue dans l'atmosphère. Lorsque le froid est modéré, et dans un état plus voisin de la sécheresse que de l'humidité, il resserre les solides, et empêche l'évaporation des liquides. Il modère et même suspend la perspiration cutanée. Le réseau capillaire se laisse moins facilement traverser par le sang qui s'accumule dans les viscères intérieurs, et surtout dans le poumon, de tous les organes le plus perméable à ce fluide. Aussi les phlegmasies thoraciques et les dyspnées sont-elles très-fréquentes sous cette condition de l'atmosphère. On conçoit facilement que les difficultés de respirer seront d'autant plus grandes que les individus auront plus d'obstacles à la circulation générale; ainsi chez les vieillards, où se rencontrent ordinairement des ossifications dans les trajets des vaisseaux, ce phénomène s'observe-t-il très-fréquemment. Aussi quand le thermomètre descend au-dessous de zéro, et que la température persiste à ce degré pendant quelques jours, presque tous les vieillards éprouvent-ils des *accès d'asthme*. Il faut que la température persiste quelques jours, parce que la réaction peut durer quelque temps, la circulation extérieure continuer; mais au bout de trois ou quatre jours, il n'en est plus ainsi, et les vieillards, surtout ceux qui sont mal couverts et mal chauffés, étouffent presque tous. Bientôt ils sont frappés d'inflammations thoraciques. Le froid n'agit pas seulement à l'extérieur, mais il irrite encore le tissu pulmonaire, et par sa qualité froide, et par la plus grande quantité d'oxygène qu'il contient sous le même volume. Les personnes les mieux organisées, les mieux portantes, éprouvent un goût de sang à la bouche et une titillation douloureuse à la poitrine, lorsqu'elles ont marché quelque temps par un air froid. Ces causes sont suffisantes pour expliquer alors la fréquence des maladies dont nous parlons. Le froid, qui a d'abord resserré la peau, excite chez les sujets forts, bien nourris et bien vêtus, une réaction salutaire; cette constriction cesse; une chaleur agréable se manifeste par l'exercice ou par un effort spontané de la nature, et son action fortifiante se fait alors sentir. La digestion est plus active, l'appétit est vif, la soif peu prononcée. On mange plus, on digère mieux. Les évacuations alvines sont plus compactes et moins abondantes. *Hæ quotidianæ constitutiones alvos siccant;* aphorisme qui semble en contradiction avec cet autre : *cutis densa, alvus rara.* Hippocrate explique ce surcroît d'activité intestinale par l'accumulation de la chaleur vers le centre.

Quand l'air est froid, les contractions du cœur sont énergiques, le pouls est dur, mais il est peu fréquent. L'absorption intérieure doit être aussi très-énergique dans cette constitution de l'atmosphère, à en juger du moins par la promptitude des digestions et la sécheresse des matières alvines. Les urines sont cependant abondantes, sans doute dans un rapport inverse à la perspiration cutanée.

La nutrition, dont on doit apprécier l'activité par l'énergie des divers mouvemens organiques, est alors dans un état de force digne de remarque. La vigueur du corps que l'on sent, et qui est durable, ne peut provenir que de la réparation prompte et facile que fournit la nutrition. L'hématose s'exécute d'une manière très-active. Le sang est riche en principes réparateurs. Quoique les sensations paraissent légèrement obtuses dans cette température; cependant les passions sont fortement prononcées, la réflexion plus profonde, l'attention plus soutenue, c'est la saison de l'étude; on est aussi généralement plus gai et plus dispos. Le ton des muscles augmente, la contractilité se prononce davantage. On sent le besoin de se mouvoir. Un accroissement manifeste dans la vigueur générale est donc l'effet de cette température. La pléthore et toutes les maladies qu'elle occasionne en seront le résultat; les phlegmasies des viscères, les hémorrhagies actives, etc.

L'air médiocrement froid sera très-convenable aux personnes faibles dont la fibre est molle, la peau blafarde, aux scrofuleux, et en général à ceux dont les fonctions sont frappées d'atonie et de langueur. Il nuira au contraire dans les maladies que nous avons signalées comme produites par lui; aux convalescens, aux enfans trop jeunes, aux vieillards, aux personnes que leur faiblesse extrême ou leur dénûment prive des moyens de réaction; aux habitans des climats chauds, etc. On corrigera efficacement cette disposition de l'atmosphère par la combustion; et on pourra y suppléer, dans quelques cas, par les bains froids, les lotions, les aspersions froides, l'application de la glace, etc. (Voyez Giannini, de la Nature des fièvres.)

Lorsque l'air est excessivement froid, son effet est loin d'être le même. Il cesse alors d'avoir une vertu fortifiante; il peut causer la mort des parties et même la mort générale. Il paraît que l'action affaiblissante de l'air froid dépend en grande partie de ce que, lorsque le frisson saisit le corps, et que la réaction ne peut s'opérer, l'absorption de l'oxygène est extrêmement faible, et la déperdition de carbone infiniment moindre que dans l'air modérément froid; c'est ce que les expériences d'Allen et Pépys démontrent irrécusablement. Les oiseaux tombent engourdis par le froid, et une foule d'animaux, ainsi que l'homme, succombent à la suite d'un sommeil perfide. Le froid excessif empêche le développement des individus qui sont soumis à son action constante. Tout le monde sait que les peuples qui habitent les régions voisines du cercle polaire sont d'une petite stature, difformes et rabougris.

§ V. — Effets de la sécheresse sur l'économie animale.

L'air sec agit sur nous diversement selon qu'il est chaud ou froid, ou même d'une température moyenne. L'air sec à l'hygromètre est généralement pesant au baromètre. L'air sec et chaud contient cependant une grande quantité d'eau, mais dans un tel état, qu'elle n'est plus sensible, surtout pour le premier de ces instrumens. L'air sec tend à dépouiller les surfaces vivantes de leur humidité. Il cause une sorte d'astriction, de resserrement à la peau, détermine une espèce d'irritation, d'abord locale, et qui se propage ensuite à tout le système. Ce resserrement est très-prononcé lorsque l'air est en même temps sec et froid; mais lorsqu'il est chaud, cet effet est balancé par la propriété expansive du calorique, qui, comme nous l'avons vu, appelle les fluides vers la périphérie du corps; aussi l'air sec et chaud est-il infiniment moins tonique que l'air sec et froid. Sous son influence, la digestion est facile, mais non pas active; elle finit même par languir, si cet état continue, L'action du cœur et des artères augmente, au moins pour la vitesse, le sang pénètre facilement les capillaires; la respiration s'exerce librement, l'oxygénation du sang est active, et le dégagement de carbone considérable. On a cru constater que l'absorption cutanée était beaucoup plus énergique sous cette condition de l'atmosphère que dans toute autre; mais cette faculté de la peau étant au moins douteuse, il faut nous en rapporter à des expériences ultérieures. Ce qu'il y a de certain, c'est que la transpiration est alors très-abondante; l'absorption intérieure est du moins extrêmement puissante; le passage rapide des boissons dans la circulation, et surtout l'amaigrissement général, ne semblent-ils pas le démontrer? L'hématose et la nutrition ne paraissent pas alors dans un haut degré d'énergie. Est-ce, comme le pense M. Barbier, la rapidité de la circulation qui gêne l'assimilation des principes alibiles? Quoi qu'il en soit, le sang est rouge, vermeil, mais peu abondant, peu compacte; et si nous en jugeons par ses effets, la nutrition, qui d'ailleurs dépend immédiatement des qualités de ce fluide, est peu développée. Quant aux facultés de l'intelligence, elles peuvent être assez vives lorsque l'air est sec et chaud, mais il ne faut pas que cette constitution continue, car on ne tarderait pas à observer les phénomènes que nous avons signalés pour appartenir à l'air chaud. Les maladies auxquelles prédispose l'air chaud et sec, celles qu'il peut contribuer à guérir; les circonstances où il peut être nuisible, et celles où il peut être avantageux; les moyens de le produire ou de le corriger, sont à peu près les mêmes que ceux que nous avons exposés au § III. Nous n'y reviendrons pas.

Pour ce qui est de l'air sec et froid, ce que nous avons dit § IV lui est entièrement applicable.

§ VI. — Effets de l'humidité sur l'économie animale.

L'air humide, c'est-à-dire celui qui approche le plus du centième degré de l'hygromètre, ou de l'état de saturation, exerce sur les divers appareils organiques une influence considérable. Cette influence est loin d'être la même si la température est chaude, ou bien si elle est froide. N'oublions pas que l'air chaud, chargé d'humidité, a perdu de sa pesanteur, et que les effets qu'il exerce sur nous dépendent de l'action combinée du calorique, de la vapeur et de la rareté de l'air. De toutes les qualités de l'atmosphère, la plus débilitante, la plus relâchante est celle dont nous parlons. Les organes, dépourvus d'énergie, exécutent avec peine, avec lenteur, les fonctions qui leur sont confiées. Tous les tissus sont frappés d'une mollesse remarquable, leur action doit être languissante. La surface du corps est dans un état de gonflement dû à la force expansive du calorique et à l'action de la vapeur. Une sueur abondante, résultat de cette double cause, inonde la surface du corps. La matière de la transpiration paraît d'autant plus copieuse, que l'air, saturé d'humidité, se charge difficilement du produit de l'exhalation cutanée, qui se condense en gouttelettes sur les diverses régions du corps. Cette évacuation ajoute singulièrement à la faiblesse générale. L'action du système gastrique partage l'atonie universelle. L'élaboration des matières alimentaires qui y sont introduites est lente et imparfaite; l'appétit est faible, la soif presque nulle, non à cause de l'activité de l'absorption cutanée, comme on l'a pensé, mais à cause de l'absorption pulmonaire. Les matières alvines sont plus abondantes et plus humides, ce qui n'avait pas échappé au génie observateur d'Hippocrate, et ce qui semble indiquer aussi que l'absorption intestinale est peu prononcée. La circulation est loin de rester étrangère à cet état de langueur; la faiblesse du pouls décèle l'atonie du principal organe de la circulation. La respiration est lente et pénible; une moindre quantité d'oxygène se trouve absorbée; le sang n'est donc pas vivifié par ce principe; il doit être peu réparateur, peu stimulant; aussi la nutrition est-elle réellement moins active, bien que le volume du corps paraisse augmenté. Cette espèce de gonflement est pour ainsi dire mécanique; il est le résultat inévitable de la force expansive de la chaleur et de l'humidité, jointes peut-être à une pression atmosphérique moindre. Quoi qu'il en soit, cette constitution est favorable à l'accumulation de la graisse dans le réseau qui lui sert de réservoir général. Mais nous avons déjà pressenti que ce phénomène était plus souvent dû à un relâchement des solides, à un défaut d'énergie dans tout l'organisme, qu'à l'activité de la nutrition; et cette vérité trouve ici sa confirmation. La faiblesse des mouvemens, le sentiment d'une débilité profonde, viennent à l'appui de cette assertion. On a pensé que l'absorption cutanée était plus active alors, et que le corps augmentait de poids lorsqu'il séjournait dans une atmosphère humide. Fontana dit qu'il pesait quelques onces de plus qu'après s'être promené quelque temps dans une atmosphère humide; et Keil cite l'exemple d'un jeune homme qui, après avoir dormi une nuit dans une atmosphère semblable, pesait quatorze onces de plus que la veille. Ces faits ne prouvent pas que les absorbans cutanés soient devenus plus actifs, et qu'ils aient puisé dans l'air cet accroissement de poids; ils ne prouveraient même pas l'existence de ces vaisseaux, puisque cette augmentation de poids trouve son explication dans l'absorption pulmonaire. Les fonctions de l'encéphale sont comme engourdies; cet organe n'est plus sollicité par l'abord d'un sang vivifiant; les impressions sont obtuses, la sensibilité générale affaiblie. C'est principalement sur le système musculaire que cette action débilitante se fait sentir; la contractilité est presque anéantie; les mouvemens sont lents et pénibles, une prompte fatigue les suit. C'est sans doute à cause de cette faiblesse générale que l'air paraît lourd dans ces circonstances, quoiqu'il soit réellement plus léger que dans les autres constitutions. Si cet état de l'atmosphère persiste pendant un certain temps, les individus prennent les attributs du tempérament appelé lymphatique : les chairs sont molles et comme boursouflées; la peau est décolorée; une débilité générale s'empare d'eux. La végétation est très-active; mais les êtres organisés privés de la vie, se décomposent, se putréfient avec la plus grande rapidité. Cette disposition de l'air, bien plus encore que la chaleur, favorise les contagions et les épidémies. Elle imprime aux maladies régnantes un caractère particulier. Les phlegmasies des membranes muqueuses, celles du canal digestif surtout, sont alors très-fréquentes. Les fièvres intermittentes simples ou pernicieuses semblent affectionner cette température, et toutes les maladies sont sujettes à présenter des symptômes nerveux et cérébraux. La vapeur ne paraît pas agir seule dans ces circonstances : les miasmes de toute espèce, dont elle favorise la transmission, paraissent en être la principale cause. Le scorbut se développe aussi sous cet état de l'air; et les hydropisies, plus communes par le temps humide et froid, se montrent aussi assez fréquemment pendant le temps humide et chaud. Cette disposition de l'air sera nuisible aux enfans, aux femmes, aux personnes atoniques, scrofuleuses, rachitiques; enfin, à toutes celles dont les chairs sont flasques, la peau décolorée, les fonctions languissantes. Elle pourra être avantageuse au contraire à celles dont la fibre est sèche et dure, dont la peau est brune, la sensibilité exaltée; à celles dont les organes respiratoires sont dans un état habituel d'irritation. Elle pourra être avantageuse dans la plupart des maladies caractérisées par une sur-excitation, dans toutes les phlegmasies aiguës des voies aériennes, le coryza, l'angine, le catarrhe, la pleurésie, la pneumonie; les autres phlegmasies aiguës pourront aussi être avantageusement modifiées par elle. L'art peut facilement procurer dans ces circonstances l'espèce de température dont il est ici question. Il suffit pour cela de faire vaporiser dans la chambre du malade une grande quantité d'eau, de la convertir en une espèce d'étuve. On peut aussi se contenter de diriger sur l'organe affecté de l'eau à l'état de vapeur. S'il s'agissait du traitement d'une maladie chronique, il faudrait conseiller au malade l'habitation d'un lieu où régneraient habituellement ces qualités de l'air. Il n'est pas aussi facile de corriger l'humidité chaude que de la produire. On le pourrait à l'aide du feu; mais on augmenterait singulièrement la chaleur, ce qui serait un autre inconvénient. Quant aux substances qui absorbent l'humidité de l'air, je doute qu'on pût les employer pour de grandes opérations comme celles dont il s'agit ici. Si donc on était consulté par des individus auxquels l'air dont nous parlons fût nuisible, on n'aurait rien de mieux à faire que de leur conseiller une habitation plus sèche et plus élevée.

L'action de l'humidité froide diffère, avons-nous dit, de celle de l'humidité chaude; en effet, bien que l'influence de celle-ci soit essentiellement délétère, l'influence de celle-là est plus pernicieuse encore. L'une est utile dans quelque cas, l'autre est constamment nuisible. Elle trouble l'organisme, dérange l'harmonie des fonctions et conséquemment altère la santé. L'impression de froid que l'air dont nous parlons exerce sur la peau est plus vive que celle d'un froid sec au même degré, parce que l'eau lui communique sa faculté conductrice du calorique, et qu'il semble dans ce cas s'appliquer plus exactement sur la surface du corps. Cependant on serait dans l'erreur si l'on pensait que cette impression du froid produisît un effet tonique sur nous; cet effet est annulé par l'action relâchante de la vapeur. Aucune température ne s'oppose davantage à la transpiration cutanée que l'humidité froide. La perspiration est alors presque nulle. Le tissu capillaire est dans un état de resserrement remarquable, produit par l'impression offensante du froid humide. Une plus grande quantité de fluide est refoulée de la périphérie vers le centre. On a prétendu que l'absorption cutanée conservait son activité au milieu de l'air froid et humide; telle est l'opinion de Hallé et de M. Barbier, mais ce que nous avons déjà dit, dans plusieurs circonstances, nous dispense d'entrer à cet égard dans de plus grands développemens. Pendant la durée de cette constitution de l'air, la digestion languit, l'appétit diminue, les viscères abdominaux remplissent mal leurs fonctions; les selles sont abondantes, les urines sont rendues en quantité considérable. La circulation est troublée; le cœur doit pousser dans l'aorte et dans l'artère pulmonaire une plus forte colonne de sang dont la masse est augmentée par celui des vaisseaux capillaires de la circonférence; mais la contractilité de ce viscère est elle-même diminuée; d'une autre part, un sang peu oxygéné revient du poumon et stimule peu le principal organe de la circulation; ses contractions sont donc faibles et ne peuvent vaincre les obstacles qui lui sont opposés. Le sang doit alors stagner dans les viscères intérieurs et surtout dans le poumon; de là la fréquence des actes respiratoires, déjà nécessitée par le peu d'oxygène que contient l'air humide et froid. Les conséquences d'une pareille disposition sont faciles à tirer. La circulation languit, le pouls est faible, quelquefois irrégulier. Les phlegmasies des membranes muqueuses, surtout celles du poumon, les accès d'*asthme* doivent en être le résultat, et d'autant plus que les organes de la circulation seront eux-mêmes altérés, ce qui arrive ordinairement chez les vieillards ainsi que nous l'avons déjà dit. Le poids du corps augmente pendant l'humidité froide, et bien que la sanguification se fasse d'une manière imparfaite, cependant l'embonpoint s'accroît, sans doute à raison du peu de pertes que nous subissons alors. Cet état de l'air favorise d'une manière remarquable le développement de la constitution atonique. D'après le rapport de Barthélemy, qui s'appuie de l'autorité des historiens grecs, les Béotiens, qui vivaient dans un air épais, *crasso in aere nati*, étaient gras, lourds, et d'une intelligence peu développée; ce qu'on observe encore chez quelques peuples modernes soumis aux mêmes influences.

Aussi dans cette atmosphère les sensations sont peu vives, les passions faibles; les habitans sont peu propres aux grandes entreprises, et moins encore aux travaux de l'esprit. S'ils peuvent réussir quelquefois dans ceux qui n'exigent que de la patience, ils sont incapables de ceux où l'imagination est nécessaire. La contractilité des muscles est affaiblie, mais moins que sous un air humide et chaud. Cette disposition de l'atmosphère est surtout nuisible aux individus auxquels l'humidité chaude ne convient pas; elle prédispose aux fièvres intermittentes, aux affections vermineuses, aux inflammations des membranes muqueuses, aux rhumatismes, au scorbut, aux engorgemens des glandes lymphatiques, aux hydropisies, etc.; elle est favorable aux épidémies et aux contagions. Elle ne peut devenir utile dans aucune circonstance; c'est donc à l'éviter qu'il faut mettre toute son attention. On y parvient aisément au moyen d'une combustion active, qui a l'avantage d'élever la température, et de donner à l'air une force dissolvante plus énergique. Des vêtemens chauds, des alimens sains, nourrissans, et même légèrement excitans, un vin généreux et sucré, un punch léger, ou quelques faibles doses de liqueurs alcooliques, peuvent combattre avec beaucoup d'avantage les effets pernicieux de l'air froid et humide, en favorisant une heureuse réaction.

Indépendamment des qualités de l'air que nous venons d'examiner, ce fluide exerce encore sur l'économie animale une influence marquée par divers agens dont il est le véhicule. C'est ainsi que le fluide électrique, qu'il contient à divers états, imprime à notre organisme des modifications importantes. Celles que nous devons à la lumière ne sont pas moins dignes d'attention; mais ce serait un double emploi que d'en parler ici, et ces sujets seront plus convenablement placés aux articles *électricité* et *lumière*. Ce n'est pas tout encore, une foule de substances de diverses natures se mêlent incessamment à l'air, s'y dissolvent, l'altèrent, et agissent sur nous d'une manière puissante. La respiration des animaux vicie l'air, autant en lui enlevant l'oxygène qu'en lui restituant de l'acide carbonique et une portion de vapeurs animales, ce qui justifie en partie cette expression éloquente de Rousseau : « l'haleine » de l'homme est mortelle pour l'homme, au physique » comme au moral. » La combustion semble produire des effets analogues. La végétation modifie encore l'air atmosphérique. Les fermentations de toute espèce, la décomposition des matières animales et végétales, les miasmes qui se dégagent des marais, chargent l'air de matières étrangères plus ou moins dangereuses; les arômes des végétaux, les émanations animales, l'odeur de la terre humectée agissent à leur manière.

Cependant l'action de l'air ne se fait point également sentir sur tous les individus. Ceux qui sont fortement constitués bravent impunément les différentes intempéries des saisons, sans en être affectés. Peu importe aux gens ainsi favorisés de la nature que l'air soit chaud ou froid, humide ou sec, lourd ou léger; ils réagissent également contre toutes les qualités de l'air. Si la constitution donne la faculté de résister à l'action destructive des diverses températures, l'habitude de vivre dans ces températures produit aussi le même résultat. Ne voyons-nous pas les habitans des pays les plus insalubres jouir d'une santé brillante, au milieu de leur atmosphère impure, tandis que le voyageur vient y chercher une mort presque assurée? Les naturels de certains pays sont à l'abri des contagions ou des épidémies qui dévorent les étrangers; et, sans chercher des exemples si extrêmes, ne voyons-nous pas les habitans des campagnes, lorsqu'ils viennent chercher leur séjour dans nos grandes villes, payer ce qu'on appelle leur tribut au changement d'air. Les constitutions faibles sont soumises d'une manière rigoureuse aux diverses impressions atmosphériques; les femmes délicates, les enfans, et les vieillards, y seront bien plus sensibles. L'état de santé de l'individu influera aussi sur le genre d'impression de l'air; s'il est frappé d'une maladie aigüe ou d'une maladie chronique, s'il est convalescent, cette impression sera certes bien différente. Enfin elle sera loin d'être la même, si l'air présente pendant long-temps la même propriété, ou s'il ne la conserve que peu de temps; si cette qualité de l'air est survenue tout à coup, ou si elle a été graduelle. Lorsque l'air est long-temps le même, il produit alors une constitution organique particulière, il modifie tout l'individu, il fait naître ce qu'on nomme des prédispositions; il peut donc dans ce cas être considéré comme cause prédisposante. Si le changement d'air s'est fait d'une manière graduelle, et qu'il soit de peu de durée, son effet sur l'organisme est alors presque nul, et même il est plus avantageux que nuisible. L'inconstance de l'air, dont on se plaint si amèrement et si injustement, est sans contredit une chose utile, et même nécessaire; on ne pourrait vivre sous une même température; indépendamment de ce qu'elle nous priverait infailliblement des moyens de vivre, nul doute qu'elle ne développât chez nous une constitution exagérée, source de maladies mortelles. Aussi voyons-nous que dans les pays où la température est la plus constante, cependant le changement de saison s'y fait encore sentir; il y a même des variations quotidiennes, ne fût-ce que celle de la nuit au jour. Lorsque les changemens d'air ne sont pas trop brusques, ils sont donc nécessaires, même lorsque le changement est en apparence désavantageux, comme le passage du chaud au froid, du sec à l'humide. Dans ce dernier cas, par exemple, on peut considérer l'humidité, qui va imprimer une langueur générale à toutes les fonctions, comme une cause de repos pour les organes, et par conséquent comme une cause éloignée d'une nouvelle énergie; mais, nous le répétons, il ne faut pas que la même constitution règne trop longtemps, fût-ce même la plus favorable. Si le changement s'opère d'une manière brusque, alors l'air occasionne des maladies nombreuses, selon l'espèce de changement qu'il éprouve; il devient alors *cause occasionnelle*.

Le passage subit du chaud au froid peut faire naître

la plupart des maladies. Nous avons vu que l'impression de l'air froid irritait la peau, y déterminait un sentiment de douleur, et un resserrement particulier. Ces effets sont d'autant plus marqués que le changement est plus prompt; alors le sang contenu dans les capillaires extérieurs est refoulé vers le centre, la transpiration cutanée n'a plus lieu; il faut que les membranes muqueuses suppléent à cette fonction, mais celles-ci, surprises par l'abord inattendu de ces nouveaux fluides, fatiguées par l'excès du travail auquel elles sont soumises, s'irritent et s'enflamment. Ce que je dis des membranes muqueuses doit s'entendre aussi des membranes séreuses, et même des organes parenchymateux; d'où vous conclurez que l'abord des fluides vers le centre détermine des congestions, et même des inflammations. On a dit : *ubi stimulus ibi fluxus;* on aurait pu dire à tout aussi juste titre : *ubi fluxus ibi stimulus;* car si la fluxion dure un certain temps, elle détermine une véritable phlogose. C'est ce que l'on voit souvent dans les affections organiques du cœur; elles commencent par déterminer une congestion de sang purement mécanique, dans les membranes muqueuses gastro-intestinales; bientôt cependant ces membranes rougissent davantage, elles se boursouflent, et finissent par suppurer. Le même effet est produit par la concentration de tous les fluides, déterminée par l'impression subite du froid. Les effets sont seulement plus prompts. C'est au sortir des spectacles, des bals, etc., que les femmes contractent des pleurésies, des catarrhes, des péripneumonies, des gastro-entérites, etc., etc.

C'est ainsi que je conçois l'action du froid; je ne pense pas qu'il agisse en propageant l'irritation spasmodique des fibres organiques de l'extérieur à l'intérieur, ni en répercutant l'humeur de la transpiration, qui irrite les organes par une âcreté particulière. J'ignore même s'il est démontré que la couenne inflammatoire se forme dans ces circonstances, et moins encore que l'absorption cutanée soit augmentée alors.

Nous ne parlerons pas des effets du passage du froid au chaud, par rapport aux individus gelés; nous dirons seulement que si la température s'élève tout à coup d'un grand nombre de degrés, la circulation étant augmentée d'énergie, il peut survenir des hémorrhagies, des apoplexies, et des inflammations, surtout celle de la peau.

Le changement d'un air sec à un air humide est différent si l'humidité est chaude ou si elle est froide. Ce changement produit surtout des effets profonds lorsque l'humidité est en même temps froide. On est certain alors de voir se produire toutes les inflammations, mais surtout celles des membranes muqueuses, celles des muscles et des articulations. Lorsque le temps humide passe au sec, il n'en peut résulter aucune espèce de désavantage.

SECONDE SECTION.

Effets des mouvemens de l'air sur l'économie animale.

On a dit avec raison que les vents étaient les vagues de l'air; c'est en effet le moyen dont la nature se sert pour disperser les vapeurs et les miasmes qui s'élèvent continuellement de la surface de la terre et de l'eau. Par l'immuable loi de la mort, les êtres organisés restituent à la terre et à l'air, les élémens qu'ils en ont reçus durant leur existence; ils sont destinés à devenir à leur tour de nouvelles sources de fécondité et de vie, pour les êtres nouveaux qui leur succèdent; ainsi rien n'est perdu dans la nature. Mais les débris de ces corps, au lieu de remplir cette destination, deviendraient au contraire une source empoisonnée de mille maux destructeurs, si la nature n'avait pris les plus grandes précautions pour neutraliser ces effets funestes. Les miasmes qui s'exhalent des corps organiques en décomposition porteraient la mort dans le sein des autres êtres vivans, s'ils étaient accumulés dans le même lieu. Un air immobile favoriserait cette accumulation, et la terre ne tarderait pas à être dépeuplée. Remarquons ici combien il était nécessaire que les vents régnassent dans les pays où l'évaporation et la décomposition des corps sont rapides, et combien il est avantageux que l'air des tropiques soit agité par des vents réglés et constans. A mesure que la température devient plus froide, les vents sont moins fréquens et moins forts. Ainsi le premier effet des mouvemens de l'air; c'est d'entretenir l'éternelle pureté de ce fluide; d'où l'on peut conclure que les pays les plus exposés à ces mouvemens sont aussi les plus salubres; ceux des plaines et des hautes montagnes sont en effet heureusement placés pour cela, mais d'autres causes balancent celle-ci.

Pour apprécier l'influence des vents sur l'économie animale, il est indispensable de connaître leur direction, les lieux sur lesquels ils passent et par conséquent leurs qualités. Les vents peuvent venir de toutes les directions, on en a noté trente-deux, ce qui forme ce qu'on nomme la rose des vents. Quoi qu'il en soit, le vent peut être froid et sec, froid et humide; il peut être chaud et sec, et chaud et humide; il peut apporter avec lui divers principes plus ou moins funestes. Celui qui traverse des pays marécageux apporte souvent avec lui le germe d'épidémies meurtrières. Une maladie de ce genre ravageait Agrigente tous les ans à la même époque; Empédocles s'aperçut que dans le même temps des vents qui traversaient des marais infects, arrivaient dans la ville par une vallée étroite; il fit combler le vallon et délivra sa patrie. Magnifique et admirable résultat de l'observation! Lorsque les vents traversent les terres, ils sont en général secs, froids ou chauds, selon qu'ils viennent du nord ou du midi. Dans nos régions, les vents de l'est sont secs, parce qu'ils traversent une grande étendue de terre, ceux d'ouest sont humides parce qu'ils ont parcouru le vaste Océan avant d'arriver jusqu'à nous; aussi sont-ils les messagers ordinaires des pluies. Les vents humides sont en général plus chauds que les vents secs. Le vent de nord-est est sec et froid, le vent de nord-ouest est froid et humide, mais d'une température moins basse. Dans les zones brûlantes, l'humidité tempère l'ardeur de l'atmosphère. En Afrique les vents orientaux qui ont traversé les vastes mers de l'Inde, et qui sont chargés de vapeurs, modèrent la chaleur excessive de ces climats. Mais lorsqu'ils ont parcouru les déserts enflammés de la Nubie, de la Nigritie et du Sahara, ils arrivent étouffans, et chargés d'une poussière sablonneuse et brûlante. Tels sont aussi le *samiel* des Arabes, le *khamsin* des Égyptiens, le *sirocco* des Italiens, le *harmattan* des côtes de Barbarie, le *solano* des Espagnols, et une foule d'autres. Lorsque ces vents se font sentir, les corps sont desséchés comme par le feu, les planchers des maisons se disjoignent, les ponts et les parois des navires se séparent, et ne se rapprochent que lorsque le vent cesse. Les hommes et les animaux sont obligés de rester renfermés, sans quoi ils succomberaient, à moins qu'ils ne prissent la précaution de s'enduire de corps gras. Le khamsin, ou vent des cinquante jours, parce qu'il souffle dans les cinquante jours qui entourent l'équinoxe, a été aussi nommé vent chaud du désert; il ressemble, dit Volney, à celui qui sort d'un four ou moment où on en retire le pain. S'il vient à durer plus de trois jours, les habitans périssent suffoqués.

Pour éviter de tomber dans de fastidieuses répétitions, nous dirons que l'effet des vents sur l'économie tient à leur qualité ou chaude ou froide, ou sèche ou humide, et ressemble à celle de l'air qui jouit de ces qualités. Mais ils exercent une pression mécanique sur la surface du corps, qui est d'autant plus grande qu'ils sont plus violens, et qui augmente singulièrement l'action de l'atmosphère, qui se trouve incessamment renouvelée autour du corps. Une morosité sombre, un accablement extrême de corps et d'esprit s'empare de l'homme exposé à certains vents. Ces effets dépendent en général de la chaleur et de l'humidité, qui, rendant l'air plus léger, diminuent la pression, et le corps semble devenir d'autant plus lourd; ils proviennent aussi de ce que l'humidité étant bonne conductrice de l'électricité, elle en dépouille l'atmosphère.

L'alacrité, l'agilité, le bien-être physique et moral, résultent de l'impression des vents d'est: mais ils déterminent fréquemment aussi des maladies inflammatoires. L'angine est bien souvent le résultat de l'équitation à contre-vent. Au reste l'effet de ces vents varie beaucoup, selon les dispositions physiques dans lesquelles l'individu se trouve.

Le passage subit d'un vent à un autre doué de qualités inverses peut être suivi de quelques dangers pour les personnes débiles: ces dangers ont été signalés en parlant des variations atmosphériques.

Lorsqu'il règne des courans d'air dans un appartement, on doit craindre de s'y exposer lorsqu'on est en sueur. Ces vents coulis arrêtent le travail de la nature, par l'impression de froid qu'ils produisent; impression bien plutôt due à la promptitude avec laquelle ils font évaporer la sueur, qu'à leur température réelle. Il peut résulter de leur impression des inflammations des divers viscères, surtout de la membrane muqueuse des voies aériennes et du parenchyme pulmonaire, et plus encore des rhumatismes musculaires et articulaires.

TROISIÈME SECTION.

Effets de la lumière sur l'économie animale.

La lumière est un des principaux élémens de l'organisation. Celle-ci n'existe que dans les lieux où elle pénètre, et l'on peut suivre le décroissement de l'organisation, son affaiblissement progressif par la diminution de la lumière. Non seulement elle verse la vie, mais elle pare les corps qu'elle en a doués des plus riches couleurs; on les voit se décolorer et périr dans les lieux dépourvus de ce principe fécondant. Cet effet est surtout remarquable sur les végétaux; ils sont revêtus des couleurs les plus intenses lorsqu'ils sont exposés à l'insolation; ils s'étiolent lorsqu'on les prive de la lumière. C'est par ce moyen qu'on en décolore et qu'on en attendrit un grand nombre pour notre usage. Alors ils perdent non seulement leur couleur, mais encore leur saveur. En effet, ils abandonnent leur amertume, leur arôme et leur résistance; propriétés qui les rendaient impropres à notre alimentation. C'est à la lumière, autant qu'à la chaleur, que les plantes doivent leurs parfums et leurs saveurs. Les plantes qu'on fait croître dans des serres, en élevant beaucoup la température, n'ont jamais l'arôme ni la saveur de celles qui croissent à l'air libre, ce qu'on doit attribuer à ce qu'elles sont privées du bienfait de la lumière.

Ce fluide n'exerce pas une influence moindre sur les animaux. Les animaux du Nord sont pâles et blafards, décolorés, bruns, fauves ou blancs; ceux des pays où la lumière abonde sont éclatans de pourpre, d'or et d'azur. Tels sont les beaux papillons et la plupart des oiseaux des régions tropicales. Cette influence n'est pas moins sensible sur l'homme; il pâlit et s'étiole, se décolore comme les végétaux, lorsqu'il est privé des rayons du jour. Dans les rues basses, étroites, où l'air circule à peine, où la lumière ne pénètre jamais, les habitans ont une figure sépulcrale, et tous leurs organes languissent dans l'atonie. L'homme vit-il au contraire dans un air pénétré des rayons vivifians du soleil, il se colore, il devient fort, agile, dispos; ses fonctions s'exécutent avec énergie; d'où l'on peut conclure que la lumière agit comme un excitant, et convient merveilleusement aux individus dont la constitution est caractérisée par la faiblesse des divers appareils, aux femmes molles et délicates, aux enfans débiles. Elle pourra nuire aux personnes douées des qualités contraires. C'est à la lumière, bien plus qu'à la chaleur, ou même uniquement, que les habitans des diverses contrées du globe doivent les nuances qui les distinguent. Nous aurons occasion de voir que Voltaire, méconnaissant le pouvoir des climats, admettait des races d'hommes doués de caractères originels indépendans de leur influence. Il est cependant hors de doute, ainsi que nous le verrons à l'article *climats*, qu'ils peuvent avec le temps métamorphoser entièrement la constitution. C'est donc à la force de la lumière que la couleur plus ou moins intense du corps muqueux est due. Les peuples du Nord sont blancs; ceux des pays tempérés sont plus bruns et mélangés; ceux qui s'approchent du midi sont basanés, ceux des tropiques sont cuivreux, mulâtres ou noirs, suivant que l'influence de la lumière est plus ou moins modifiée par d'autres causes locales. On peut dire qu'en général l'espèce humaine noircit au feu du soleil, et blanchit à la lumière douteuse des pôles. Il nous serait facile d'étayer ces propositions par des exemples.

C'est avec raison, selon nous, que l'on a attribué à l'absence de la lumière les paroxysmes qui arrivent ordinairement dans les maladies au moment où le soleil abandonne l'horizon; d'après notre opinion, l'électricité doit jouer aussi un grand rôle dans ces phénomènes singuliers. Je suis porté à croire aussi que l'air qui reçoit l'influence de la lumière est bien plus propre à la respiration que celui qui en est privé, bien qu'elle ne pénètre pas avec lui dans la cavité pulmonaire, et je me fonde sur ce que, dans les maladies thoraciques, et surtout dans celles des organes de la circulation, qui donnent lieu à des dyspnées périodiques, la difficulté de respirer est bien plus grande le soir, dans la nuit, et surtout le matin, lorsqu'il y a plus long-temps que l'obscurité règne sur l'horizon, et dans l'hiver, que dans les circonstances opposées. Dans la plupart des cas, ce n'est que dans ces momens que la suffocation survient, et les exceptions sont bien rares, où les malades n'étouffent que le jour, ou durant l'été. En général la dyspnée se dissipe à mesure que la lumière se répand avec plus d'abondance.

Mais est-ce à l'absence de la lumière qu'on doit attribuer les effets surprenans que les éclipses produisent sur les animaux? Comment expliquer ce sentiment de terreur instinctif qui plonge les êtres qui respirent dans l'abattement le plus profond. Les animaux de nos basses-cours fuient avec précipitation, et cherchent à se cacher. Les personnes délicates, chez lesquelles domine l'appareil de l'innervation, éprouvent des défaillances, des syncopes, des convulsions. Les exemples de ce genre sont très-nombreux dans les auteurs. Le plus remarquable est celui de Bacon de Vérulam, qui tombait en défaillance lorsqu'il y avait une éclipse de lune, lors même qu'il ne l'avait pas prévue. Cette espèce de bouleversement des lois de la nature cesse au retour de la lumière.

C'est à l'obscurité et au silence que ramène la nuit, que nous devons le repos de nos organes, et le sommeil bienfaisant et réparateur.

QUATRIÈME SECTION.

Effets de l'électricité.

Malgré les progrès immenses faits dans ces derniers temps par les sciences physiques et naturelles; malgré les probabilités où l'on est parvenu sur le rôle majeur que l'électricité doit jouer dans l'organisation non seulement des animaux, mais de l'univers, on ne sait encore rien de bien précis sur ce sujet. Toutes nos connaissances se bornent, en dernière analyse, à savoir que le fluide électrique excite les mouvemens organiques; qu'il accélère souvent la circulation, la respiration, les sécrétions, les excrétions, etc.; qu'il favorise l'accroissement des végétaux, et hâte l'incubation, etc.

Dans l'état naturel, le corps humain étant un excellent conducteur du fluide électrique, et n'étant point isolé, ce fluide ne doit avoir que peu d'influence sur lui. Le corps doit alors avoir la quantité naturelle de fluide nécessaire à son existence; la quantité qui pourrait lui être communiquée par le mouvement, le frottement, une certaine température, ne ferait, pour ainsi dire, que glisser sur lui pour se rendre promptement dans le réservoir commun. Dans l'état de santé, l'homme est en effet très-peu sensible aux changemens électriques qui surviennent dans l'atmosphère; mais dans l'état de maladie, lorsque le système nerveux est parvenu à un degré de prééminence très-considérable au détriment des autres systèmes, les changemens électriques sont ressentis par les malades. Ils s'aperçoivent du passage d'une nue fortement électrisée. Lorsque l'air est sec et mauvais conducteur de l'électricité, ils sont excités ou abattus et comme courbaturés.

Mais si l'électricité extérieure est à peu près sans influence sur l'homme dans l'état naturel, il est plus que vraisemblable qu'il se forme dans notre économie une électricité nécessaire à l'exercice de nos fonctions. L'exemple des animaux électriques ne permet pas de douter qu'il ne se fasse chez eux une véritable sécrétion de ce fluide, et l'expérience par laquelle Aldini a fait contracter des muscles en ne composant la chaîne qu'avec des nerfs et des muscles, est encore très-propre à confirmer cette présomption. Ainsi, disait M. Hallé, l'économie animale a ses moyens propres de faire naître au dedans d'elle-même une électricité efficace et puissante. Les intermèdes connus de cette électricité, ceux dont l'action frappe aisément les yeux, sont les nerfs et les muscles. N'est-il pas naturel de penser que les actions profondément cachées dans le centre des viscères, et dont l'intégrité est également intéressée à la perfection de l'influence nerveuse, sont dans des rapports semblables avec les plexus dont les ramifications pénètrent ces organes? Cette association générale des organes nerveux et des organes actifs et contractiles, nécessaires partout pour l'accomplissement des fonctions animales, ne confirme-t-elle pas encore ici l'idée d'une double électricité, toujours présente quand il y a quelque effet important à produire. On conçoit dès-lors à quel point l'étude des phénomènes électriques a droit d'intéresser la physiologie et la médecine. Un jour peut-être sera-t-on conduit par cette voie à la révélation complète des mystères les plus admirables de la vie animale. Les expériences récentes et les observations microscopiques de MM. Prevost et Dumas semblent promettre que ces propositions seront un jour entièrement confirmées. Ces observateurs attentifs ont exposé beaucoup plus clairement qu'on ne l'avait fait encore la manière dont un courant galvanique excite les contractions musculaires; ils ont remarqué comme contre-preuves des phénomènes électriques dans les contractions produites par les excitans hallériens; ils finissent par demander si la contraction produite sous l'influence de la volonté est aussi le résultat d'un semblable courant galvanique. Ces auteurs s'arrêtent ici dans un doute philosophique d'autant plus louable que, par les expériences qu'ils ont tentées dans les circonstances qui leur ont paru le plus favorables, ils n'ont encore obtenu aucun résultat positif.

Mais l'électricité qui se développe dans les animaux et les phénomènes appelés galvaniques ne sont pas dus, ainsi que le voulait le professeur de Bologne, à un fluide d'une nature particulière, qu'il nommait *électricité animale,* mais bien au même fluide qui produit les phénomènes généraux d'électricité.

Les premiers effets du galvanisme furent observés sur l'économie animale. On savait depuis long-temps qu'en mettant deux pièces métalliques de nature différente, l'une sur la langue et l'autre au-dessous, et qu'en faisant toucher ces deux plaques par les bords qui dépassent la langue, on éprouvait une saveur particulière. Telle est aussi la lueur que produit quelquefois dans l'œil la même opération ou l'action de la pile galvanique. Telles sont les contractions observées dans les grenouilles et dans beaucoup d'autres animaux. Quelques physiciens ont remarqué de plus que le fluide galvanique exhalait une odeur ammoniacale; d'autres fois qu'il produisait des bourdonnemens d'oreilles; enfin cette espèce d'électricité détermine des contractions musculaires et tous les phénomènes de la commotion électrique. On pense aussi que le courant galvanique, que nous avons vu décomposer avec tant d'énergie les corps les plus réfractaires à l'analyse chimique, décompose par départ les humeurs qui entrent dans notre organisation. M. Humboldt, en mettant la plaie d'un vésicatoire qu'il s'était fait appliquer entre les épaules dans ce dessein, dans le cercle galvanique, en fit couler une sérosité âcre et corrosive qui rubéfiait tous les points sur lesquels elle passait; mais c'est principalement sur les effets présentés par la contractilité musculaire que se sont exercés les médecins et les physiciens. Ils ont eu pour but de déterminer quelles étaient les parties qui conservaient le plus long-temps leur faculté contractile. Nysten a fait des expériences suivies sur les quatre grandes classes d'animaux à sang rouge, et sur l'homme en particulier; il a examiné successivement les muscles de la vie individuelle et les muscles de la vie de relation. Les animaux, sujets de ces expériences, avaient été tués de trois manières différentes, et les individus humains étaient morts à la suite de diverses maladies. Dans les quadrupèdes mammifères, dont la mort générale avait été déterminée par celle du cerveau, les organes contractiles ont perdu leur faculté de se contracter par la pile galvanique, dans l'ordre suivant : le ventricule aortique, le gros intestin, l'intestin grêle, l'estomac, les iris, le ventricule pulmonaire; les muscles locomoteurs, l'oreillette aortique, l'oreillette pulmonaire. Le système digestif des ruminans, si différent sous le rapport de sa forme et de ses fonctions, ne présente à l'action galvanique que des différences peu marquées. Ayant aussi examiné des oiseaux par le même moyen, Nysten s'assura que la contractilité s'éteignait à peu près dans le même ordre. — Les autres manières de produire la mort, surtout celle qui est occasionnée par l'asphyxie au moyen de certains gaz délétères, introduisent des variétés importantes dans la durée de la contractilité, qu'elles diminuent sensiblement. Les asphyxies par l'hydrogène sulfuré, en général celles qui s'opèrent lentement, produisent ce résultat. Le contact de l'air fait perdre promptement la faculté contractile.

Les expériences tentées par le même médecin sur l'homme qui avait succombé à diverses maladies, ont produit quelques résultats assez intéressans. — La contractilité existe toujours une heure après la mort; elle s'éteint d'abord dans les muscles droits, puis dans les pectoraux, enfin dans les membres. Les sujets morts à la suite des maladies aiguës conservent plus long-temps la sensibilité à l'action galvanique que ceux qui ont succombé à la suite des maladies chroniques. Parmi ces dernières, celles qui portent atteinte à la nutrition, telles que la phthisie et le cancer de l'estomac, diminuent la faculté contractile plus que les autres, même que les hydrothorax et les leucophlegmasies, etc.

On voit, d'après ce qui précède, que l'action galvanique exerce sur la contractilité une influence analogue à l'influence nerveuse. Voilà pourquoi, si l'on excite les nerfs musculaires peu de temps après la mort, par le galvanisme, il agit alors sur les nerfs dans lesquels il existe encore quelque puissance, et produit des convulsions générales; mais lorsqu'après un laps de temps plus considérable cette puissance est anéantie, il ne détermine plus que des contractions partielles.

CINQUIÈME SECTION.

Effets des saisons sur l'économie animale.

Rien n'a plus exercé l'esprit d'observation des médecins de l'antiquité, et la plume de leurs prolixes et fastidieux commentateurs, que l'influence des saisons sur l'économie animale. On doit placer au premier rang, sous le double rapport et du génie et de l'ancienneté, le père de la médecine. Hippocrate revient continuellement sur ce genre d'observations; et une grande partie de ses ouvrages, et principalement de ses aphorismes, est consacrée à tracer les effets des saisons sur le corps humain. Il s'y montre surtout habile observateur des maladies qui affectent l'homme dans les diverses saisons de l'année, dans les diverses constitutions de l'air.

L'homme, ainsi que les autres animaux, est loin d'être le même dans les différentes saisons de l'année. Au printemps, où une température douce et modérée succède à une température froide et rigoureuse, une force générale d'expansion se manifeste, et l'homme éprouve à un haut degré les effets que nous avons décrits en parlant de l'air tempéré, et sur lesquels nous ne reviendrons pas. Ces effets sont rendus plus manifestes encore par l'abondance de chaleur et de lumière qui inonde l'atmosphère dans cette époque brillante de l'année. Nous avons dit que dans nos climats les maladies inflammatoires, les congestions, l'état pléthorique général ou local, étaient le partage de cette température : mais le scorbut règne souvent au printemps; ce n'est pas que cette saison le favorise, comme on pourrait le croire. Le scorbut, qui est une atteinte profonde portée sur les fluides et les solides de l'économie animale, ne peut être le résultat d'une cause instantanée; telle que le renouvellement d'une saison; mais l'hiver froid et humide a agi profondément sur des individus incapables de réagir, et c'est au printemps que les symptômes de la maladie se manifestent. Le printemps est très-favorable à la résolution des maladies, bien que plusieurs auteurs aient écrit que c'était la saison de l'année la plus meurtrière.

Nous avons exposé suffisamment, à l'article *air chaud*, les effets de l'été sur l'homme; on pourra appliquer à l'automne et à l'hiver ce que nous avons dit de l'air humide et chaud, humide et froid, et de l'air froid. Pour que ces données soient complètes, on devra y ajouter les effets que nous avons attribués à l'électricité et à la lumière. On ne devra pas oublier non plus que l'influence des saisons varie non seulement par la qualité de l'air, la quantité de lumière, de chaleur et d'électricité, mais encore par le spectacle que la nature nous présente à chacune de ces époques, et par le genre de productions qu'elle nous offre, et aussi par la saison à laquelle la saison nouvelle succède. D'après ce que nous avons exposé, chacun peut aisément remplir ce cadre par la pensée.

Hippocrate a remarqué que lorsque le cours des saisons était régulier il y avait peu de maladies, mais qu'elles étaient au contraire très-multipliées lorsque la constitution de l'atmosphère était irrégulière. Les maladies d'une saison étant guéries par la saison contraire, elles peuvent devenir réciproquement des moyens thérapeutiques pour les maladies qu'elles engendrent; mais comme il n'est pas au pouvoir de l'homme de les faire naître, nous sommes bornés à en attendre les effets sans pouvoir les provoquer.

SIXIÈME SECTION.

Effets des climats sur l'économie animale.

L'action des climats sur l'homme est très-complexe. Comme celle des saisons, elle est due à plusieurs causes; elle est le résultat de l'influence du calorique, de la lumière, de l'électricité, des diverses qualités de l'air, du sol, de la nature des eaux, des productions qui lui sont propres, et peut-être d'autres agens dont nous ignorons l'existence. Le climat exerce en général son pouvoir sur une masse considérable d'individus, et, sous ce rapport, son histoire appartient plus particulièrement à l'hygiène publique; mais comme il imprime à l'organisme des hommes isolés des modifications profondes, comme il en change complétement la nature, son étude, au moins partielle, rentre dans notre domaine.

L'homme, par son organisation, paraît destiné à vivre sous toutes les latitudes. Il a plus que tous les autres animaux la faculté de se plier à toutes les influences atmosphériques ; il est essentiellement cosmopolite. Cette faculté est surtout le partage des habitans des régions tempérées. En effet, nous avons vu que les vicissitudes de l'air étaient très-fréquentes dans ces contrées, ce qui habitue les indigènes à supporter ces variations sans danger; en outre la différence des saisons y est très-marquée, le froid y est rigoureux, la chaleur intense; d'ailleurs la température ne s'éloigne pas sensiblement de l'un ou de l'autre extrême, et l'on conçoit que ces diverses causes réunies rendent l'homme de ces contrées très-propre à vivre sous d'autres climats. Il n'en est pas ainsi des habitans du nord et du midi, qui ne peuvent être transportés impunément dans des climats opposés à ceux qui les ont vus naître. Mais quoique l'homme soit cosmopolite, si l'on réfléchit que les climats tempérés, où les variations de l'air sont fréquentes, sont les plus avantageux à la santé (car, ainsi que nous l'avons fait voir, une température constante occasionne une foule de maladies); si l'on examine d'ailleurs la générosité avec laquelle la nature a doté les pays tempérés de matières alimentaires (en effet les riches graminées croissent abondamment dans ces régions peuplées de troupeaux, de gallinacés, de gibier de mille espèces), il est difficile de ne pas convenir que ces pays sont l'habitation la plus convenable et la plus naturelle à l'homme.

Néanmoins tous les hommes ne peuvent pas vivre dans ces régions fortunées. Les uns sont appelés à traîner leur misérable existence dans les antres des pôles, à s'enfoncer vivans dans les entrailles de la terre, pour éviter les impressions mortelles d'un froid glacial; les autres, destinés à un supplice peut-être plus cruel encore, sont condamnés à respirer un air embrasé qui les dévore sans qu'il leur soit possible de s'y soustraire. Les premiers, vivant de mousse, de lichen, de sommités de pin, du lait de renne, ou de sa chair, sont arrêtés dans leur développement et par la pénurie de leur régime alimentaire, et par la rigueur du froid. Indigens de lumière et de chaleur, dont les habitans des tropiques surabondent, ils gémissent d'un mal dont l'excès opposé fait le supplice de ces derniers. Les seconds, jetés au milieu d'une nature gigantesque, accablés du poids continuel d'une chaleur brûlante qui anéantit toutes leurs facultés, sont incapables, dans leur abattement, de jouir des richesses dont ils sont entourés. On conçoit que l'organisation doit être modifiée profondément par des causes aussi puissantes. En effet, les climats font varier la forme et la couleur des hommes. Ceux qui sont groupés autour du pôle sont petits, ont la tête grosse, la figure plate, les yeux écartés, le nez écrasé, les jambes torses, les genoux en dehors, les pieds en dedans, le teint grisâtre. Tels sont les Samoïèdes, les Esquimaux, les Lapons, les Groënlandais, les habitans de l'Islande, de la baie d'Hudson, les Tartares, etc. Ces peuples se ressemblent aussi sous le rapport du moral. Sous les zones tempérées les hommes sont plus grands, plus beaux, mieux faits et plus forts. Ils sont blancs ou bruns, de diverses nuances. La teinte olivâtre, rougeâtre, cuivrée ou noire de la peau, tient à l'intensité de la lumière; or nous savons que c'est vers les tropiques où elle est le plus intense. Mais son effet peut être modifié et par la position des lieux, et par le voisinage des eaux, et par celui des forêts, etc. La chaleur agit peu pour colorer la peau; jamais en effet la chaleur artificielle ne produit les mêmes résultats que la chaleur unie à la lumière solaire. Ce n'est pas dans l'hygiène individuelle qu'on peut faire mention des mœurs, du caractère, des gouvernemens des divers habitans du globe; mais l'influence des climats sur l'économie est telle qu'il était impossible de ne pas l'indiquer d'une manière générale. Il est important aussi pour le médecin de savoir que les différences qui caractérisent les diverses races d'hommes sont le résultat du climat, et non celui d'une constitution originelle. Voltaire pensait le contraire; mais des preuves trop multipliées nous empêchent d'ajouter foi à l'assertion de ce grand homme. Les Juifs, originaires de l'Asie, où ils sont bruns, sont très-blancs en Pologne; ils brunissent à mesure qu'on les observe dans des régions plus méridionales. Ils sont, en Afrique, aussi noirs que les indigènes, et l'on sait que cette nation ne mêle pas son sang à celui des autres peuples. Ainsi au bout d'un temps plus ou moins long, les climats changent entièrement l'organisation. Ce que nous avons dit de l'air, de ses diverses qualités et de ses influences doit trouver ici sa place. Nous ferons observer qu'ainsi que les saisons, les climats engendrent des maladies particulières; que celles qui naissent dans un lieu disparaissent dans un autre; qu'ainsi le climat peut devenir souvent un moyen thérapeutique entre les mains du médecin; mais ce n'est guère que dans les maladies de long cours que l'on peut mettre à profit cette influence.

En passant légèrement sur les changemens que les climats produisent par la suite des générations dans le corps humain, nous ne devons pas négliger de parler de l'influence immédiate qu'ils exercent sur les voyageurs qui se transportent d'un pays dans un autre, et viennent y passer un temps plus ou moins long. Nous avons dit que l'homme le plus propre à ces sortes de migrations, c'était l'habitant des climats tempérés; mais quelle que soit la flexibilité de l'organisation, les modifications qui s'opèrent alors se font rarement sans que la santé de l'individu n'en souffre. Les dangers que l'on court sont d'autant plus grands que les climats où l'on arrive sont plus différens de ceux où l'on a pris naissance. On a remarqué cependant qu'à différences égales, l'habitant du midi s'habituait plus facilement dans le nord que l'habitant du nord ne s'habituait dans le midi. Mais cette opinion ne doit s'entendre que pour les climats extrêmes et pour la jeunesse; car on sait que pour les habitans des pays médiocrement froids, comme l'Angleterre, ils gagnent, lorsqu'ils sont vieux, à élire leur domicile dans les pays plus chauds. Ce n'est que lentement et avec le temps que l'acclimatement s'effectue. D'abord tout diffère entre l'étranger et le naturel du pays; la physionomie, la couleur, le caractère. Peu à peu l'étranger se modifie de manière à prendre la physionomie, la couleur et le caractère du régnicole. Si l'étranger est vif et gai, qu'il arrive dans un pays dont l'habitant est triste et sombre, il le devient sans s'en apercevoir; si les naturels sont pâles il perd bientôt ses couleurs, et ces signes sont pour les indigènes les indices irrécusables de l'acclimatement du nouveau venu. Il s'opère dans les fluides de l'individu, et surtout dans le sang, par l'alimentation et par la respiration de l'air, des changemens profonds qui se manifestent par les apparences dont nous venons de parler. Lorsque ces apparences sont à peu près celles des naturels du pays, ce qui n'arrive qu'au bout de plusieurs années, alors l'individu est acclimaté. Il jouit de tous les avantages des indigènes; mais il en a aussi les inconvéniens. Ainsi s'il perd l'aptitude à contracter la fièvre jaune, il devient sujet à d'autres maladies qui sévissent sur les régnicoles. Lorsque la personne ainsi acclimatée revient dans sa patrie, elle éprouve des modifications analogues, mais inverses aux premières. Ces changemens se font rarement d'une manière insensible, ils produisent presque toujours de violentes secousses, des maladies graves fréquemment suivies de la mort. Les jeunes gens s'acclimatent plus facilement que les vieillards.

SEPTIÈME SECTION.

Effets des localités sur l'économie animale.

L'empire des localités est indépendant de celui des saisons et des climats qu'elles modifient, ou même qu'elles détruisent complétement. Cela est tellement vrai, que la seule élévation du sol suffit, par exemple, pour détruire l'influence du climat des régions équinoxiales. Les habitans de Quito, qui sont sous la ligne, ressemblent entièrement à ceux des pays tempérés. Les principales différences des localités naissent, ainsi que nous l'avons vu, de l'élévation du sol, de sa direction, de sa position, de sa nature, de ses productions, de ses eaux, etc.

Sur les hautes montagnes, l'air est sec, froid, léger et pur, agité par des vents continuels; l'eau est vive et limpide; les productions de la terre sont assez maigres, et exigent beaucoup de culture. L'habitant de ces lieux est vif, agile, fort, dispos, tempérant, spirituel, sensible, indépendant, indompté; il est doué de la constitution organique que nous avons décrite en parlant de l'air sec et froid. Il est disposé aux mêmes maladies; mais il jouit en général d'une santé brillante. Il est heureux et content au sein d'une apparente stérilité.

Tel n'est pas l'habitant des lieux bas et humides, au milieu de la végétation la plus féconde. Nous ne répéterons pas ici ce que nous avons dit des effets de l'humidité de l'air; nous y renvoyons le lecteur. Ces considérations sont entièrement applicables dans cette circonstance.

Si le sol, quoique bas, est exposé aux vents, ne forme point une gorge resserrée entre des montagnes; s'il est d'ailleurs fertile, arrosé par quelque rivière, entouré d'un air tempéré; ce pays partagera la plupart des avantages des lieux élevés, et n'aura aucun des inconvéniens des sols bas et humides. Telle est la France presque tout entière.

Si le sol est incliné du côté du nord, il aura tous les inconvéniens qui appartiennent à la privation de chaleur et de lumière. Il jouira au contraire des influences bienfaisantes de ces deux principes de la vie, s'il incline vers le sud.

Si les eaux qui arrosent un pays sont séléniteuses, elles pourront contribuer avec les autres causes locales, telles que l'air stagnant des vallées, à produire le goître, le crétinisme, les scrofules, etc.

Les habitans des bords de la mer et des rivières seront remarquables par leur esprit industrieux et commerçant. Leur situation les rendra ichtyophages, et leur communiquera les qualités qui dépendent de ce genre d'alimentation.

Mais les bords perfides des eaux stagnantes produisent des effets meurtriers sur les malheureux condamnés à y souffrir l'existence. Ramel, qui avait observé les influences des marais dans les contrées palustres de l'Afrique, dit, dans son mémoire couronné par l'Académie de médecine de Paris, que les maladies endémiques, dans ces contrées funestes, sont : les fièvres intermittentes, les fièvres putrides et malignes, le choléra-morbus, le scorbut, les flueurs blanches, la chlorose, l'ictère, les diverses affections cutanées, les rhumatismes et les hydropisies, et la plupart des affections organiques des viscères. Il attribue tous ces accidens à l'humidité, et M. Beaumes, qui a traité le même sujet, les fait dépendre des *miasmes* marécageux.

TROISIÈME DIVISION.

Moyens d'éviter ou de corriger les diverses qualités de l'air.

Le plus puissant moyen de se soustraire aux influences de l'air, c'est de s'accoutumer dès l'enfance à les braver. Rien n'est plus déplorable et moins digne d'un homme, que d'avoir continuellement à s'occuper de sa santé. Voilà pourquoi les philosophes austères, tels que Caton et Rousseau, se sont élevés contre les médecins avec tant de chaleur. Suivant eux, les conseils de la médecine sont très-timides, et ces précautions continuelles que dicte l'art de guérir ne sont propres qu'à amollir les courages, à détériorer l'espèce humaine. Il faut avouer que ces reproches ne manquent pas de fondement; mais ces grands hommes auraient dû penser que les conseils de notre art ne s'adressent qu'à ceux qui succomberaient sans ces précautions, et que loin de les exiger des gens bien portans, il prescrit au contraire les exercices, les travaux de tous les genres, la continence, la tempérance, et la pratique de toutes les vertus utiles à la république.

Que celui donc qui sera dans un état de santé satisfaisant, même sans être robuste, ne craigne pas de s'exposer à toutes les températures. Que le froid, le chaud, le sec ou l'humide, ne l'arrêtent pas dans ses excursions; il n'a rien à redouter de leur influence, pourvu toutefois qu'il ne commette pas d'erreurs graves de conduite. Les conseils que nous donnons ne concernent que les gens débiles. Ceux-ci feront bien de se garantir du froid excessif par des vêtemens chauds, par la chaleur artificielle du feu, par des alimens substantiels et de bon vin. Ils se mettront à l'abri d'une chaleur excessive par les moyens qu'employaient les anciens, et que nous avons fait connaître. Ils dissiperont l'humidité de l'air par le moyen du feu, et échapperont à sa sécheresse par l'évaporation de l'eau, etc.

PREMIÈRE SECTION.

Moyens de corriger une masse d'air non circonscrite.

Il est bien difficile, pour ne pas dire impossible, d'agir sur une masse considérable d'air. Cependant si un pays est froid et humide, s'il est avoisiné de bois et de marais, on parviendra à corriger ces défauts en portant la cognée dans la forêt, et en donnant aux eaux un écoulement facile. On parviendra au même but en défrichant les terres incultes. Si des vents impétueux ou malfaisans soufflent par quelque gorge étroite, on pourra se délivrer de ce fléau en comblant le vallon. M. Chaptal, dans un mémoire savant et lumineux sur les causes de l'insalubrité des contrées du Languedoc, avoisinées de marais et d'étangs, donne les préceptes les plus sages pour se préserver de leur influence délétère. Lancisi, Banau, Ramel, et beaucoup d'autres, se sont occupés de cette matière avec des succès différens. Encaisser les rivières dans les lieux où elles débordent, dessécher les marais par des saignées, des ruisseaux, des puits, etc., sont des moyens dont les avantages sont généralement reconnus. Revêtir d'argile le bord des étangs, les sabler, etc., pourrait aussi diminuer leur insalubrité en les empêchant de s'étendre; fermer les fenêtres du côté des étangs est encore un moyen secondaire qui n'est pas sans utilité. Des plantations d'arbres pourront encore être, dans ce cas, suivies de quelques résultats heureux.

DEUXIÈME SECTION.

Moyens de corriger une masse d'air circonscrite.

Il est bien plus facile à l'homme d'éviter les effets d'une petite quantité d'air que de modifier l'atmosphère libre. Le renouvellement de l'air est le moyen le plus efficace pour obtenir ce résultat.

Tous les médecins connaissent les dangers de l'encombrement dans les hôpitaux; les maladies typhoïdes, la gangrène ou pourriture d'hôpital en sont les résultats funestes, et à peu près inévitables. Toutes les fois qu'un grand nombre d'individus se rassemblent dans un lieu étroit, l'air qu'ils respirent s'épuise bientôt de gaz réparateur, et se charge d'émanations animales produites par les perspirations pulmonaire et cutanée, et même intestinale. Si l'air n'est pas renouvelé, les accidens les plus graves se manifestent, et les individus peuvent succomber en peu d'heures, en proie aux plus affreux tourmens. Personne n'ignore l'histoire de ces malheureux renfermés dans un cachot étroit, qui ne recevait l'air et la lumière que par un petit soupirail; on sait qu'ils périrent presque tous après avoir livré des espèces de combats à outrance pour approcher de la seule ouverture par où ils pussent respirer une faible quantité d'air renouvelé.

Pour remédier à ces graves inconvéniens, on a imaginé une multitude de moyens auxquels on a donné le nom de *ventilateurs*, qui tendent tous à renouveler l'air, à chasser celui qui est renfermé pour introduire celui du dehors. Ces moyens sont extrêmement variés, et la description de chacun d'eux nous entraînerait dans des détails trop étendus. Nous donnerons seulement une idée sommaire des principaux d'entre eux.

Le moyen le plus simple de renouveler l'air, et nous croyons aussi le plus efficace, c'est d'établir des courans en ouvrant les fenêtres et les portes, et surtout celles qui se correspondent, c'est-à-dire qui sont en face les unes des autres. Par cette manière, l'air contenu sort d'un côté, tandis qu'il est remplacé par celui qui entre du côté opposé. Toutefois ces courans ne sont pas sans danger : l'air frais ainsi introduit, venant à remplacer subitement l'air intérieur, ordinairement élevé à une plus haute température, pourrait occasionner tous les accidens qui suivent la transition subite du chaud au froid. Ces inconvéniens seraient surtout sensibles dans les salles de bal, où les femmes haletantes de chaleur, couvertes de sueur, sont vêtues de la manière la plus légère; ils le seraient encore, mais à un moindre degré, dans les salles de spectacle; ce n'est, dans ces circonstances, qu'avec les plus grandes précautions qu'on doit introduire l'air ambiant. Toutefois c'est là le ventilateur le plus simple.

Il en est un autre qui ne lui cède en rien sous le rapport de la simplicité, et auquel nous devons la salubrité de nos appartemens, je veux parler des cheminées. Le feu qu'on établit dans le foyer raréfie les couches d'air les plus voisines; ainsi raréfiées, elles s'élèvent à la partie supérieure de l'appartement ou s'échappent par le tuyau de la cheminée; aussitôt d'autres couches viennent remplacer les premières, et ainsi de suite. Il s'établit de la sorte un véritable courant de dedans en dehors; mais comme l'atmosphère tend sans cesse à se mettre en équilibre, il s'ensuit que l'air de l'appartement ainsi raréfié doit être remplacé par l'air des parties voisines, ce qui a lieu en effet par les fissures des fenêtres, ou par les ouvertures des portes, et les appartemens les mieux clos ne le sont pas d'une manière tellement hermétique que ce renouvellement ne puisse pas avoir lieu.

On pourrait aussi se servir du fourneau d'appel, que l'ingénieux M. Darcet a fait placer à une certaine hauteur des cheminées dans les ateliers où l'on manipule des substances dont les exhalaisons peuvent être nuisibles à l'artisan. Ce fourneau dilate l'air du tuyau de la cheminée, qui, raréfié, s'élève et s'échappe par l'ouverture supérieure, tandis qu'il est remplacé par celui du laboratoire; ce qui établit un courant qui produit tous ces résultats désirables.

On a proposé d'effectuer la ventilation au moyen de soufflets plus gros que ceux des forges, disposés de telle sorte, que les uns verseraient dans l'intérieur de l'appartement l'air qu'ils auraient puisé au dehors, tandis que les autres rejetteraient au dehors l'air qu'ils auraient pris dans l'intérieur. Nous pensons que ces ventilateurs n'ont jamais été mis en usage, et qu'ils ne sont pas assez simples pour l'être. Ces soufflets constituent un appareil dispendieux, et dont l'établissement ne me paraît pas une chose facile.

Dans les salles de spectacle nouvellement construites, on a établi tout simplement dans chaque loge du bas, mais à la partie la plus élevée, de sorte que l'air n'arrive sur les spectateurs que d'une manière diffuse, des espèces de tuyaux en tôle, évasés à leur ouverture extérieure qui s'ouvre dans les corridors ou même tout-à-fait au dehors du théâtre, et rétrécis à leur extrémité intérieure qui verse l'air dans la salle, à quelques pieds au-dessus de la tête des spectateurs. Par ce moyen, qui est à peu près celui que l'on met en usage dans les navires, l'air chaud s'élève à la partie supérieure de la salle, d'où il s'échappe par les ouvertures qui y sont pratiquées, et se trouve remplacé par un air frais et riche d'oxigène. On évite ainsi les syncopes, les asphyxies même qui résultaient autrefois de l'encombrement d'un grand nombre d'individus dans un espace étroit.

On a employé des espèces de pompes pour aspirer l'air méphitique et pour le remplacer par de l'air pur. Ces moyens sont aujourd'hui généralement abandonnés. Nous en dirons autant de la roue centrifuge dont le docteur Désaguliers s'était servi pour renouveler l'air de la Chambre des Communes. Cette roue composée de douze compartimens, aspirait à l'aide d'un tuyau de communication l'air de l'intérieur, et le versait au dehors.

Le ventilateur de Halès est celui qui a joui de la plus grande célébrité. Cet appareil, abandonné comme les précédens, consistait en deux boîtes de dix pieds de long, sur cinq de large et deux de hauteur; un diaphragme fixé seulement sur l'un des côtés à l'aide de charnières les coupait en deux parties égales. Ce diaphragme était mis en mouvement par une verge de fer fixée à l'extrémité de son côté libre; ce mouvement alternatif d'élévation et d'abaissement comprimait et dilatait successivement les deux compartimens de ces boîtes. Sur la paroi où le diaphragme était fixé, on avait pratiqué quatre ouvertures munies de soupapes s'ouvrant en sens inverse, de manière que les unes recevaient l'air de l'extérieur, et les autres laissaient échapper celui de l'intérieur.

Dans certains pays chauds, on suspend au plafond une espèce de couronne large composée de feuilles légères, d'une forme ordinairement élégante, qui tournant sur son axe produit une ventilation agréable; mais cet appareil ne peut servir qu'à diminuer la chaleur de l'air en lui imprimant un certain mouvement, et ne tend nullement à le renouveler. Ces moyens sont bien préférables à toutes les fumigations que l'on fait dans l'intention de purifier l'air des appartemens avec des substances aromatiques de toute espèce. Ces fumigations ont l'inconvénient de charger l'air de vapeurs qui ne font que masquer ses propriétés délétères sans les détruire, et engagent, par leur odeur agréable, à faire de grandes inspirations, et à introduire par conséquent une plus grande quantité d'air vicié dans la poitrine; souvent elles sont irritantes, elles excitent la toux; et d'autres fois leur odeur aromatique occasionne des spasmes, des convulsions et autres accidens nerveux, chez les personnes où dominent les organes de l'innervation. L'appareil de Guyton-Morveau pour purifier l'air et détruire les miasmes n'a pas les mêmes inconvéniens; il a le grand avantage de neutraliser les émanations animales et les autres gaz; mais le chlore qu'il dégage irrite singulièrement les voies aériennes, et peut déterminer des inflammations thoraciques, ainsi que nous en avons été témoins lorsque le typhus régnait dans notre hospice parmi les militaires que le sort des combats y avait amenés. Ce procédé consiste à mêler dans un flacon de l'oxide de manganèse, de l'hydrochlorate de soude, une certaine quantité d'eau et d'acide sulfurique. On tient le flacon plus ou moins ouvert, au moyen d'une vis de bois à laquelle est adapté un couvercle de verre, poli à l'émeri, destiné à fermer son ouverture. On le ferme complétement lorsqu'on ne veut pas s'en servir, et on l'ouvre plus ou moins, selon la quantité de chlore que l'on veut dégager. On peut voir dans l'ouvrage de Guyton-Morveau les quantités du mélange, en proportion avec le volume d'air qu'on veut désinfecter. Lorsque les miasmes qui vicient l'air dépendent de matières organiques en décomposition ; lorsqu'on craint que des émanations pestilentielles ne se soient attachées aux parois des bâtimens, aux meubles, etc., rien ne paraît plus efficace pour les détruire, que le chlorure de chaux, de soude ou de potasse. Cette liqueur à laquelle on a donné le nom de son inventeur Labarraque, rend de véritables services dans les dissections et dans les ouvertures de corps faites longtemps après la mort, ainsi que l'exigent souvent les investigations légales.

L'administration des feux, soit au moyen des poêles, soit au moyen des cheminées, a fixé l'attention des physiciens. Le problème qu'on se propose, c'est de produire les plus grands effets possibles avec le moins de moyens possibles, ou autrement, de dégager le plus de calorique que l'on peut avec le moins de combustible qu'on peut. Empêcher la fumée est encore un point fort important. Les poêles ont l'avantage de fumer peu, de donner beaucoup de chaleur; ils la conservent d'autant mieux qu'ils sont plus mauvais conducteurs du calorique; ils la communiquent et la perdent avec d'autant plus de facilité qu'ils sont meilleurs conducteurs. Les poêles de briques jouissent de la première propriété, ceux de métal de la seconde. On dirige quelquefois autour des appartemens, dans l'épaisseur des murailles, sous les parquets, une multitude de tuyaux de chaleur qui s'ouvrent sur divers points des appartemens, qu'ils échauffent d'une manière uniforme. Ce procédé a l'inconvénient de dessécher l'air et de servir peu à son renouvellement; pour ce dernier effet le feu des cheminées est plus convenable, mais il établit des courans d'air trop forts, et n'élève pas la température d'une manière égale; il exige une grande quantité de combustible. La forme et la matière des cheminées les rendent plus ou moins avantageuses; celles à la Désarnod ont l'avantage d'échauffer l'air du dehors, et de le verser dans l'appartement par des tuyaux de chaleur. Les cheminées semi-elliptiques à la Rumford renvoient une grande quantité de calorique, surtout si les parois en sont blanches et resplendissantes. Les cheminées dites à la *Lhomond* ont l'avantage de favoriser la combustion et d'empêcher la fumée. Lorsque nous parlerons des professions, nous nous occuperons de quelques autres procédés propres à détruire certaines qualités malfaisantes de l'air.

TROISIÈME SECTION.

Construction des habitations particulières.

S'il était toujours permis de se choisir une demeure, et de la construire d'après les lois conservatrices de l'hygiène, voici à peu près quelles seraient les conditions les plus favorables : Il faudrait la choisir dans un climat tempéré, sous le beau ciel de la France méridionale ou de l'Italie, sur le penchant d'un coteau regardant le soleil levant et inclinant légèrement vers le midi; auprès d'un ruisseau d'eau pure descendant en bouillonnant de la cime de la montagne, et s'enrichissant dans sa chute de l'air atmosphérique et de l'arome des fleurs qui le bordent. C'est là qu'à l'abri des vents insalubres de l'ouest et du nord, mais recevant en plein l'haleine salutaire des vents de l'est et du sud-est, ainsi que les premiers rayons du soleil levant, loin de toute influence marécageuse, il faudrait élever son habitation. Celle-ci, précédée d'une vaste cour où l'air pourrait circuler librement, aurait sa façade tournée vers le sud-est. Le rez-de-chaussée, élevé de plusieurs marches au-dessus du sol, serait construit sur un double plancher, entre lequel il faudrait laisser traverser l'air. Des voûtes destinées à servir de caves et de cuisines, régneraient au-dessous. Ce rez-de-chaussée, rendu salubre par ces précautions, serait destiné à être occupé durant le jour; mais la nuit on devrait se livrer au repos dans les appartemens des étages supérieurs, où l'humidité qui s'élève du sol ou qui y tombe est beaucoup moins sensible. Ces appartemens devraient être plutôt vastes que resserrés, rien n'étant plus avantageux que de respirer librement dans une grande masse d'air; de larges fenêtres devraient permettre l'entrée de la lumière et de la chaleur, tandis que le corridor devrait régner du côté du nord-ouest, de manière à former un rempart contre l'air qui viendrait de ce côté. Les murs devraient être en pierres et fort épais, surtout sur le derrière de la maison, où les fenêtres devraient être plus étroites. L'architecture qui s'embellit de ce qui est utile devrait se plier à cette nécessité. Il faudrait se garder de peupler d'arbres le voisinage de la maison, sous prétexte qu'ils paient à l'air un riche tribut d'oxygène : d'abord parce qu'ils exhalent pendant la nuit du gaz acide carbonique, en second lieu parce qu'ils entretiennent une humidité dangereuse; mais d'un autre côté, comme le voisinage des bois est fort salutaire, il ne faut pas s'en priver entièrement : ainsi on séparera la maison du bois par une vaste pelouse de gazon, qui permettra à l'air de se renouveler en liberté. Le bois sera placé au-delà, et entretiendra dans l'atmosphère des torrens d'air vital, source inépuisable de santé pour l'habitant fortuné de ces lieux. La propreté, la simplicité, l'élégance, la grâce, la vertu et l'amitié devront embellir cette demeure, d'où seront proscrits à jamais le luxe, la recherche, les ornemens superflus, les vices, les ennuyeux, les parasites et les flatteurs.

Mais comme il s'en faut qu'il soit toujours possible de se procurer une telle habitation, il faudra s'efforcer de réunir dans celle que l'on choisira le plus grand nombre des avantages que nous venons de signaler.

Dans tous les cas, il convient de ne pas habiter une maison récemment construite ou nouvellement décorée.

CHAPITRE III.

COSMÉTOLOGIE *,

OU DES MOYENS DE L'HYGIÈNE DONT L'INFLUENCE PRINCIPALE S'EXERCE SUR LES EXHALATIONS, LES SÉCRÉTIONS ET LES EXCRÉTIONS.

PREMIÈRE DIVISION.

Des moyens qui agissent sur les exhalations.

PREMIÈRE SECTION.

Des moyens qui agissent sur les exhalations et les sécrétions folliculaires cutanées.

§ 1. — De la propreté en général.

L'ENTRETIEN de la santé est si étroitement lié à la propreté, qu'on ne saurait y porter trop d'attention. Elle doit s'étendre à tous les objets destinés à remplir nos

* Le nom de *cosmétologie* ne convient pas également à tous les objets traités dans ce chapitre ; mais il désigne très-bien la propreté, les bains, les soins qu'exigent la peau et ses dépendances, les vêtemens, etc. ; c'est-à-dire les sujets les plus importans de cette partie. Le reste nous a paru pouvoir s'y rattacher comme accessoire.

besoins, sur nos alimens, nos boissons, les meubles de nos appartemens; mais ce sont principalement nos habits, notre linge, nos lits, nos draps qui touchent de plus près la surface de notre corps, qu'il faut entretenir dans la plus grande propreté; ces objets qui absorbent la matière de notre transpiration et qui sont appliqués immédiatement sur la peau, peuvent déterminer des éruptions de toute espèce s'ils ne sont pas propres. D'ailleurs la sueur n'étant pas convenablement absorbée s'accumule avec la poussière sur la peau, en bouche les pores, et empêche les fonctions de cet organe important. Les moyens les plus usités et les plus efficaces d'entretenir la propreté et de favoriser les fonctions de la peau, sont les lotions, les ablutions, les bains, les étuves, etc.

§ II. — Des lotions, des ablutions, etc.

Entretenir la propreté, et par conséquent favoriser les fonctions de la peau, donner du ressort, du ton aux chairs, tels sont les avantages considérables qu'on retire des lotions et des ablutions fréquentes. On sent de quelle utilité un climat brûlant peut rendre les ablutions. La chaleur entretient une transpiration abondante et continuelle; elle épuise l'individu, et dispose à toutes les affections cutanées par l'activité qu'elle excite à la peau. Les ablutions modèrent la transpiration, et combattent avantageusement les effets d'une chaleur dévorante. L'islamisme, le judaïsme avant lui, et toutes les religions orientales et méridionales en ont fait un devoir impérieux. On ne saurait trop admirer le génie de ces premiers législateurs, en considérant avec quelle sollicitude ils avaient réduit en devoirs rigoureux les pratiques qui pouvaient être avantageuses aux peuples qu'ils gouvernaient.

L'effet des lotions n'est pas le même dans toutes les circonstances. Elles sont plus ou moins toniques, plus ou moins relâchantes, selon que le liquide dont on se sert est froid, tiède ou chaud; selon qu'il contient des substances aromatiques; qu'il est pur ou mêlé à quelque mucilage, etc., selon que ce liquide lui-même est de l'alcool, du vin, de l'eau, de l'huile, etc. C'est généralement avec l'eau froide, surtout en été, que se font les lotions journalières. Les ablutions des anciens se pratiquaient avec de l'eau dans laquelle on avait mis une certaine quantité de sel.

Les parties qui doivent, pour la santé, être soumises à des lotions plus fréquentes, sont celles qui sont le plus exposées aux agens extérieurs, telles que la figure et les mains. Ces parties qui reçoivent la poussière, la pluie, la fumée, etc., se salissent avec la plus grande facilité, et c'est un besoin de les laver fréquemment. Les parties où se fait une transpiration abondante, plus ou moins odorante, celles qui sont pourvues de glandes sébacées, les organes génitaux, les pieds, les aisselles, etc., doivent aussi être soumises à de fréquentes lotions, autant pour les débarrasser des matières qui s'y accumulent, que pour faciliter leurs fonctions, et diminuer l'intensité de leur odeur. Les personnes chez qui cette odeur est pénétrante, sont surtout forcées de répéter fréquemment les lotions.

§ III. — Des bains.

On entend par bain l'immersion du corps ou d'une partie du corps dans l'eau liquide ou en vapeur, pendant un temps plus ou moins long. En thérapeutique, on a donné à ce mot d'autres acceptions. L'adage si vulgaire, que rien n'est absolu dans la nature, trouve dans le sujet que nous allons traiter la plus juste application. Il est en effet impossible de tracer les effets du bain sur l'économie animale, si l'on ne tient compte de la température de l'eau, de sa mobilité ou de son immobilité, de sa densité, de son insipidité ou de son état salin. Ses effets varient encore selon l'âge de la personne qui prend le bain, son sexe, sa constitution, ses habitudes, sa profession, son idiosyncrasie, son goût ou sa répugnance; ces circonstances seront examinées plus tard. D'après notre plan, nous allons parler du bain d'une manière générale.

Pour apprécier avec une rigoureuse précision l'effet de la température de l'eau sur le corps humain, il faudrait étudier les changemens immédiats, locaux et généraux, les changemens organiques consécutifs que produisent les bains, degrés par degrés, depuis la température de glace fondante jusqu'au degré de chaleur que peut soutenir le corps humain. Après avoir noté exactement l'âge, le sexe, la constitution du sujet de l'expérience, il faudrait tenir compte de son poids avant et après le bain. Il faudrait connaître le poids des urines, des matières alvines, celui des matières expectorées et mouchées, celui des alimens et des boissons. Il faudrait avec une montre à secondes, mesurer exactement le nombre des pulsations du cœur, et celui des mouvemens respiratoires, etc. On aurait ainsi des données rigoureuses sur chaque espèce de bains; encore faudrait-il les répéter sur un grand nombre d'individus, pour pouvoir en tirer des conclusions positives. Dans un ouvrage tel que celui-ci, nous ne pouvons qu'indiquer des résultats généraux. Divers observateurs se sont soumis, ou ont soumis d'autres personnes à cette espèce de recherches, et nous ferons usage des résultats qu'ils ont obtenus; mais ces recherches n'ont pas été faites avec assez de rigueur, de précision et de persévérance; elles n'ont pas été faites degrés par degrés, mais bien à des intervalles assez longs. Pour ne pas multiplier les divisions à l'infini, nous diviserons les bains en bains très-froids, de 0° à + 0, R. 10°; en bains froids, de 10° à 15°; en bains frais, de 15° à 20°; en bains tempérés, de 20° à 25°; en bains chauds, de 25° à 30°; enfin en bains très-chauds, c'est-à-dire au-dessus de 30° environ jusqu'à 35 ou 36°, dernier degré où les observateurs se soient arrêtés.

Nous n'ignorons pas que l'on peut objecter qu'une telle division est arbitraire, qu'il y a plus de différence entre le premier degré et le dixième qu'entre celui-ci et le onzième; mais indépendamment qu'il ne faut jamais prendre les extrêmes dans ces sortes de divisions, on remarquera que nous avons eu soin d'ajouter les épithètes de *très-froid*, *très-chaud*, etc., car comme c'est surtout cette impression qui fait différer les effets du bain, c'est elle principalement qui doit fournir la base des divisions : nous avons seulement voulu dire que c'était ordinairement entre tel et tel degré que se faisait sentir telle ou telle impression de *froid*, de *chaud*, etc.

ART. 1er. — *Règles générales relatives à l'usage des bains.*

Il est quelques règles générales que l'on doit observer dans l'usage des bains, et dont nous devons parler en ce moment. Il est utile de faire un léger exercice avant le bain froid; mais il ne faut pas que cet exercice soit porté jusqu'à la sueur. Il est important de se mouiller la tête afin d'empêcher les congestions vers le cerveau, congestions qui arrivent alors très-fréquemment. La durée du bain froid doit être déterminée par l'effet qu'on en obtient; c'est à l'apparition du deuxième frisson que l'on conseille de se retirer de l'eau. Il faut s'essuyer promptement au sortir du bain froid, et prendre ensuite un léger exercice. Il est très-important de ne pas entrer dans l'eau lors du travail de la digestion; on en a vu des résultats fâcheux. Pour les bains tièdes ces mêmes précautions sont avantageuses, mais ne sont pas également indispensables. Il ne faut pas oublier de se mettre à l'abri du froid après le bain tiède et le bain chaud. Des aspersions froides sur la tête seront fort utiles dans le bain très-chaud. Les effets que les diverses espèces de bains déterminent sur l'économie animale, feront connaître d'une manière plus particulière au médecin judicieux les précautions qu'il est nécessaire de prendre dans leur usage.

Art. II. — *Effets du bain d'eau au-dessous de 10° R., ou bain très-froid, sur l'économie animale.*

Devant examiner plus tard les effets du bain relativement aux âges, aux constitutions, etc., il est bon de prévenir que les effets dont nous allons parler sont censés produits sur un individu adulte, d'une bonne constitution, exempt de prédispositions morbides, et du sexe mâle.

Pour obtenir des résultats aussi justes que possible, je me suis plongé moi-même dans l'eau à diverses températures. Au commencement du mois de mars, par un temps serein, frais et piquant, le thermomètre étant descendu à o durant la nuit, après avoir fait une course à pied qui avait procuré le sentiment d'une douce chaleur, mais qui n'avait pas provoqué la sueur, je me suis baigné dans la Seine, dont l'eau était environ à + o 5°. Aussitôt après mon entrée dans l'eau je fus saisi d'un froid très-vif, marqué par une horripilation générale, d'un tremblement de la mâchoire inférieure, d'une douleur de tête assez forte, et d'un engourdissement dans tous les membres. J'exécutai des mouvemens qui, au lieu d'être suivis de l'augmentation de la chaleur, semblaient au contraire favoriser sa déperdition en renouvelant l'eau ambiante; cette eau était néanmoins déjà renouvelée par son cours ordinaire (circonstance qui doit fixer l'attention des médecins dans l'usage du bain froid), mais ce renouvellement se faisait sans doute d'une manière moins rapide, moins prompte; quoi qu'il en soit, je ressentais moins de froid en restant immobile qu'en nageant. Au bout de quelques minutes j'éprouvai une douleur de tête plus forte, une épigastralgie assez violente, des douleurs vives et des contractures dans tous les muscles et dans toutes les articulations; des crampes se déclarèrent, et je devins bientôt tellement roide, engourdi et endolori, qu'il me fut impossible de rester plus de cinq à six minutes dans l'eau. Au sortir du bain, l'horripilation n'avait pas cessé, la périphérie du corps paraissait diminuée d'étendue; les membres étaient sensiblement moins volumineux; la peau était couverte de plaques violettes, comme celles qu'on remarque chez les anévrismatiques, signe non équivoque de la gêne de la circulation extérieure; les yeux étaient caves, le nez effilé, les lèvres violettes, le visage pâle et jaunâtre, les oreilles et le lobe du nez livides, la mâchoire inférieure tremblante; le cœur battait avec assez de force; le pouls était petit, concentré et fréquent; la respiration était accélérée et gênée; un sentiment de déchirement, et une oppression pénible se faisaient sentir sous le sternum; la bouche était amère et pâteuse, l'épigastre toujours douloureux, l'appétit nul, la soif peu prononcée, les urines pâles et abondantes. La tête continua à être embarrassée, les mouvemens étaient difficiles; je me trouvai fort heureux lorsque je fus essuyé et vêtu. Néanmoins plusieurs des phénomènes décrits persistèrent une partie de la journée; la pesanteur de tête, l'inappétence et l'engourdissement des membres se prolongèrent assez tard; enfin une réaction puissante s'établit; et dans la nuit une chaleur âcre et piquante, et une agitation vive et qui me forçait de changer souvent de place, se manifestèrent, et empêchèrent le sommeil.

Il est facile de se rendre raison des phénomènes que nous venons de noter. Le froid, principal agent dans cette circonstance, resserre les tissus; la circonférence du corps, pressée d'ailleurs par un liquide plus dense que l'air et par le mouvement du fluide, diminue d'étendue par cette triple cause. Dès lors les humeurs qui pénètrent naturellement les tissus extérieurs sont obligées de refluer de la périphérie vers le centre; le sang se porte sur les organes intérieurs, et par son accumulation produit la gêne des fonctions et les douleurs. C'est ainsi que la céphalalgie, l'épigastralgie, les nausées et les vomissemens que certaines personnes éprouvent, la douleur sous-sternale, s'expliquent. Le cœur, pour vaincre la résistance que lui oppose le resserrement des tissus, redouble d'efforts, mais les vaisseaux des membres contractés n'admettent qu'une petite quantité de sang, il faut donc nécessairement que les veines intérieures s'engorgent de plus en plus; et nul doute que la prolongation de cet état ne donnât lieu à quelque congestion funeste, à quelque apoplexie mortelle. La respiration devient par cette congestion difficile et gênée; la perspiration cutanée étant suspendue, l'urine devient abondante, les exhalations pulmonaire et abdominale augmentent pour la remplacer. Le tissu musculaire fortement resserré, et pour ainsi dire stupéfié, n'est plus susceptible d'un jeu facile et rapide; il est dans une contraction permanente, et le relâchement, si nécessaire à son action, devient impossible. Le cerveau, douloureusement affecté, n'a plus le pouvoir de commander des mouvemens réguliers, et les crampes s'emparent des membres, surtout des membres inférieurs *. Les testicules sont appliqués contre le pubis par la contraction de leurs enveloppes : les organes de la génération, retirés sur eux-mêmes, sont tout-à-fait inactifs. Tels sont les effets immédiats du bain très-froid. Nous ne connaissons pas quels seraient les effets de son usage long-temps continué. Si l'on s'en rapporte aux auteurs qui ont écrit sur l'usage des bains des Finlandais et des Russes, nous apprenons que la peau se durcit, se gerce, devient coriace et farineuse, et que les autres tissus paraissent contracter aussi une dureté prématurée. Mais il faut remarquer que les peuples que nous venons de citer ne se plongent dans l'eau très-froide et dans la neige, qu'en sortant d'une température extrêmement élevée. Le bain très-froid ne saurait être conseillé que dans des cas fort rares, comme moyen hygiénique, et ces cas ne peuvent être prévus. Il est vraisemblable que par l'habitude il perdrait une partie des effets que nous lui avons attribués; qu'il pourrait devenir très-tonique; qu'il pourrait par conséquent être convenable chez les sujets peu irritables, à fibre lâche et molle, et dont la constitution est caractérisée par l'inertie de toutes les fonctions. En thérapeutique, on en a préco-

* Quelques auteurs ont attribué tous les effets du froid à l'influence que cet agent exerce sur le cerveau. C'est une erreur grossière; c'est à quoi l'on s'expose toutes les fois qu'on se laisse dominer par une idée fixe, et que l'esprit n'a pas assez d'étendue pour voir toutes les faces d'un sujet.

nisé l'emploi dans une foule de circonstances, et on en a fait un abus condamnable. Pour obtenir des effets toniques, il est bien plus prudent d'employer le bain à la température suivante.

ART. III. — *Effets du bain d'eau de + 0 R. 10° à 15°, ou bain froid.*

Le bain de 10° à 15° est encore un bain froid, du moins dans nos climats tempérés. Il produit des phénomènes analogues à ceux que nous venons de signaler, mais cependant moins intenses. Un frisson remarquable se fait sentir au moment où l'on se plonge dans l'eau à ce degré de température; mais soit qu'on s'habitue à cette température, soit que la réaction s'établisse au bout d'un certain temps, l'état de malaise occasionné par le refoulement des fluides de la périphérie du corps vers le centre est remplacé par un bien-être sensible. Les mouvemens auxquels on se livre dans ce bain ne sont plus suivis d'un refroidissement pénible comme dans le cas précédent. Cependant la peau est froide et pâle, le visage jaunâtre et livide; la tête, l'épigastre et le thorax semblent comprimés. Les mouvemens sont plus libres, les muscles moins engourdis, les crampes moins fréquentes et surtout moins opiniâtres. Il y a bien évidemment congestion vers les viscères intérieurs, mais cette congestion n'a rien de douloureux, sans doute parce qu'elle est moins brusque, moins rapide, moins forte et moins soutenue. La perspiration cutanée est suspendue, par conséquent il se fait peu de pertes par la surface de la peau ; l'urine est abondante, pâle et ténue. La circulation est augmentée de fréquence, et des battemens de cœur assez forts se font sentir ; mais il faut remarquer à ce propos que l'augmentation des pulsations du cœur est bien plutôt due aux mouvemens que l'on exécute dans l'eau, qu'à l'impression du froid ; car, d'après les auteurs que nous avons sous les yeux, l'effet du bain froid est de ralentir la circulation, et par suite la respiration. Après être sorti du bain on se sent frais, agile et dispos, on est souvent altéré, et l'on ne tarde pas à éprouver un appétit fort vif. Au bout de quelques heures, et surtout pendant la nuit qui suit le bain froid, on éprouve les signes d'une vive excitation ; la peau est chaude, le sommeil est agité, et les organes génitaux sont dans une érection permanente. Le bain froid fortifie la constitution en redoublant l'énergie des organes, en consolidant les tissus, en empêchant les pertes occasionnées par la transpiration, en augmentant l'activité du système digestif, et par conséquent en facilitant les moyens de réparation.

ART. IV. — *Effets du bain de + o R. 15 à 20°, ou bain frais.*

Ce bain est ordinairement celui auquel se livrent les jeunes gens durant la belle saison. C'est dans l'eau à cette température qu'ils prennent l'exercice si salutaire de la natation, et l'on doit convenir que le bien qu'ils en retirent est dû, autant pour le moins, aux mouvemens, aux efforts que nécessitent les divers modes de natation qu'à l'impression de l'eau, à sa pression, à sa densité. Cependant en faisant abstraction des effets de la nage, dont nous parlerons à l'article *Gymnastique*, nous devons dire que le contact de l'eau à cette température détermine encore une légère horripilation, surtout lorsqu'on n'y est point habitué, et qu'on entre dans l'eau graduellement; car lorsqu'on s'y jette on éprouve une impression subite de froid, mais qui disparaît très-promptement. L'exhalation ne s'exerce pas ou s'exerce fort peu dans cette sorte de bain, d'où il résulte peu de pertes de ce côté. Cette fonction est en partie remplacée par les urines, comme dans les cas précédens. L'appétit est peu prononcé tant qu'on séjourne dans l'eau; si l'on n'exécute aucun mouvement la circulation se ralentit, la respiration devient plus rare, la colorification diminue, ce qui n'a pas lieu si l'on prend de l'exercice. Enfin ce bain produit encore un effet tonique assez sensible. On se sent plus fort, plus dispos; la contractilité musculaire s'accroît, l'appétit est plus vif, la digestion plus facile. Ce bain était fort en usage dans l'antiquité. Les Spartiates se baignaient dans l'Eurotas, et les Romains traversaient le Tibre à la nage. On connaît la réponse d'un Lacédémonien à un roi de Syracuse qui trouvait la sauce noire peu appétissante : « Il y manque, dit-il, un assaisonnement. — Lequel? — L'appétit que donnent l'exercice et les bains dans l'Eurotas. » Horace conseille de traverser trois fois le Tibre à la nage et de vider trois flacons de Massique. Rien à notre avis n'est plus salutaire que l'habitude de ce bain : il fortifie les constitutions faibles, délicates et molles, détruit une foule de prédispositions, et peut même guérir certaines affections chroniques.

Art. V. — *Effets du bain d'eau de + 0° R. 20 à 25°, ou bain tempéré.*

L'effet du bain tempéré est peu marqué, et par conséquent très-difficile à caractériser. Nous pensons qu'il se borne à l'action de l'eau sur la peau, action totalement indépendante de celle du chaud ou du froid. Le bain tempéré est en effet celui où l'on n'éprouve ni le sentiment de la chaleur, ni celui du froid. C'est en général bien plutôt par l'effet que le bain détermine sur l'économie animale, que par sa température absolue, qu'il faut juger de son degré de chaleur et de son influence sur nous. Le bain qui ne fait éprouver ni la sensation du froid ni celle du chaud, n'est ni tonique ni débilitant; mais il agit encore de la manière la plus avantageuse, en nettoyant la surface du corps; il enlève les concrétions que la poussière et la sueur accumulent sur la peau. Cette poussière accumulée de la sorte bouche les extrémités des vaisseaux exhalans, et gêne leurs fonctions; elle détermine une irritation qui se manifeste par un prurit désagréable, et peut donner lieu à une foule d'éruptions plus ou moins fâcheuses, selon les dispositions individuelles. Les dartres, les prurigo, des boutons de tous les genres en sont souvent les résultats. Il est même possible que l'exhalation se faisant mal, il s'opère des révulsions funestes vers les viscères intérieurs. La propreté que produit ce bain favorise donc l'importante fonction de la peau, et occasionne ainsi un sentiment délicieux de bien-être. L'eau assouplit la peau et les autres tissus; elle rend les mouvemens faciles. Ce bain est essentiellement hygiénique; il convient aux personnes tellement constituées qu'elles n'aient besoin ni d'être fortifiées, ni d'être affaiblies, caractères irrécusables d'une santé parfaite. La propreté est une des plus indispensables conditions pour l'entretien de cet état. Sans propreté, les maladies de tout genre assiégent l'espèce humaine. On ne saurait trop louer les premiers législateurs d'avoir exigé l'usage des bains de leurs sectateurs ainsi que celui des ablutions; et l'on ne saurait trop les recommander comme un des principaux moyens d'entretenir cette véritable vertu domestique. Le bain tempéré repose les membres fatigués, il produit un sentiment de fraîcheur, sans affaiblir; il convient après les exercices violens de corps et d'esprit; il modère la circulation, tempère l'ardeur des sens et l'activité du cerveau; il est fort utile aux individus irritables. Il rend la surface du corps très-susceptible des impressions de l'air; il est donc important de prendre, au sortir de ce bain, des précautions contre l'intempérie de l'atmosphère.

ART. VI. — *Effets du bain d'eau de + o R. 25 à 30°, ou bain chaud.*

Le bain de 25 à 30° peut être considéré comme un bain chaud. Cependant les auteurs anglais, et Willich en particulier, ne considèrent comme bain chaud que celui qui s'élève au-dessus de la température du sang.

J'aimerais autant dire que l'air n'est chaud qu'à 32°, et encore on n'ignore pas que le calorique, dans l'air, ne produit qu'à des degrés bien plus élevés les mêmes effets que lorsqu'il pénètre l'eau; ce que nous aurons occasion de dire en traitant des bains de vapeurs. Partant de ce principe, ils ont été conduits à regarder comme tonique le bain tiède, ce qui nous paraît un paradoxe, si nous réfléchissons à ce que nous avons éprouvé nous-même. C'est tout au plus si l'on pourrait accorder cette propriété à un léger degré au bain précédent. Celui-ci augmente la transpiration, en déterminant vers la peau une légère irritation, et cette augmentation d'exhalation est une des principales causes de la faiblesse qui suit ce bain. Au reste, à la température de + o R 27, 28 et 29°, on voit le pouls s'élever de quelques pulsations, ou descendre au-dessous de son type habituel, selon les dispositions de l'individu. Il n'y a rien de général à cet égard dans les observateurs, et tel degré qui cause une chaleur incommode chez l'un, produit chez l'autre un sentiment de froid. Cependant le pouls s'élève en général à 29 degrés de plusieurs pulsations, la respiration s'accélère, la perspiration augmente, une sueur légère couvre le front, les tempes, le pourtour des yeux et des lèvres, l'extérieur du corps prend de l'extension; la tête s'appesantit; l'individu sent le besoin de sommeil. Le sang se portant avec plus de rapidité vers tous les organes, les glandes en reçoivent une plus grande quantité, et sécrètent plus de fluide; les parties génitales se gonflent, et l'on éprouve une tendance singulière au rapprochement des sexes. Ce bain est essentiellement affaiblissant et relâchant; je ne balance pas à le considérer comme un des meilleurs et des plus puissans anti-phlogistiques que nous possédions. Je pense qu'il pourrait être employé bien plus fréquemment qu'on n'a coutume de le faire, et l'ayant mis en usage dans plusieurs phlegmasies, avec les précautions qu'il exige, j'ai toujours eu lieu de m'en louer.

Art. VII. — *Effets du bain d'eau au-dessus de + o R. 30°, ou bain très-chaud.*

Ce n'est guère dans un but purement hygiénique que l'on emploie le bain à cette température, c'est plutôt dans quelque intention thérapeutique, et surtout pour le traitement des phlegmasies cutanées chroniques, et des rhumatismes. Cependant s'il arrive à un individu bien portant de se plonger dans une eau élevée à cette température, voici ce qu'il y éprouve. Les données suivantes sont conformes au résultat des expériences que Poitevin, Marcart, Parr, Marteau et autres, ont faites sur eux-mêmes, et sur des individus dont ils ont noté avec assez de soin les dispositions physiques. J'ai pris plusieurs bains à cette haute température; en entrant dans l'eau j'ai ressenti, chose remarquable, un frisson, une horripilation semblable à celle qui se manifeste au moment de l'immersion dans l'eau froide. Cette horripilation ayant bientôt cessé, une chaleur vive et générale a paru, le pouls s'est élevé, et en même temps qu'il devenait plus fort il devenait beaucoup plus fréquent,

A 37°, il s'élève à 117 pulsations ; après une demi-heure la respiration était accélérée et gênée, la bouche pâteuse, la soif ardente; le visage était rouge, vermeil, gonflé; les yeux saillans, injectés, et larmoyans; les artères carotides et temporales battaient avec force; une pesanteur de tête excessive, des vertiges, avec un sentiment de chaleur incommode, me faisaient rechercher avec avidité l'impression de l'eau froide sur la tête, impression qui ne tardait pas à être suivie d'un soulagement momentané; si je résistais à ce besoin de l'aspersion d'eau froide, j'éprouvais une anxiété extrême qui ne me permettait pas de rester dans le bain; je me soulevais pour jouir de l'impression agréable de l'air; lorsque c'était durant les grandes chaleurs, l'air ambiant me paraissait frais, et lorsque c'était durant un hiver rigoureux que je prenais ces bains, l'air ne me paraissait jamais trop froid. Les facultés intellectuelles étaient obtuses, et quelquefois j'éprouvais de la somnolence; le volume du corps était singulièrement augmenté; la peau était rouge, chaude, et comme érysipélateuse; une sueur abondante coulait de mon front et de toute la surface du corps; les muscles étaient engourdis, les mouvemens gênés et difficiles, et j'éprouvais une lassitude insurmontable. En sortant du bain la station me paraisssait agréable; les extrémités inférieures étaient, au bout d'un court espace de temps, beaucoup plus rouges et plus gonflées que le reste du corps; la tête ne tardait pas à être débarrassée, mais le pouls conservait assez de force et de fréquence; la perspiration cutanée se prolongeait une partie de la journée, et le sentiment de fatigue et de faiblesse ne disparaissait qu'après le sommeil de la nuit; l'appétit était peu prononcé et les urines assez rares le reste du jour. La dilatation des tissus et des fluides par la chaleur explique parfaitement tous les phénomènes que présente le bain à cette élévation de température.

Si l'on ne tenait compte que de l'irritation que la chaleur détermine sur la peau, on ne rendrait raison que de l'afflux des fluides à sa surface, de l'abondance de l'exhalation et de l'augmentation du volume du corps; il serait impossible d'expliquer les signes non équivoques des congestions vers les viscères intérieurs. L'activité de la circulation, déterminée par cette irrritation cutanée, faisant passer dans un temps donné plus de sang dans les divers organes que dans l'état sain, expliquerait mal ces signes de congestion; car si le sang et les autres fluides se portent vers la peau avec plus d'abondance, ce qui est attesté par l'augmentation de volume du corps, et par la rougeur extérieure, il doit nécessairement en arriver une moindre quantité vers les parties centrales. Il faut donc admettre que les fluides se dilatent, et que circulant plus rapidement et sous un plus gros volume, ils ont de la peine à être contenus dans leurs vaisseaux, qui se prêtent peu à cette dilatation, et qui, dans certaines régions, telles que l'intérieur du crâne, ne peuvent s'y prêter en aucune manière. Cette remarque est due au docteur Abercrombie, qui en fait une des causes de l'apoplexie; il attribue cette impossibilité de se dilater à la solidité du crâne. En admettant cette dilatation des fluides, la céphalalgie, la difficulté de respirer, etc., s'expliquent fort naturellement. Il ne faut pas oublier de tenir compte aussi de l'atmosphère qu'on respire.

Il est inutile d'entrer dans de plus longs détails pour rendre raison des divers symptômes que nous avons exposés; le lecteur versé dans l'anatomie et la physiologie y suppléera facilement. Le bain très-chaud est un excitant passager, il ne tarde pas à être suivi d'une grande faiblesse, résultat de l'augmentation extraordinaire de l'action des organes, et des pertes considérables occasionnées par la perspiration cutanée. Il est donc réellement débilitant, et en cela il ressemble singulièrement à tous les autres excitans connus, qu'on a si judicieusement comparés à des coups de fouet. L'usage prolongé de ces bains pourrait donner lieu aux hémorrhagies ou à quelques congestions funestes; un affaiblissement extrême en serait d'ailleurs le résultat inévitable.

Art. VIII. — *Du bain de mer.*

Nous n'avons que très-peu de chose à dire sur les bains de mer. On les prend ordinairement frais, c'est-à-dire de 15 à 20°. Ils produisent alors à peu près les mêmes effets que nous avons dit appartenir à cette sorte de bain d'eau ordinaire. Cependant les sels que l'eau de mer contient si abondamment en dissolution, tels que l'hydrochlorate de soude et l'hydrochlorate de chaux, rendent sa densité plus grande, et par conséquent sa pression sur le corps plus forte; la respiration est sensiblement plus difficile, au dire des observateurs. Je ne me souviens pas d'avoir éprouvé ces effets dans la Méditerranée. Une autre différence qu'il nous paraît important de signaler, c'est l'espèce d'irritation assez vive que les sels déterminent sur la peau. Cette irritation a mérité l'attention des médecins qui lui ont attribué la plus grande efficacité. Les mouvemens des flots, la percussion qu'ils exercent à la surface du corps, et surtout les mouvemens que le baigneur exécute, entrent sans doute pour beaucoup dans l'action de ces bains. Les effets des bains de mer sont de raffermir les tissus et surtout la peau, de donner du ton à toute l'économie, en un mot d'augmenter l'énergie de tous les organes et de toutes les fonctions. Nous pensons qu'il faut tenir compte des effets du voyage, du spectacle imposant d'une masse d'eau incommensurable, de la vivacité de l'air, de l'espérance qui anime les voyageurs; de l'exercice que l'on prend dans un pays nouveau; du changement de régime alimentaire; enfin de toutes les autres circonstances de l'hygiène, qui font des bains de mer un des moyens les plus avantageux qu'on puisse proposer aux personnes faibles, délicates, peu irritables dont la peau est lâche et molle, les tissus flasques, et dont tous les appareils languissent dans une funeste inertie.

ART. IX. — *Des bains partiels.*

Les bains locaux ou partiels sont rarement employés dans une intention purement hygiénique. C'est plutôt pour remplir quelque indication thérapeutique qu'on ordonne les pédiluves, les manuluves, les demi-bains et les bains de siége. Les effets de ces différens bains, ainsi que ceux des bains généraux, varient selon leur degré de chaleur. Ils impriment avec moins de promptitude, et d'une manière moins marquée, des modifications semblables à celles des bains généraux; mais ils agissent bien plus souvent comme révulsifs. Ce n'est pas ici le lieu d'exposer les cas où conviennent ces différens bains. Il est à peine nécessaire de dire qu'on entend par manuluve ou bain de mains, l'immersion de ces parties dans l'eau; que le pédiluve indique l'immersion des pieds; qu'on donne le nom de demi-bain à celui dans lequel l'eau ne s'élève pas au-dessus de la ceinture; et que par bain de siége on désigne celui où le bassin et la partie supérieure des cuisses plongent dans l'eau, tandis que le reste du tronc et les extrémités inférieures sont totalement *émergens*. L'individu se trouve assis dans une espèce de cuve, les cuisses fléchies sur le tronc et les jambes pendantes hors de la baignoire.

On a imaginé de donner, dans l'intention d'alimenter, des bains de lait, de bouillon, etc.; mais il est fort douteux que ces bains remplissent leur destination. La faculté absorbante de la peau, aujourd'hui fortement combattue, ne paraît pas assez énergique pour atteindre ce but. La volupté s'est emparée du premier de ces moyens dans un espoir bien illusoire.

§ IV. — Pratiques accessoires des bains ; du massage, des frictions, des onctions, des cosmétiques, etc.

Les peuples des pays chauds sont très-enclins à la mollesse et à la volupté. C'est sans doute à ce dernier penchant qu'on doit l'invention du massage, pratique où le plaisir trouve bien plus son compte que la santé. Le massage est cependant employé par les peuples du nord; il ne se pratique pas chez tous de la même manière. Chez les uns, c'est une espèce de *pétrissage* des muscles; chez d'autres, de simples attouchemens; chez quelques-uns, de fortes frictions sur toute l'étendue du corps, mais principalement aux membres et aux articulations auxquels on fait exécuter de grands mouvemens; d'autres fois, ce sont des percussions faites sur diverses parties avec la paume de la main. Au rapport des voyageurs, « en Égypte, un esclave vous presse mollement, vous retourne, et lorsque les membres sont devenus souples et flexibles, il fait craquer les jointures sans effort; il masse, il semble pétrir les chairs, sans faire éprouver la plus légère douleur. Cette première opération finie, il s'arme d'un gant d'étoffe, et vous frotte long-temps. Il détache du corps des espèces d'écailles, et enlève jusqu'aux saletés imperceptibles qui obstruent les pores. La peau devient alors douce et unie comme du satin. » Dans d'autres pays, une personne appuie ses genoux sur les lombes, qu'elle foule à plusieurs reprises; puis, saisissant le patient par les épaules, elle fait craquer les articulations des vertèbres. Ceux qui se sont soumis au massement, prétendent qu'il est difficile de se faire une idée du plaisir que l'on éprouve. On se sent renaître, disent-ils, il semble qu'on commence à vivre pour la première fois. Un sentiment de bien-être indicible remplace la lassitude qu'on éprouvait; tous les organes exécutent leurs fonctions avec une nouvelle énergie; on retourne à la jeunesse; l'imagination pare la nature d'un charme nouveau; les idées d'amour et de plaisir occupent l'âme tout entière. Les femmes, dont l'entraînement au plaisir est irrésistible, passent une grande partie du jour à se faire masser.

Les effets du massage sont d'augmenter l'activité de la peau, en appelant vers cet organe une grande quantité de fluides par l'espèce d'irritation qu'il y produit; de la rendre souple et perméable; d'accélérer la circulation générale et capillaire; de favoriser la respiration; de faire naître l'appétit nécessaire à la réparation des pertes considérables que l'on fait par la perspiration; d'empêcher l'engorgement des viscères intérieurs, en augmentant l'absorption interstitielle, en accélérant le cours du chyle, des matières intestinales, etc.; mais surtout d'activer l'action des muscles, de faciliter le jeu des articulations, qui se trouvent lubrifiées par une synovie nouvelle.

Ces avantages sont payés chèrement par la mollesse, la laxité des tissus, la faiblesse qui résultent, et de l'impression du plaisir, et des pertes considérables qu'on fait par la perspiration; par l'aptitude que l'on acquiert à être frappé par les moindres causes extérieures, qui compromettent ainsi l'existence à tous momens.

Cet usage n'existe point parmi nous, où tant de moyens de corruption règnent déjà. On ne devrait l'employer que comme agent thérapeutique, si la nécessité l'exigeait. Je pense qu'il pourrait être avantageux dans les maladies chroniques de la peau, dans les rhumatismes anciens, dans les ankyloses, etc.

Toutes les manières de pratiquer le massage ne seraient pas également avantageuses. Celle que M. Rapou, de Lyon, met en usage me paraît fort convenable.

Les frictions sont peu employées de nos jours comme moyen hygiénique. On s'en sert quelquefois en médecine pour seconder l'action de quelques médicamens qu'on applique sur la peau. Leurs effets ressemblent beaucoup à ceux du massage; ils sont cependant moins prononcés. On les pratique, ou avec la main nue, ou armée d'une brosse, d'un linge, ou d'une étoffe plus ou moins rude.

L'art de faire des onctions était appelé aliptique, *aliptica*, de ἀλείφειν, oindre. Les athlètes de l'antiquité, avant de se livrer au combat, se frottaient la surface du corps et surtout les membres et les articulations avec de l'huile. Ils avaient pour but, et de rendre les mouvemens plus faciles, plus souples, et de donner à leur peau la faculté de glisser sous la main qui voulait les saisir. On ne tarda pas à s'apercevoir que les personnes soumises à ces sortes d'onctions étaient plus fortes et plus robustes que les autres; et, faisant à l'exercice auquel elles se livraient, la part qui lui était due, on ne balança pas à attribuer aux frictions des propriétés très-avantageuses à l'entretien de la santé. La médecine s'empara de ces moyens. Les avantages qui résultaient de l'exercice donnèrent lieu d'en former une des branches de l'art de guérir, sous le nom de *gymnastique;* et ceux que l'on retirait des onctions en constituèrent une division, sous le nom d'*ïatraleptique.* On sait qu'Hippocrate fit en partie ses études sous le médecin gymnastique Hérodicus, qui fit renaître cette espèce de médecine dont l'origine était attribuée à Esculape. L'usage des onctions passa de la Grèce dans l'Italie; les Romains, en sortant du bain, se faisaient oindre le corps avec de l'huile simple dans les premiers temps, plus tard, lorsque le luxe et la mollesse eurent corrompu ce peuple, avec toutes sortes d'essences et de pommades. Le bien qui résultait de ces onctions, et les conseils que se mêlèrent de donner les esclaves chargés de les faire, comme le font encore nos herboristes, etc., les firent bientôt considérer comme des médecins que l'on désigna sous des noms avilissans.

L'usage des onctions, dans l'état de santé, est tombé en désuétude dans nos temps modernes; et, dans les maladies, la médecine ïatraleptique est bornée à un très-petit nombre de cas. Il n'est cependant pas douteux qu'on ne pût retirer de ce moyen des avantages considérables. Les onctions huileuses rendent la peau souple, les membres agiles, elles garantissent le corps des impressions extérieures, surtout de celle de l'air, diminuent la transpiration, et permettent par conséquent un plus long et plus fort exercice. Enfin, lorsqu'elles sont accompagnées de frictions, elles peuvent introduire dans l'économie animale des substances douées de diverses propriétés curatives.

Plaire est le but des constans efforts des femmes; mais, ingrates envers la nature qui leur a prodigué tant de moyens de l'atteindre, elles cherchent dans des supplémens artificiels et dangereux, des sources nouvelles de beauté. Elles oublient que la propreté sans recherche, l'élégance, et les grâces naturelles du corps et de l'esprit, l'enjouement et la pudeur, sont les plus puissans des cosmétiques. Nous devons cependant dire à la gloire de notre siècle, honoré par tant de qualités morales, que les femmes ont renoncé à tout cet attirail d'une coupable supercherie. Les femmes aujourd'hui consentent à paraître telles qu'elles sont; et si l'on veut se donner la peine de les comparer à celles d'autrefois, dont la peinture nous a transmis la ressemblance, on sera forcé d'avouer qu'elles y ont beaucoup gagné. Le blanc et le rouge, composés d'oxide de plomb, de bismuth, de mercure, etc., etc., sont justement abandonnés aux comédiens et aux courtisanes. Je doute que les dames nobles, qui en faisaient un si grand usage autrefois, consentissent à s'en servir aujourd'hui, malgré le penchant si fortement prononcé de retourner aux coutumes de jadis. Ces préparations métalliques, bien loin d'atteindre le but qu'on se propose, ne sont propres, au contraire, qu'à faire arriver à grands pas une vieillesse anticipée. Elles altèrent la peau, creusent des rides, ternissent la couleur naturelle, empêchent la transpiration, déterminent l'apparition de dartres, de boutons, d'érysipèles, d'ophthalmies, etc., une foule de maladies qui détruisent la beauté, font passer la jeunesse comme un éclair, en détruisant la santé, sans laquelle il ne peut y avoir ni beauté ni jeunesse.

Des fréquentes lotions d'eau, tiède ou froide, simple ou dans laquelle on aura mêlé quelques gouttes d'huile essentielle; la pâte d'amandes, le savon, quelques onctions huileuses, tels sont les seuls cosmétiques dont on puisse faire impunément usage. Pour les cheveux, les peigner, les laver et les tresser avec grâce, voilà tout l'apprêt qui leur convient. On peut impunément les parfumer légèrement avec l'eau distillée de quelques fleurs aromatiques.

§ V. — Soins qu'exigent l'épiderme et ses productions.

A. Il est incontestable que l'homme doit son immense supériorité sur les autres animaux à la perfection de ses organes des sens, au développement et à la bonne disposition de son encéphale. Le tact général et partiel est une des causes les plus puissantes de cette supériorité, ainsi que l'a dit Buffon. On ne saurait donc mettre trop de soin à entretenir ce sens dans les conditions les plus favorables à l'exercice de ses fonctions. L'épiderme, qui couvre la surface de notre corps, est susceptible de s'épaissir considérablement, et de diminuer ainsi l'impression des corps extérieurs. Tant que cet effet est peu marqué, il ne sort pas des vues de la nature, qui paraît nous avoir revêtus de cette membrane pour émousser et rendre moins douloureuses ces sortes d'impressions; mais si cet épaisissement empêche de percevoir les diverses qualités des corps, telles que leur plus ou moins grande rudesse, leur degré de température, etc., il peut alors produire des sensations fausses, nous faire tomber dans des erreurs dangereuses, ou au moins nous laisser dans l'ignorance sur plusieurs points importans à connaître. Les travaux rudes, pénibles, les compressions long-temps exercées sur une partie, durcissent l'épiderme qui la couvre, et peuvent même produire des callosités douloureuses. Le contact de corps pénétrés d'une forte chaleur détermine le même résultat. Il est bien plus important qu'on ne pense de détruire ces inconvéniens. La première de toutes les indications à remplir, c'est sans contredit de se soustraire à la cause du mal; mais si par des raisons supérieures on ne peut l'éviter, on doit tâcher au moins de l'affaiblir le plus possible. L'usage des bains partiels ou généraux remplira parfaitement ce but. Le bain ramollit l'épiderme, mais comme en séchant il reprend sa première consistance, il est important d'en diminuer l'épaisseur avec différens moyens mécaniques. Le plus simple et le plus expéditif, c'est de l'amincir avec un instrument tranchant. On l'use quelquefois à l'aide d'une pierre ponce, mais ce moyen est beaucoup moins efficace. Si l'on n'est plus soumis à la cause qui a produit l'épaississement de l'épiderme, celui-ci n'augmentera plus; mais il ne tardera pas à reprendre son épaisseur première si la cause persiste; alors il faudra recourir aux mêmes expédiens.

B. C'est un usage bien ridicule et bien barbare, que celui de se plâtrer les cheveux avec un mastic composé d'amidon, de pommade et de sueur; c'est cependant ce que faisaient nos graves ancêtres, et ce que pratiquent encore aujourd'hui quelques individus qui ne peuvent se résoudre à suivre les progrès du sens commun. Supposons un instant qu'un sauvage débarque parmi nous, et voie un vieux magistrat se faire ainsi mastiquer la tête, que pensez-vous que dira ce sauvage dans son bon sens naturel? N'aura-t-il pas raison de s'imaginer que lui seul est l'être raisonnable, et que notre magistrat peut bien n'être qu'un Huron risible?

La manière dont on porte généralement aujourd'hui les cheveux est bien certainement non seulement la plus commode, mais encore la plus salutaire. La tête est le siége d'une transpiration abondante, qui se coagule en petites écailles furfuracées; il est important de détacher ces écailles au moyen du peigne, de la brosse, ou des lotions aqueuses; on favorise ainsi cette fonction, qui est sans doute d'une grande utilité. La teinture sous laquelle quelques personnes croient devoir déguiser la blancheur de leurs cheveux, est un artifice qui peut n'être pas sans danger, selon les matières qu'on emploie à cet usage. Les préparations métalliques sont surtout funestes.

C. Il n'est pas indifférent de tailler les ongles de telle ou telle manière. Combien de personnes ne se sont-elles pas occasionné des douleurs cruelles, par la méthode vicieuse qu'elles employaient à se couper les ongles. Pour les mains, qu'ils soient coupés longs ou courts, peu importe, puisqu'il n'y a que la forme qui en souffre; mais pour ceux des pieds il n'en est pas de même. Si les ongles des gros orteils sont coupés courts et en demi-cercle, voici ce qui arrive : l'ongle croît en longueur et en largeur; le pied étant pressé dans le soulier, les doigts sont comprimés latéralement, alors les chairs du gros orteil remontent sur les côtés, parce qu'elles ne sont plus maintenues par la résistance de l'ongle; celui-ci, croissant en largeur, pénètre peu à peu dans les chairs ainsi élevées, et cause une douleur intolérable qui empêche tous les exercices, détermine souvent des inflammations dangereuses, et exige quelquefois une opération cruelle. Il faut donc couper les ongles des pieds carrément, de manière à ce que les deux côtés de l'ongle appuient sur les chairs latérales, les empêchent de remonter, et que ne croissant pas dans ce sens ils ne puissent pénétrer dans les chairs.

D. Pour ce qui concerne la barbe, il est avantageux de la faire souvent lorsqu'on est dans l'habitude de la couper. Une barbe longue retient la poussière et la sueur, elle pique, irrite la peau, occasionne des éruptions désagréables. Si l'on est dans l'habitude de la porter longue, il faut la laver et la peigner fréquemment.

§ VI. — Des vêtemens.

Rien de ce qui concerne l'homme n'est indigne de la

sollicitude du philosophe. Le vulgaire ignorant, et surtout irréfléchi, sourit dédaigneusement de la gravité avec laquelle on s'occupe des objets d'un usage journalier qui, par cela même qu'il lui est familier, lui paraît trivial. Il ne sait pas que la forme ou la nature des vêtemens a suffi pour occasionner la gloire ou la ruine des peuples; que l'habitude de se vêtir de telle ou telle manière fait que les hommes résistent plus ou moins à l'inclémence des saisons, et que de nombreuses armées n'ont été la proie de leur intempérie que pour avoir été soumises à de vicieuses habitudes de se vêtir. Les plus grands philosophes n'ont pas trouvé ces matières au-dessous d'eux, et un cuistre stupide, malheureusement autorisé par Molière, rira de pitié de ce que le père de la médecine aura parlé des vêtemens qui couvrent la tête. Rien n'est plus digne d'attention que la nature, la forme et la couleur des vêtemens destinés à nous garantir des influences atmosphériques qui peuvent devenir la source d'une multitude de maladies; rien n'est plus déplorable que de voir la mode capricieuse, dictée par des ouvriers ignorans, servir de loi dans cette matière importante. On ne saurait croire combien de maladies on éviterait, si, bravant le ridicule que jette cette espèce de tyran sur ceux qui ne suivent pas ses décrets, on consentait à porter des vêtemens tels que les réclame la raison.

Il est certain que la nature ne nous a pas faits pour être vêtus; mais il est vraisemblable que si l'homme eût conservé sa première nudité, il eût été couvert de plus de poils qu'il n'en a dans l'état actuel de la civilisation.

Quoi qu'il en soit, il est probable que dans tous les climats on pourrait parvenir à ne porter aucun vêtement, aucun organe n'étant plus flexible aux habitudes que la peau. Dans nos régions mêmes, où la civilisation et surtout les variations continuelles de l'air exigent que nous soyons vêtus, quelle différence n'existe pas entre les vêtemens des hommes et ceux des femmes? Quel poids, quelle chaleur dans ceux des premiers, quelle légèreté, quelle fraîcheur dans ceux des secondes? et cependant la sensibilité, la délicatesse de la peau ne rendent-elles pas ces dernières plus susceptibles des impressions du froid? On ne peut méconnaître là l'empire de l'habitude. Nul doute que par son influence on ne pût parvenir à braver avec le même vêtement et le froid rigoureux de l'hiver et la chaleur brûlante de l'été. Pour les personnes robustes, cette habitude ne saurait avoir aucun inconvénient; elle serait même extrêmement avantageuse, en les rendant supérieures aux vicissitudes du temps; mais n'oublions pas que c'est surtout pour les personnes délicates que nous écrivons; pour elles, le choix des vêtemens est loin d'être indifférent selon les climats et les saisons; et bien qu'il soit indubitable qu'il valût mieux s'habituer aux changemens de température que de s'en garantir par des précautions, sachons qu'il est des circonstances où il est impossible d'acquérir cette précieuse faculté.

Les vêtemens doivent être légers en été, et chauds en hiver. On a prétendu que dans nos climats, où la température variait sans cesse, il n'était pas sans danger de porter des habits légers en été, parce qu'on recevait trop facilement les impressions de l'air; que le matin, au sortir du lit, la peau était ouverte aux agens extérieurs, et qu'il pouvait être funeste de ne la couvrir que légèrement; que le soir, après la chaleur du jour, le danger était encore plus grand. On conçoit combien de semblables conseils sont timides. Mais tous les auteurs pensent qu'il convient de prendre les habits d'hiver de bonne heure, et de ne les abandonner que tard. Il est en général très-dangereux de laisser sécher les habits mouillés sur le corps; il peut en résulter de grands inconvéniens, dont le plus grave est d'empêcher la perspiration cutanée, cause d'une foule d'affections.

ART. Ier. — *De la nature et de la couleur des matières destinées à l'habillement.*

C'est le règne organique qui nous fournit nos vêtemens. Le chanvre, le lin et le coton tissus de mille manières différentes; la laine, la soie et quelques autres matières animales, après avoir passé par les mains industrieuses de cent ouvriers, viennent enfin nous mettre à couvert des injures de l'air. Ces substances jouissent à des degrés différens de la faculté conductrice du calorique, elles en absorbent plus ou moins, elles déterminent la production d'une plus ou moins grande quantité de fluide électrique; elles absorbent, retiennent ou laissent échapper avec plus ou moins de facilité l'humidité qui résulte de la transpiration ou qui se trouve dans l'atmosphère. La toile de chanvre et de lin est très-bonne conductrice du calorique qui la traverse avec la plus grande facilité, surtout lorsque son tissu est dense et serré. Elle se laisse facilement traverser par l'électricité, et condense la sueur avec la plus grande promptitude; de sorte que lorsqu'elle est appliquée sur la peau, et qu'elle est imprégnée de la matière de la transpiration, elle peut occasionner des accidens par la sensation du froid qu'elle détermine. Les étoffes de coton ne possèdent pas les mêmes qualités; elles transmettent difficilement le calorique, absorbent la sueur, la condensent moins promptement, sont d'un contact plus doux, et laissent passer l'électricité. Plus chaudes que les précédentes, elles conviennent mieux pour les saisons et les climats froids, tandis que les premières sont plus agréables, sinon plus exemptes de danger, pour les saisons et les climats chauds. La soie est une substance idio-électrique, isolante; lorsqu'elle est tissue d'une manière lâche, elle transmet mal le calorique dont elle se pénètre abondamment; mais elle se mouille vite et sèche avec lenteur; on ne l'emploie pas en l'appliquant immédiatement sur la peau. La laine est une matière fort usitée. Presque tous les auteurs qui ont écrit sur ce sujet s'accordent à lui donner les plus grands éloges, sous le rapport de ses avantages comme vêtement qui doit couvrir la peau d'une manière immédiate. Rumfort, Hufeland lui reconnaissent beaucoup d'utilité; mais celui de tous qui la recommande avec le plus de chaleur, c'est le docteur Willich. Le seul auteur de l'article *habillement*, de l'*Encyclopédie*, en restreint l'usage aux personnes faibles et valétudinaires, et nous sommes entièrement de son avis. En s'accoutumant de bonne heure à la flanelle, on se prive d'une ressource précieuse que des circonstances ultérieures peuvent rendre nécessaire; on se fait d'ailleurs esclave d'une habitude qu'on n'est pas sûr de pouvoir toujours satisfaire, et qui, rendant le corps très-susceptible des impressions de l'air, peut être la cause d'une multitude d'affections. Ces auteurs prétendent que la nature ayant donné la laine pour vêtement aux animaux qui s'approchent le plus de l'homme, semble indiquer par là qu'elle est la matière que nous devons préférer pour nous couvrir. La laine retient la chaleur autour du corps, détermine par son frottement une irritation cutanée qui augmente singulièrement la perspiration, et peut-être aussi une certaine quantité d'électricité. Elle ne condense pas la transpiration, de manière que la vapeur peut la traverser, et d'autant plus facilement que son tissu est ordinairement lâche; lorsque la sueur est très-abondante, elle l'absorbe et ne produit jamais la sensation du froid que déterminent les tissus bons conducteurs du calorique dont nous avons parlé. La flanelle excite une sensation de prurit et de malaise les premiers jours que l'on en porte, mais cette sensation ne tarde pas à se dissiper. C'est cette sensation qui produit l'augmentation de perspiration qui, dans beaucoup de cas, est l'effet qu'on veut occasionner. Willich prétend qu'elle ne détermine jamais d'éruption à la peau; mais par cela même qu'elle augmente l'action de cet organe, elle me semble très-propre à faire naître des efflorescences, des dartres, des boutons et autres phlegmasies chroniques de cette membrane. Il est nécessaire, lorsqu'on porte habituellement de la laine sur le corps, de la faire laver fréquemment; ce tissu exige la plus grande propreté. Sans adopter les idées exclusives de l'auteur que nous venons de citer, il est impossible de ne pas avouer que la laine convient parfaitement aux gens gras et dont les organes sont frappés d'atonie, pour les adultes dans l'âge de décroissement, pour les personnes sédentaires sujettes aux phlegmasies chroniques des membranes muqueuses, aux convalescens, à tous ceux qui sont très-sensibles aux impressions de l'atmosphère, surtout dans les pays où elle varie beaucoup. Elle est beaucoup moins avantageuse aux personnes qui ne se trouvent pas dans ces circonstances. Les habits faits avec les poils de certains animaux sont idio-électriques, extrêmement chauds, très-susceptibles de s'imprégner des miasmes contagieux, s'imbibent facilement de sueur. Ils ne peuvent convenir que dans les froids excessifs.

La couleur dont les étoffes sont revêtues influe beaucoup sur leur capacité pour le calorique; nous avons vu que les corps polis, blancs et opaques réfléchissaient les rayons du calorique, et que ceux qui sont rugueux, inégaux et ternes à leur surface l'absorbaient; un miroir concave qu'on a noirci à la fumée d'une lampe absorbe tous les rayons de chaleur qu'il réfléchissait avant cette opération, et un thermomètre exposé au foyer d'un autre miroir placé vis-à-vis ne s'élève pas sensiblement.

Un tissu d'une couleur claire, bien que de la même matière et de la même densité, réfléchira les rayons de lumière et de chaleur, et conviendra parfaitement durant l'été; une étoffe d'une couleur brune absorbant les mêmes fluides sera très-convenable en hiver. Franklin a expérimenté que deux morceaux de drap, l'un blanc et l'autre noir, du même poids, de la même dimension, et tissus de la même manière, étendus sur la neige, en fondaient une quantité différente. Le drap blanc restait à la surface, mais le drap noir s'enfonçait beaucoup au-dessous du niveau. Cette expérience, répétée de diverses manières par plusieurs physiciens, prouve d'une manière incontestable que la couleur noire absorbe réellement plus de chaleur solaire que la blanche.

ART. II. — *Des diverses parties de l'habillement, et de leur forme.*

Quoique notre manière de nous vêtir soit généralement adoptée par tous les peuples de l'Europe, elle n'en est pas moins de toutes la moins noble, la plus incommode, et la plus sujette à de graves inconvéniens. Une habitude que nous croyons très-vicieuse, c'est de se couvrir la tête de vêtemens d'un grand poids. L'Écossais porte un bonnet pesant, le Turc et le Persan un turban non moins lourd, et nous un chapeau ridicule qui par sa forme absurde ne garantit ni de la pluie ni du soleil. Ces vêtemens de tête entretiennent sur cette partie une abondante transpiration, dont la suppression peut fort bien n'être pas sans danger. L'air contenu entre le crâne et les parois du bonnet se raréfie par la chaleur, et le feutre étant très-mauvais conducteur du calorique, il s'établit là une véritable étuve; si quelque cause, comme la politesse, si souvent contraire au sens commun, vous force de vous découvrir dans un endroit froid, exposé au vent, etc., vous arrêtez le travail de la nature, et vous pouvez produire quelque rétrocession funeste. Le mieux serait sans contredit de s'habituer à marcher nu-tête; cependant durant les grandes chaleurs un chapeau léger en paille, et surtout un chapeau *blanc*, à larges bords, sont certainement ce qu'il y a de plus raisonnable. Il pourrait y avoir de l'inconvénient à soumettre sa tête à une violente insolation.

Quant à la forme de la chemise, il est très-important que les poignets, et surtout les cols, ne soient pas trop serrés. On a vu des congestions cérébrales et des apoplexies occasionnées par ce défaut dans la confection de ce vêtement. Ceci doit nécessairement s'entendre aussi des cols, des cravates, des colliers et des rubans dont on se ceint le cou. La compression que ces liens exercent sur les jugulaires, empêchant le retour du sang, que les artères carotides et les vertébrales situées plus profondément, et à l'abri de cette cause, ne cessent pas d'envoyer au cerveau, détermine les accidens dont nous avons parlé. Il serait donc bien plus avantageux de ne porter aucun de ces vêtemens, et d'avoir le cou libre. Mais puisque la tyrannie de la mode, que bien des scrofuleux sont intéressés à conserver, moins rigoureuse sur ce point pour les enfans et pour les femmes, force les hommes à être continuellement enchaînés, il faut au moins que ces colliers soient le plus lâches qu'il est possible. Presque tous les auteurs se sont élevés avec force contre les cravates dures que portent les militaires : elles offrent en effet tous les inconvéniens dont nous venons de parler. On a vu des régimens entiers moissonnés par des affections cérébrales, causées par cette pièce d'habillement.

Nous ne saurions blâmer avec trop de force l'usage des corps et des lacets, qui reprennent aujourd'hui une fâcheuse vogue; les accidens qu'occasionne cette barbare coutume sont innombrables. Pour paraître avoir la taille fine, les femmes se détruisent la santé. En comprimant les côtes, ces liens empêchent leurs mouvemens, la dilatation du poumon. De là, la stase du sang dans ce viscère, la difficulté de respirer, l'hémoptysie, les toux habituelles, les tubercules, la phthisie, les anévrismes du cœur. La compression des organes contenus dans l'abdomen empêche tous les mouvemens des viscères qu'il renferme; de là, gêne dans la circulation des fluides, engorgement de tous les tissus et des organes parenchymateux, digestions pénibles et laborieuses, chyle de mauvaise nature, phlegmasies gastro-intestinales, et développement vicieux et irrégulier du fœtus dans le cas de grossesse, mort du produit de la conception, avortement enfin, suivi de tous ses dangers. M. le docteur d'Astros, médecin éclairé et philanthrope, a publié dans le nouveau *Journal de Médecine*, une observation intéressante qui confirme cette influence pernicieuse des lacets. Telle est, et plus nombreuse encore, la série des accidens que font naître ces modes barbares.

Les manches des divers vêtemens qui nous couvrent ne doivent point être serrées, sous peine de déterminer aussi des inconvéniens plus ou moins graves; mais les femmes ont tort, dans nos climats, d'aller les bras nus. Si elles y étaient accoutumées dès l'enfance, peut-être y aurait-il moins de danger, mais il est bon de remarquer que le caprice de la mode les fait passer sans intermédiaire d'un extrême à l'autre. Elles sont couvertes chaudement, tout à coup la mode leur ordonne de se découvrir; qu'il pleuve, qu'il vente, qu'il gèle, elles se découvrent, personne n'ignore ce qui en résulte.

Les principes que nous venons d'établir s'appliquent aux culottes. On s'est élevé récemment contre l'usage des bretelles; c'est cependant une des améliorations les plus utiles qu'on ait fait subir au costume dans ces derniers temps. On était obligé autrefois, pour fixer ce vêtement, de le serrer avec force au-dessus des hanches par une boucle qui réunissait les deux parties d'une espèce de sangle; or, on conçoit facilement qu'en comprimant de la sorte les viscères contenus dans l'abdomen, on occasionnait la plupart des accidens dont nous avons parlé. Les bretelles larges, souples, élastiques, passant sur les épaules, n'exercent aucune compression; elles permettent de tenir la ceinture de la culotte large et aisée, et de cette manière nous exemptent des dangers que nous avons signalés. Les culottes doivent être larges; celles qui se fixent sous les genoux par une boucle, ont le désavantage de produire l'œdème des jambes, des varices, etc. La forme la plus utile est sans doute celle des pantalons larges, si heureusement adoptés dans ces derniers temps. Ils doivent être d'une étoffe légère et d'une couleur claire en été; dans l'hiver, d'une étoffe plus chaude et d'une couleur brune. Les écrivains d'hygiène blâment les culottes de peau.

Les jarretières qui servent à fixer les bas ont les mêmes désavantages que celles qui fixent les culottes courtes. Les bottes trop serrées, et d'un cuir trop ferme, empêchent la jambe de se développer, et durcissent singulièrement les parties sur lesquelles elles pressent. On a beaucoup discuté pour savoir s'il convenait de porter des bas de fil, de coton, de soie ou de laine. Nous pensons que, pour une personne bien portante, le choix est indifférent, pourvu qu'elle ait soin d'en changer souvent. Dans le cas où il s'agirait de rappeler l'exhalation qui a lieu aux pieds, il faudrait conseiller les bas de laine, qui sont aussi fort convenables, en hiver, aux enfans, aux personnes faibles, valétudinaires ou convalescentes. Willich conseille de donner aux bas la forme des gants, afin d'absorber la sueur avec plus de facilité. Pour les souliers, tout le monde conçoit bien qu'il faut qu'ils ne soient ni trop grands ni trop petits; mais, chose étrange, peu de personnes se conforment à cette règle simple et naturelle; on veut avoir des pieds chinois, et l'on s'estropie. A l'égard de la matière des souliers, il serait bien à désirer qu'elle fût souple, élastique, et surtout imperméable, rien n'étant plus redoutable que l'humidité froide. Il convient du moins que les semelles soient épaisses et imperméables, principalement dans la saison des pluies. On a proposé le procédé suivant pour rendre le cuir imperméable : on mêle bien ensemble, sur un feu lent, une pinte d'huile siccative, deux onces de cire jaune, deux onces d'esprit de térébenthine, et une demi-once de poix de Bourgogne. On peut ajouter, si l'odeur des résines est désagréable, quelques gros d'une huile essentielle aromatique. On frotte avec une brosse molle, imbibée de ce mélange, les souliers et les bottes, en les mettant au soleil ou à quelque distance du feu. On répète cette opération jusqu'à ce qu'ils deviennent secs, et qu'ils soient complétement saturés. Le docteur anglais cité ci-dessus, qui donne ce procédé, prétend qu'il rend le cuir parfaitement imperméable à l'humidité au bout de quelque temps; il serait à désirer qu'on en répétât l'expérience, et qu'on y suppléât dans le cas où cette méthode serait vicieuse. Les savans chimistes qui s'occupent d'économie domestique devraient diriger leur attention sur ce point de la santé publique.

Jusqu'ici on avait coutume de traiter, sous le titre d'*applicata*, des lits, des couvertures, des amulettes, etc.; mais on sent qu'il est bien plus naturel de parler des lits et des couvertures en parlant du sommeil, et que les amulettes seront plus convenablement placées parmi les objets qui exercent leur principale influence sur l'imagination.

DEUXIÈME SECTION.

Des moyens qui agissent sur les exhalations, et les sécrétions folliculaires muqueuses.

On admet une exhalation muqueuse sur les surfaces libres des membranes qui portent ce nom; mais indépendamment de cette exhalation, qui suffirait seule pour expliquer la formation du mucus, on reconnaît aussi sur presque toutes ces membranes de petits follicules qui paraissent destinés à sécréter un fluide dont on ignore encore la nature. Comme les produits de l'exhalation et de la sécrétion paraissent l'un et l'autre destinés aux mêmes usages, et que d'ailleurs les agens qui déterminent l'un doivent aussi donner naissance à l'autre, nous les confondons ici, de même que nous l'avons fait pour la peau.

Dans l'état de santé, ce n'est guère que l'exhalation de la membrane pituitaire, celle de la bouche, qu'on provoque par des excitans; c'est le tabac qu'on emploie à cet usage. Nous pourrions y joindre l'exhalation intestinale excitée par des purgatifs dits de précaution, celle du vagin, déterminée par le coït; nous ferons mention ailleurs de ces deux exhalations.

Le tabac fut trouvé par les Espagnols dans le Jucatan, province du nouveau continent, vers l'an 1520. Roman Pane et Hermandès de Tolède le firent passer en Espagne et en Portugal; ce ne fut qu'en 1560 que Jean Nicot, ambassadeur auprès de Sébastien, roi de la

Lusitanie, le cultiva et l'introduisit en France. Plus de cent volumes, dont les titres nous ont été conservés par un Allemand, furent écrits pour ou contre son usage. Le *nicotiana tabacum* est l'espèce la plus usitée parmi les sept que l'on connaît. Cette plante subit une foule de préparations avant d'être mise en usage. On la cueille, on la sèche, on l'entasse dans des barils; puis on l'étend de nouveau; on la fait fermenter, on la dessèche encore, et on la file en grosses cordes; c'est en cet état qu'on la livre aux consommateurs. Dans ces diverses préparations, elle perd et acquiert plusieurs qualités. On mêle au tabac des baies de sureau, de l'ambre, de la civette, de la muscade, du gérofle, de la vanille, de la cannelle, etc. On emploie, pour le colorer, le thé, le marc de café, les feuilles de noyer, une argile d'un jaune pâle. Ces ingrédiens sont peu nuisibles. Les oxides de plomb, de cuivre, d'antimoine, le nitrate de potasse, l'opium, la gomme gutte, l'hellébore noir, les sulfates de fer, d'alumine et de potasse, avec lesquels on frelate le tabac, sont de véritables poisons. M. Vauquelin a trouvé dans le tabac beaucoup d'albumine animale, du malate de chaux, avec excès d'acide, de l'acide acétique, du nitrate et hydrochlorate de potasse, une matière rouge, soluble dans l'eau et dans l'alcool, encore peu connue, de l'hydrochlorate d'ammoniaque; enfin un principe âcre, volatil, incolore, soluble dans l'eau et l'alcool, différent des autres végétaux connus, donnant au tabac les propriétés qui le distinguent, et lui communiquant sa faculté sternutatoire; c'est le principe actif de cette plante.

Aucune substance n'est d'un usage plus général que le tabac; l'Arabe le cultive dans ses déserts. Il est employé dans l'Inde, la Chine et le Japon; les habitans des tropiques et ceux des pôles, le Nègre, le Lapon, le sauvage et l'homme civilisé, tous en font leurs délices. Ils le prisent, le fument ou le mâchent. Il devient d'une nécessité si indispensable, lorsqu'on en a contracté l'habitude, que le misérable supporte plutôt la privation du pain que celle de cette substance. La cessation subite de son emploi peut occasionner une foule de maladies. Un élève interne à la Salpêtrière, jeune homme fort instruit, et de beaucoup d'espérance, sentant combien son usage entraîne de désagrémens, tenta de s'en défaire. Les premiers jours, gaîté singulière, inspirations poétiques, contraires à son état ordinaire; puis morosité, taciturnité, colère même, quoique d'ailleurs il fût d'un caractère fort doux, ou pour mieux dire qu'il eût sur lui beaucoup d'empire; espèce de délire durant la nuit; idées bizarres et incohérentes; cet état persista plusieurs jours. Lorsqu'on veut perdre l'habitude de prendre du tabac, il faut y procéder avec beaucoup de gradations. Ce n'est que lentement qu'on peut y parvenir.

Lorsqu'on introduit le tabac en poudre dans les narines encore inaccoutumées à son action, il fait éternuer, occasionne des vertiges, et peut produire l'apoplexie. Il émousse à la longue la sensibilité de l'odorat, et ne fait plus éternuer. Dans le principe, il augmente la sécrétion muqueuse de la membrane de Schneider, qu'il dessèche par la suite. Il peut établir une révulsion salutaire dans quelques affections chroniques. Les aliénés aiment le tabac avec fureur. Lorry attribuait à l'usage fréquent du tabac le grand nombre des affections nerveuses qui régnaient de son temps. L'irritation habituelle que cette substance détermine sur la membrane muqueuse du nez, et l'avantage qu'elle a de diminuer l'impression des mauvaises odeurs, sont les seules propriétés qu'on lui reconnaisse.

Fumé, le tabac produit d'autres résultats. Dans les commencemens il détermine des vertiges, des céphalalgies, des anxiétés, des défaillances, une chaleur brûlante, des tremblemens, des sueurs froides, des vomissemens, de l'ivresse, de la somnolence. Il augmente l'action de la membrane muqueuse de la bouche et des glandes salivaires, ce qui occasionne de grandes pertes de salive, fluide éminemment récrémentitiel, ce qui rend la digestion plus pénible et moins parfaite. Cette habitude est donc pernicieuse. Dans quelques cas fort rares, le tabac pourrait être de quelque utilité; les habitans des pays froids et humides, d'une constitution lâche et molle, peu irritables, peuvent en user sans danger. Il sera nuisible aux personnes placées dans les circonstances contraires. L'excès de tabac fumé a causé l'idiotisme et la perte de presque tous les sens. Deux frères furent frappés d'apoplexie pour avoir fumé, l'un 17, l'autre 18 cigarres. Tissot assure que cette habitude abrége la vie. L'haleine des fumeurs est fétide, leurs dents sont noires et cariées.

L'usage de mâcher le tabac est moins ancien que les deux manières de le prendre dont nous venons de parler. Les marins, les soldats, les gens du peuple, mâchent le tabac. Il produit les mêmes effets, mais avec plus d'intensité, que la méthode précédente.

Dans le commencement de la découverte de cette substance, on ne manqua pas de la prôner comme une panacée. On la recommanda dans toutes les maladies; mais l'expérience ne tarda pas à faire voir toute la vanité de semblables promesses. Aujourd'hui son usage en médecine est singulièrement restreint; on pourrait même dire qu'il est tombé en désuétude. On le recommande encore, mais non sans contestation, comme préservatif de la peste, et comme neutralisant les principes contagieux; on le conseille dans la hernie étranglée, dans la passion iliaque, dans les constipations séniles, dans les asphyxies; on l'administre alors en lavement, soit en fumée, soit en décoction; on l'a vanté comme diurétique; enfin on l'a appliqué sur des ulcères qui présentaient un aspect atonique, etc. (Voyez pour plus de détails la dissertation inaugurale de M. Arvers, Paris, 8 août 1815.)

Ce serait peut-être ici le lieu de parler des exhalations sanguines, qui, la plupart, ont lieu sur les membranes muqueuses, du danger de leur suppression, etc.; mais comme il faudrait parler en même temps des saignées habituelles, nous en dirons un mot en parlant des évacuations, à la fin de ce chapitre.

TROISIÈME SECTION.

Des moyens qui agissent sur les exhalations séreuses.

Ces fonctions dérobées à notre observation, puisqu'elles s'exécutent dans l'intérieur de nos cavités, sont encore trop peu connues, et par conséquent les agens de l'hygiène qui les arrêtent ou les favorisent sont appréciés d'une manière trop vague, trop incertaine, pour qu'on puisse se permettre de tracer l'histoire de leur influence. Ce serait vouloir de plein gré tomber dans le vague des hypothèses que d'entrer à cet égard dans quelques considérations. Tout ce que l'on peut dire, c'est qu'il est vraisemblable que le mouvement, l'exercice des viscères, favorise cette fonction, qui est à son tour d'une grande utilité à l'action des organes; que les substances qui excitent la circulation paraissent aussi l'accélérer; qu'enfin elle est pervertie, troublée, augmentée ou diminuée dans une foule de cas pathologiques, parmi lesquels les inflammations et les dérangemens de la circulation tiennent le premier rang.

QUATRIÈME SECTION.

Des moyens qui agissent sur les exhalations du tissu cellulaire.

Il existe dans ce tissu deux espèces d'exhalations, la séreuse et la graisseuse; nous n'entendons parler ici que de l'exhalation graisseuse. Cette exhalation est favorisée par l'alimentation relâchante, par l'usage des matières alimentaires riches en matériaux réparateurs, mais peu excitantes, peu épicées, telles que celles qui contiennent de l'albumine, de la gélatine, de la graisse; par les plantes féculentes, par les vins épais du midi, par la bière, par l'habitation dans un climat humide et froid, par l'usage des bains, par le sommeil, la paresse, l'indifférence, par l'exercice en voiture, par la continence. Les circonstances contraires produisent l'effet opposé.

DEUXIÈME DIVISION.

Des moyens qui agissent sur les sécrétions glandulaires, sur les excrétions, et influence de celles-ci sur la santé.

Rien n'est plus favorable à l'harmonie de la santé que la juste proportion des sécrétions et des excrétions. La santé ne peut long-temps se maintenir, si ces fonctions ou plutôt les organes qui les exécutent viennent à se déranger. Ce n'est pas que ces organes ne puissent être sur-excités ou plongés dans le repos d'une manière passagère sans un grand inconvénient; mais cette sur-excitation et cette inertie ne sauraient persister long-temps sans troubler ce précieux équilibre si nécessaire à notre existence.

On connaît déjà notre opinion sur la cause prochaine des sécrétions, que jusqu'ici on a attribuée à une *action vitale inconnue*. On sait que nous ne reconnaissons d'autre cause que celle qui dépend de la structure de l'organe. Le sang apporte les matériaux des sécrétions dans l'organe chargé de l'opérer, et celui-ci agit avec d'autant plus d'aisance et de facilité, que ses parties constituantes sont plus convenablement disposées. Si par une cause quelconque le sang chargé d'apporter les matériaux des sécrétions se trouve altéré dans sa composition ou dans sa quantité, la sécrétion cesse de se faire dans son état normal. Elle est augmentée si le sang est riche en matériaux réparateurs, s'il est le véhicule de quelque stimulant direct; elle est diminuée si le sang est pauvre de ces matériaux, s'il est, en un mot, dans les dispositions contraires; elle est pervertie si le sang apporte quelque matière délétère; elle est abolie si ce fluide n'y arrive plus. Ce n'est pas tout, elle est augmentée lorsque l'organe acquiert un volume considérable par l'exercice, et que ce volume ne nuit en rien à la saine disposition de l'organe; elle est diminuée dans l'atrophie; elle est pervertie dans l'état morbide de la partie, et peut même être arrêtée complétement.

Les différences des sécrétions dépendantes de l'état du sang sont presque toutes du ressort de l'hygiène, puisqu'il ne s'agit que de produire une alimentation d'une certaine nature pour corriger l'excès, le défaut ou la perversion de la sécrétion. Les différences qui résultent de l'hypertrophie ou de l'atrophie de l'organe sécréteur sont aussi de son ressort, lorsque toutefois cette augmentation ou cette diminution de volume restent dans l'état physiologique. Ces phénomènes dépendant ordinairement du trop ou du trop peu de nutrition, et l'exercice, le repos, l'alimentation étant les causes de cet excès ou de ce défaut, c'est encore à l'hygiène qu'il appartient de les modifier.

Je ne dois pas passer sous silence l'action plus ou moins forte de l'organe sous le même volume. Ce surcroît d'action dépend manifestement et de la disposition de ses molécules organiques, et de la nature des fluides qui lui arrivent, et aussi de l'innervation, qui n'est qu'une fonction, c'est-à-dire le jeu d'un système, d'un appareil. On sent combien cette explication est nécessaire ici, car on ne manquerait pas de dire que c'est là une *action vitale*.

Dans l'état de santé, l'augmentation des sécrétions et des excrétions ne tarde pas à devenir cause de maladies pour peu qu'elle dure. Le premier effet de cette augmentation c'est d'appeler vers l'organe sécréteur une grande quantité de fluides de toute espèce, ce qui ne peut avoir lieu qu'au détriment des autres organes; aussi l'individu ne tarde-t-il pas à tomber dans un collapsus funeste dont il n'est complétement rétabli que lorsque la perte est réparée par une alimentation suffisante, par le repos, et par la juste répartition des fluides. Le deuxième effet est d'empêcher totalement l'action des autres systèmes, et de jeter celui qui est sur-excité dans une inaction dont il ne peut plus se relever.

Il y a moins d'inconvénient à laisser les sécrétions dans un trop long repos; cependant ce n'est pas sans danger qu'on retient les matières qui devraient être évacuées. Si vous laissez trop long-temps les organes dans le repos, ils perdent l'aptitude à agir, ils s'affaiblissent réellement, le sang ne leur apporte plus de matériaux; mais si le sang, les autres fluides ne se portent plus sur ce viscère, il faut qu'ils se portent ailleurs en plus grande abondance (l'alimentation restant la même); or c'est ce qui arrive; aussi se manifestera-t-il alors des symptômes de pléthore générale ou locale, des congestions de toute espèce, etc. De là les inflammations, les engorgemens de tous les viscères. La nature ne nous a pas donné des organes pour les laisser dans l'inaction; c'est de leur exercice modéré que dépend la santé. Les matières qui doivent être évacuées ne sauraient être retenues dans les réservoirs où elles s'accumulent, pendant un temps trop long, sans les plus graves inconvéniens. L'inflammation, la paralysie, la rupture des parois de ces kystes peuvent en être la suite, ainsi que nous l'avons observé plusieurs fois.

A l'égard de la perversion et de l'abolition complète de la sécrétion, elles sont la plupart du temps du ressort de la pathologie.

Dans l'état naturel, on ne cherche pas à verser des larmes; l'augmentation de cette sécrétion tient presque toujours à une lésion physique ou à une affection morale. Leur abondance peut jeter dans un épuisement mortel, mais c'est leur cause qu'il faut chercher à détruire. Quelques plantes douées d'une odeur piquante déterminent leur écoulement; ce sont principalement l'ail et l'ognon.

Il n'en est pas de même de la sécrétion de la salive; on emploie, presque dans tous les pays, une foule de préparations pour la provoquer. Le peuple, ainsi que nous l'avons vu, fume et mâche le tabac; les gens du monde font usage de pastilles de menthe et d'autres préparations analogues. Dans l'Inde on fait un très-grand usage d'une composition connue sous le nom de bétel; on en porte avec soi une certaine provision; et c'est une politesse de ces pays que d'en offrir aux personnes à qui l'on fait visite. Cette préparation est extrêmement âcre et chaude, elle excite fortement la membrane buccale. Le bétel est une espèce de poivre cultivé dans plusieurs parties de l'Inde; il grimpe, à la manière des vignes, sur les arbres ou sur les supports qu'on lui donne. On mêle ses feuilles avec de la chaux et de l'arec, ce qui constitue la préparation masticatoire dont nous parlons. Lorsque ces substances n'exigent pas l'expuition, leur usage n'est pas à beaucoup près aussi funeste que lorsqu'elles font perdre une grande quantité de salive, fluide si utile à la digestion. Dans ce dernier cas l'individu peut tomber dans un marasme funeste, par suite immédiate de cette perte, ou par suite de l'alimentation vicieuse qui en résulte. Nous savons peu de chose sur la production du fluide pancréatique et biliaire; nous connaissons fort peu les moyens qui augmentent ou diminuent leur sécrétion, et les avantages et les inconvéniens qu'il en peut résulter.

Nous sommes plus instruits sur la sécrétion et l'excrétion de l'urine. Ce fluide excrémentitiel, préparé par les reins, est conduit dans la vessie par les artères, et de là rejeté au dehors par le canal de l'urètre. Le sang peut apporter aux reins une grande quantité de matières propres à former ce fluide; cette augmentation a lieu toutes les fois qu'on augmente la quantité des boissons aqueuses. Aussi l'urine est-elle toujours plus abondante après le repas que dans les autres momens du jour. Elle est plus copieuse aussi par le bain froid, lorsque le temps est humide, et que la perspiration cutanée, qu'elle remplace, ne peut pas s'exercer avec liberté, ou que l'absorption pulmonaire introduit dans l'économie animale une grande quantité d'eau : deux causes qui agissent presque toujours de concert. Certaines substances jouissent d'une vertu spéciale sur les organes urinaires. Ce sont principalement le nitrate de potasse et les cantharides; il nous suffit de les désigner ici; leur action, leurs avantages et leurs inconvéniens concernent la thérapeutique. La sécrétion urinaire diminue dans les circonstances opposées, c'est-à-dire que si l'on boit peu, si l'on transpire beaucoup, on urine moins; aussi l'urine est-elle beaucoup plus rare en été que dans les autres saisons; plus rare dans la nuit que dans le jour, et après un violent exercice.

Dans l'état de santé certaines substances communiquent à l'urine une couleur particulière. Chopart en rapporte des exemples fort curieux dans son *Traité des maladies des voies urinaires*. Tout le monde connaît le désespoir de cet hypocondre qui croyait rendre du sang par les urines; il mangeait avec passion des betterâves rouges, on lui en donna des blanches et il urina comme tout le monde. Il est bon de connaître ces phénomènes pour n'être pas induit en erreur. D'autres substances communiquent à ce fluide une odeur particulière. Rien n'est plus connu que l'odeur fétide que lui donnent les asperges, et l'odeur de violette que l'urine contracte lorsqu'on a respiré de la térébenthine. D'ailleurs une foule de circonstances, qu'il serait trop long d'exposer ici, font varier la quantité, la couleur, la consistance, l'odeur des urines.

Leur excrétion est indispensable au maintien de la santé, lorsqu'elles sont retenues trop long-temps dans la vessie, celle-ci se gonfle, on sent une tumeur circonscrite à l'hypogastre dont la pression est douloureuse et suivie du désir d'uriner; les lombes sont aussi douloureux; l'inflammation, la gangrène, la paralysie et la rupture de la vessie peuvent en résulter, ainsi qu'il conste par les observations des auteurs. Des accidens généraux les plus graves sont la suite de cette rétention, qui ne tarde pas à produire la mort. Il est donc essentiel d'obéir à la nature lorsqu'elle nous commande de rendre les urines. Pour en favoriser l'excrétion il convient de faire un léger exercice; Desaut pensait que cet exercice empêchait les dépôts calculeux de se former; il donne aussi le sage conseil d'évacuer complétement la vessie, en imprimant, comme il dit, *le dernier coup de piston.* L'excès des urines peut être l'effet d'une maladie, ou peut en occasionner plusieurs; on a vu le marasme succéder à l'évacuation excessive de l'urine qu'entretenait l'usage immodéré des boissons aqueuses.

Les excrétions que nous venons d'examiner dans cette division sont toutes dues au travail d'un appareil sécrétoire. Nous n'y ajouterons pas la sécrétion du sperme et du lait dont nous parlerons à l'article de la génération. Nous terminerons ce chapitre par ce que nous avons à dire sur les excrétions alvines et les évacuations de sang.

Tout n'est pas alibile dans nos alimens, et leur partie excrémentitielle doit être rejetée au dehors pour le maintien de la santé. Plusieurs causes augmentent, diminuent, pervertissent ou abolissent entièrement les excrétions alvines. Ce n'est pas seulement la partie non nutritive des alimens qui est rejetée par les selles, mais encore la partie excrémentitielle de certains fluides formés dans l'économie. Ainsi l'abondance, la modicité des matières peut tenir à l'augmentation ou à la diminution de ces produits intérieurs. Ce sont surtout la bile et l'exhalation de la membrane muqueuse gastro-intestinale qui font varier ainsi les matières alvines.

Dans l'état sain, l'augmentation des matières alvines est assez généralement due à celle des matières alimentaires : cependant cela est relatif; il est des individus qui mangent beaucoup, et qui rendent néanmoins peu d'excrémens, et *vice versâ*. Lorsque ces matières ne sont ni trop consistantes, ni trop molles, et qu'elles ne permettent pas de distinguer la nature des alimens qui les ont produites, leur abondance doit peu étonner; mais si elles présentaient des qualités inverses, si elles étaient liquides, mal élaborées, il faudrait conclure que les viscères gastriques souffrent, ou que les alimens qu'on introduit dans leurs cavités ne leur conviennent pas. Il faudrait changer de régime. Des selles liquides trop abondantes, sont en général le résultat d'une disposition morbide. Il est cependant des personnes qui ont des évacuations de cette nature dans leur santé parfaite. Les selles doivent présenter cette qualité lorsque le temps est humide et froid. Les fonctions de la peau, qui cessent de se faire, sont remplacées par celles de la membrane muqueuse intestinale; observation qui n'avait pas échappé à Hippocrate, qui en a fait le sujet d'un aphorisme. Des évacuations trop fréquentes et trop abondantes débilitent singulièrement l'organisme.

La diminution des selles est due aux circonstances opposées, c'est-à-dire à la diminution des alimens et des sécrétions intérieures. Mais les selles sont souvent abondantes, et ne peuvent être rejetées; c'est ce qui constitue la constipation; phénomène qui mérite la plus grande attention, à cause des accidens qu'il occasionne. Voici ce que j'ai vu à ce sujet: chez les vieillards, les fonctions du cerveau et des nerfs sont diminuées; l'irritabilité et la contractilité intestinales sont donc fort obtuses chez eux; si donc les matières stercorales n'irritent plus le rectum, ne sollicitent plus leur évacuation, elles s'accumuleront, se durciront, sans que le malade s'en aperçoive; au bout d'un certain temps, lorsqu'elles auront acquis un volume et une consistance considérables, elles agiront comme de véritables corps étrangers, détermineront la phlogose de la membrane muqueuse du rectum, la sécrétion de cette membrane en sera augmentée, elle dissoudra une partie des matières à leur périphérie, et le produit suintera à travers les parois du rectum et les matières endurcies; mais comme celles-ci, à cause de leur volume, ne pourront être expulsées, l'inflammation fera des progrès, et l'individu succombera. Alors on trouve les gros intestins horriblement distendus par les matières alvines, et leur membrane interne enflammée. Je ne pense pas que les sangsues soient le remède de cette maladie; il faut vider les intestins par des moyens mécaniques. J'ai vu assez souvent ces sortes d'accidens: j'ai même vu l'intestin se rompre, et l'épanchement des matières s'effectuer dans l'abdomen; la gangrène pourrait aussi s'emparer des viscères abdominaux; la paralysie du rectum est aussi favorisée par son énorme distension. Ce n'est pas par des purgatifs qu'il faut combattre ces accidens. Quelques personnes sont dans l'usage de prendre, à certaines époques, des purgatifs dits de précaution; ces sortes de remèdes sont dangereux; ils dérangent les intestins, les affaiblissent, ou les irritent. Leur interruption peut devenir funeste lorsqu'on en a pris l'habitude.

La pathologie s'occupe d'une manière plus spéciale de la couleur, de la consistance, de l'odeur, et des diverses qualités des matières, lesquelles varient selon une foule de circonstances.

Le sang, destiné à nous réparer, peut pécher par

excès ou par défaut, et peut-être même par beaucoup d'autres qualités. L'alimentation est trop ou trop peu réparatrice, elle est vicieuse, etc.; c'est à l'hygiène qu'il appartient de prévenir les accidens qui peuvent en résulter. Diminuer les alimens réparateurs est la première règle à suivre pour combattre l'excès du sang; mais on est quelquefois obligé d'en venir aux évacuations sanguines pour détourner des accidens imminens. La nature elle-même se débarrasse de l'excès de ce fluide par des exhalations sur diverses surfaces muqueuses. Ces hémorrhagies artificielles ou accidentelles peuvent devenir un besoin impérieux, et leur suppression occasionner la plupart des affections. Une diète rigoureuse est le meilleur moyen à employer pour prévenir la nécessité des saignées habituelles; l'exercice est aussi très-salutaire pour cela. Au reste, ce qui a rapport aux hémorrhagies appartient plus spécialement à la pathologie. Nous parlerons ailleurs de l'écoulement menstruel.

Il est presque inutile de dire que si l'alimentation pèche par défaut, il faut l'augmenter; qu'il faut la changer, si elle est vicieuse. (*Voyez* la Bromatologie.)

FIN DU PREMIER VOLUME.

TABLE DES MATIÈRES

DU PREMIER VOLUME.

A.

B.

C.

D.

E.

F.

G.

H.

I.

J.

L.

M.

N.

O.

P.

R.

S.

T.

U.

V.

FIN DE LA TABLE DU PREMIER VOLUME

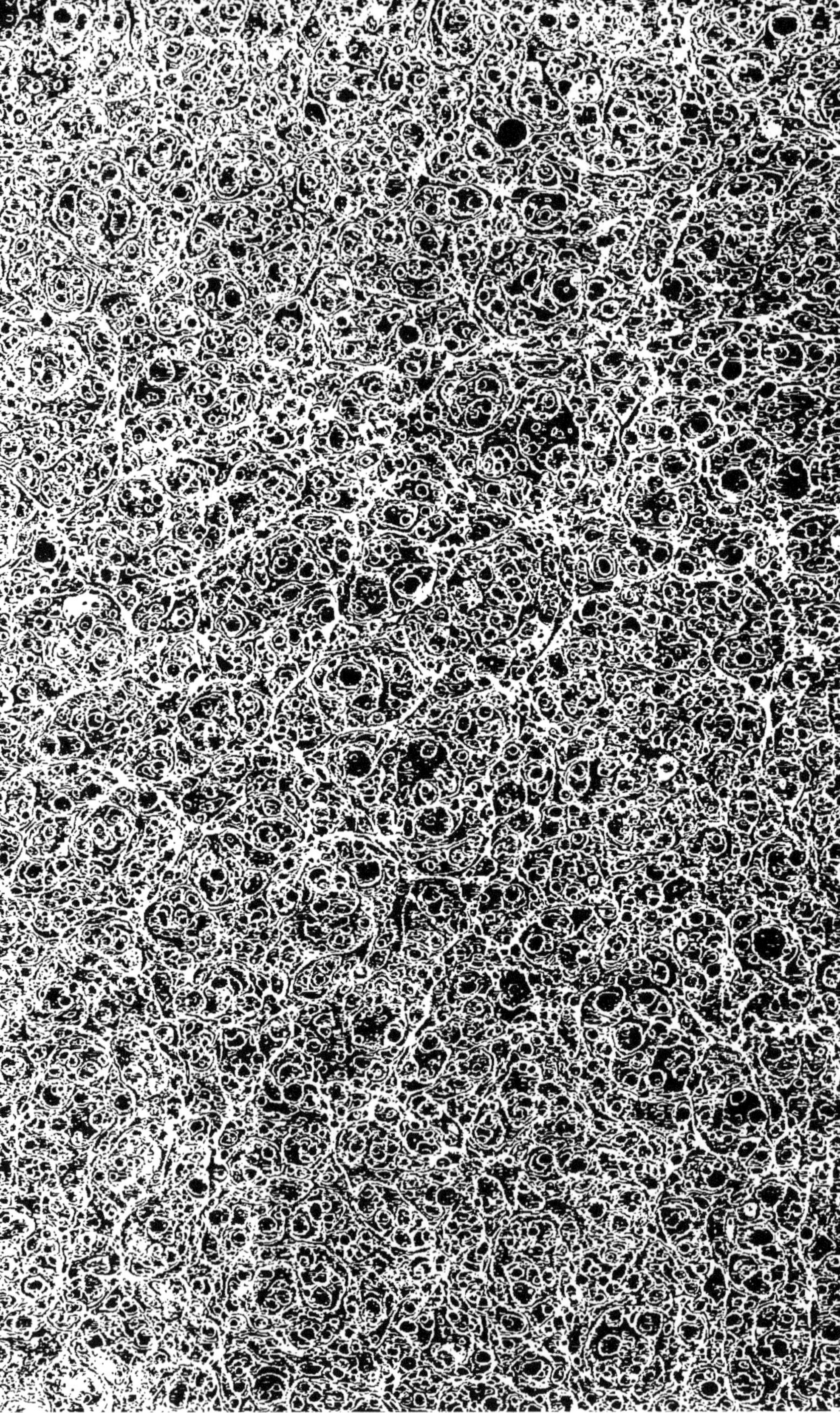

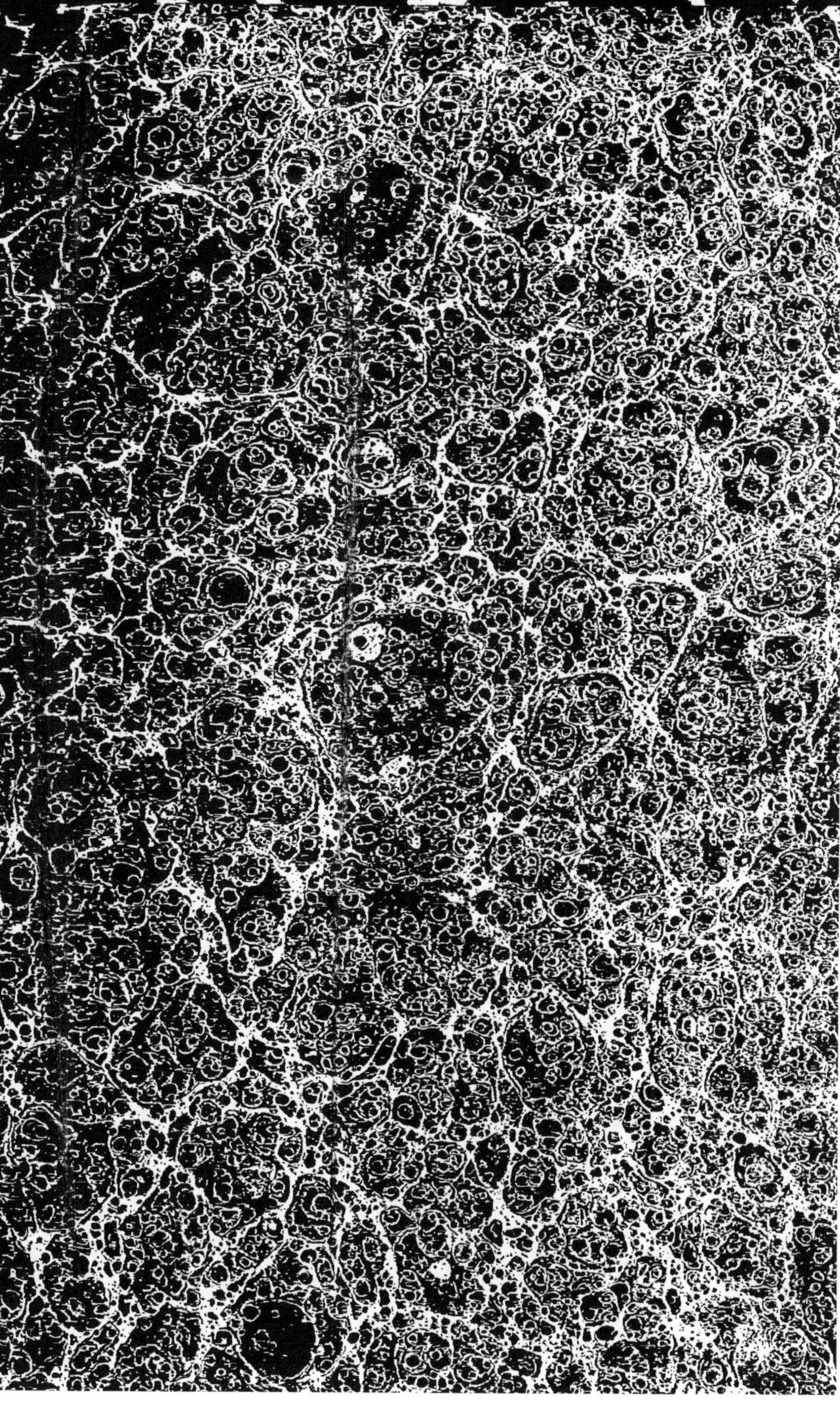

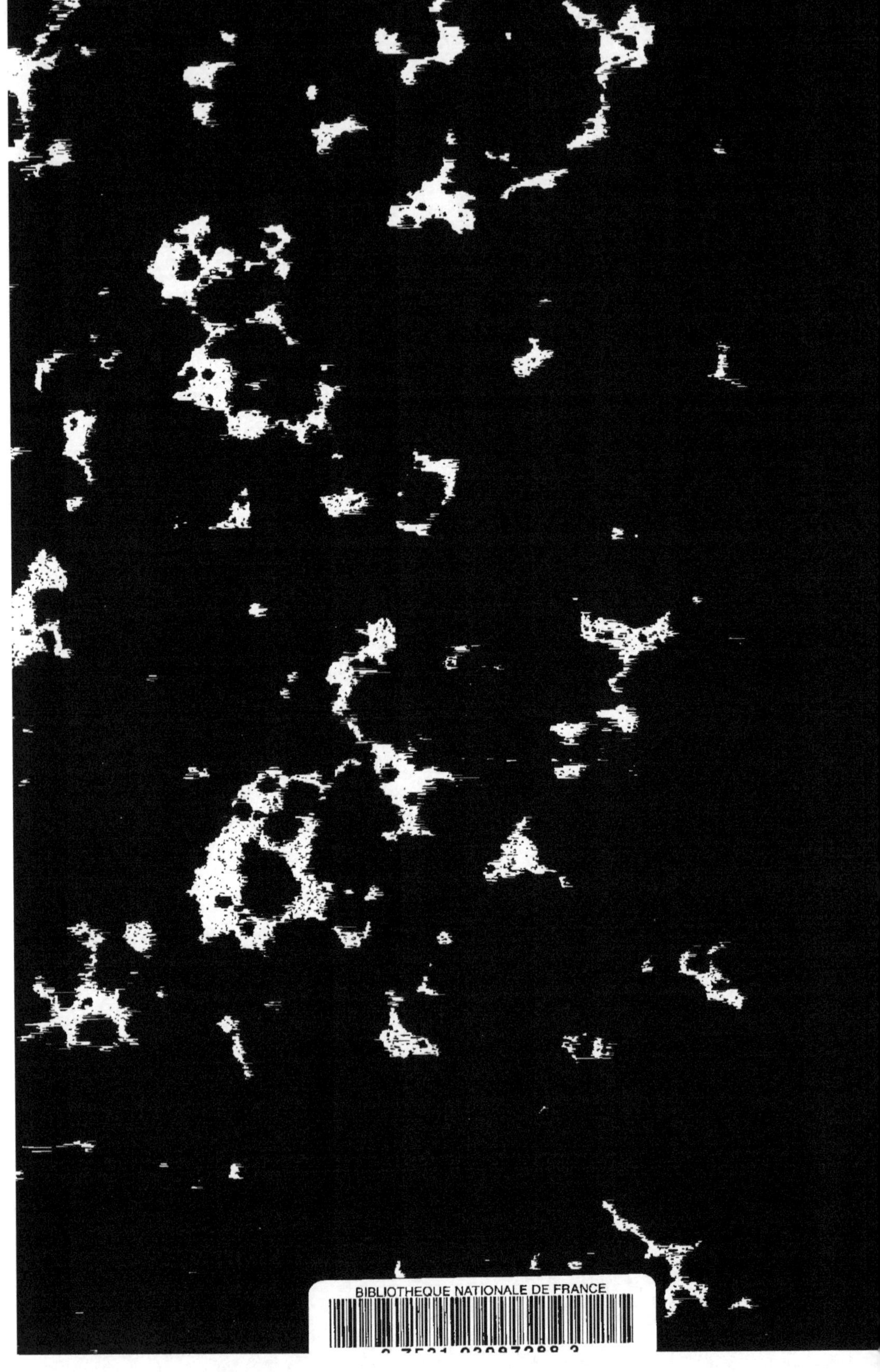

www.ingramcontent.com/pod-product-compliance
Ingram Content Group UK Ltd.
Pitfield, Milton Keynes, MK11 3LW, UK
UKHW022319190726
13856UKWH00001B/94